Michael Bolz, Dennis J. Koenen, Sabine Körber, Volker Briese
Adipositas und Schwangerschaft

Michael Bolz, Dennis J. Koenen, Sabine Körber,
Volker Briese

Adipositas und Schwangerschaft

Ernährungs- und präkonzeptionelle Beratung
mit Therapieempfehlung

DE GRUYTER

Autoren

OA Dr. med. Michael Bolz
Universitätsfrauenklinik u. Poliklinik
Klinikum Südstadt Rostock
Südring 81
18059 Rostock
E-Mail: michael.bolz@kliniksued-rostock.de

Dr. med. Sabine Körber
Universitätsfrauenklinik u. Poliklinik
Klinikum Südstadt Rostock
Südring 81
18059 Rostock
E-Mail: sabine.koerber@kliniksued-rostock.de

Dr. med Dennis J. Koenen
Zahnarztpraxis
Hauptstraße 31
18239 Satow
E-Mail: dennis.koenen@aol.de

Prof. Dr. med. Volker Briese
Universitätsfrauenklinik u. Poliklinik
Klinikum Südstadt Rostock
Südring 81
18059 Rostock
E-Mail: volker.briese@kliniksued-rostock.de

ISBN: 978-3-11-031303-1
e-ISBN: 978-3-11-031308-6

Library of Congress Cataloging-in-Publication data
A CIP catalog record for this book has been applied for at the Library of Congress.

Bibliografische Information der Deutschen Nationalbibliothek
Die Deutsche Nationalbibliothek verzeichnet diese Publikation in der Deutschen Nationalbibliografie; detaillierte bibliografische Daten sind im Internet über http://dnb.dnb.de abrufbar.

Satz: PTP-Berlin Protago-TEX-Production GmbH, Berlin
Druck und Bindung: Hubert & Co. GmbH und Co. KG, Göttingen

♾ Gedruckt auf säurefreiem Papier
Printed in Germany
www.degruyter.com

Vorwort

Übergewichtige und adipöse Frauen weisen eine geringere Wahrscheinlichkeit für eine spontane Konzeption auf. Verschiedene pathophysiologische Veränderungen sind dafür ursächlich. Die Anovulation, insbesondere auch bei Patientinnen mit PCO, scheint dabei die bedeutendste Ursache der eingeschränkten Fertilität zu sein.

Die Probleme der Adipositaspandemie gehören auch in Deutschland zum medizinischen Alltag und stellen nicht nur eine gesundheitspolitische, sondern auch ein gesamtgesellschaftliche Herausforderung dar. Adipositas wird als Risikofaktor für Herz-Kreislauf-Erkrankungen, Stoffwechselerkrankungen, Erkrankungen des Stütz- und Bewegungsapparates sowie für Tumorerkrankungen definiert und betrifft in zunehmendem Ausmaß auch Schwangere. So beginnen bundesweit knapp 2 % aller Frauen ihre Schwangerschaft mit einem BMI > 40 kg/m^2 Körperoberfläche (Tendenz steigend!). Durch die Erkenntnisse der fetalen Programmierung ist mit einem Generationentransfer von Adipositas und metabolischem Syndrom zu rechnen. In die multimodale interdisziplinäre Therapie sind medizinische und nicht medizinische Fachdisziplinen eingebunden. Es soll nicht unerwähnt bleiben, dass auch eine verbesserte Statik von Kreißsaalbetten bzw. OP-Tischen notwendig werden kann, dies ist aber für die über Jahrzehnte präventiv orientierte Perinatalmedizin geradezu grotesk. Aus diesem Grunde haben wir der Ernährungsberatung einen breiten Raum eingeräumt. Aktuell werden auch in Deutschland adipöse Patientinnen zunehmend sog. bariatrischen chirurgischen Eingriffen unterzogen.

Der Frauenarzt wird also in Zukunft häufiger mit Fragen der präkonzeptionellen Betreuung von Frauen nach derartigen chirurgischen Eingriffen konfrontiert werden. Darüber hinaus bedürfen Schwangere nach bariatrischer Therapie einer spezifischen intensiven und interdisziplinären Schwangerenbetreuung.

Das vorliegende Buch gibt einen Überblick über die aktuelle Datenlage zu Schwangerschaften nach bariatrischer Chirurgie. Konkrete Empfehlungen zur Überwachung und Substitution der Schwangeren werden benannt. Ausführliche Ernährungsvorschläge mit täglichen Menüplänen werden vorgestellt. Fragen zu Gestationsdiabetes und Schilddrüsenerkrankungen werden ausführlich erörtert. Gleiches gilt für die Betreuung unter der Geburt und im Wochenbett.

Michael Bolz, Dennis J. Koenen, Sabine Körber und Volker Briese

Rostock, Mai 2013

Inhaltsverzeichnis

Vorwort — v

1 Adipositas, PCO und Fertilität — 1
1.1 Fetuin-A – Indikator für die Insulinresistenz — 6
1.2 Therapeutische Überlegungen bei PCO-Syndrom — 6
1.3 Literatur — 10

2 Adipositas und Schwangerschaft – Pathophysiologie und Pathobiochemie — 13

3 Fetale Programmierung und Langzeitrisiken — 15
3.1 Literatur — 17

4 Mütterliche Adipositas und neonatale Makrosomie — 19
4.1 Literatur — 21

5 Adipositas und kindliche Fehlbildungen — 23
5.1 Literatur — 23

6 Adipositas und Schilddrüsenerkrankungen — 25
6.1 Einleitung — 25
6.2 Regulation der Schilddrüsenfunktion — 25
6.3 Laborkonstellationen bei Schilddrüsenerkrankungen — 27
6.4 Iodidsupplementation — 27
6.4.1 Einheit Mutter – Plazenta – Fet — 28
6.5 Hauptsymptome bei Schilddrüsenerkrankungen — 29
6.6 Struma — 29
6.7 Hypothyreose — 29
6.8 Transiente Hyperthyreose in der Schwangerschaft — 30
6.9 Hyperthyreose — 31
6.9.1 Therapie — 32
6.10 Schilddrüsenkarzinom — 33
6.11 Post partum Thyreoiditis (PPT) — 33
6.12 Screening für Schilddrüsenerkrankungen in der Schwangerschaft — 34
6.13 Literatur — 35

7 Adipositas und Gestationsdiabetes — 37
7.1 Definition — 37
7.2 Inzidenz — 37
7.3 Risikofaktoren — 38

7.4 Folgen für Mutter und Fet/Neugeborenes — **39**
7.5 Früherkennung – Screening? — **40**
7.5.1 Screening – wann? Welche Patientin? — **40**
7.5.2 Screening-Methoden — **42**
7.5.3 Sonografie — **43**
7.6 Therapie — **43**
7.6.1 Diät/Ernährungsumstellung — **45**
7.7 Geburtshilfliche Überwachung der Schwangerschaft — **47**
7.7.1 Kontrollparameter — **47**
7.7.2 Kontrollintervalle — **47**
7.7.3 Entbindung — **48**
7.7.4 Wochenbett — **48**
7.8 Fazit — **49**
7.9 Literatur — **49**

8 Adipositas und venöse Thromboembolie (VTE) — 51
8.1 Definition — **51**
8.2 Prävalenz — **51**
8.3 Risikofaktoren — **52**
8.4 Komplikationen — **53**
8.5 Symptome — **53**
8.6 Diagnostik — **54**
8.7 Therapie — **55**
8.7.1 Peripartale Antikoagulation — **55**
8.8 Prävention — **55**
8.9 Geburtshilfliches Management und Geburtszeitpunkt — **56**
8.10 Fazit — **57**
8.11 Literatur — **57**

9 Adipositas und Präeklampsie — 59
9.1 Kasuistik (1) — **63**
9.2 Kasuistik (2) — **64**
9.3 Fazit für die Praxis — **64**
9.4 Literatur — **65**

10 Adipositas und Entbindung, Schulterdystokie und Geburt nach Kaiserschnitt — 67
10.1 Weitere mütterliche Risikofaktoren — **67**
10.1.1 Schulterdystokie — **68**
10.2 Geburt nach vorausgegangenem Kaiserschnitt — **69**
10.3 Plazentarperiode — **70**

10.3.1 Atonische Blutungen — 70
10.4 Neugeborenes – Infektionsgefahr — 71
10.5 Wochenbett — 71
10.6 Stillen — 71
10.7 Literatur — 71

11 Sectio caesarea bei morbider Adipositas — 73
11.1 Entbindung — 73
11.2 Operationstechnik (Machado 2012) — 74
11.3 Postoperativer Verlauf – häufige Komplikationen — 74
11.4 Sekundärprävention — 74
11.5 Kasuistik (Longinus et al. 2012) – Morbide Adipositas mit schwerer Pfropfpräeklampsie und iatrogener Frühgeburt — 74
11.6 Literatur — 75

12 Schwangerschaft nach bariatrischer Chirurgie — 77
12.1 Einleitung — 77
12.1.1 Prävalenz — 78
12.1.2 Ursachen und Komorbidität — 80
12.1.3 Prävention und Therapie — 81
12.2 Bariatrische Chirurgie — 82
12.2.1 Definition und Prinzipien — 82
12.2.2 Indikationen und Folgen — 82
12.2.3 Restriktive Verfahren — 83
12.2.4 Malabsorptive Verfahren — 85
12.2.5 Kombinierte Verfahren — 87
12.3 Schwangerschaft nach bariatrischer Chirurgie – aktuelle Datenlage — 89
12.4 Welche Kontrazeption ist der Patientin während der Phase der maximalen Gewichtsreduktion zu empfehlen? Wann ist der Zeitpunkt des Konzeptionsoptimums? — 91
12.4.1 Kontrazeption — 91
12.4.2 Konzeptionsoptimum — 92
12.5 Welche Risiken bestehen für die Mutter und das Kind? — 93
12.5.1 Risiken für die Mutter — 93
12.5.2 Risiken für das Kind — 94
12.6 Worauf ist in der Schwangerenbetreuung insbesondere zu achten? — 97
12.6.1 Supplementation von Mikronährstoffen — 98
12.7 Empfehlungen für Entbindung, Wochenbett und Nachsorge — 102
12.7.1 Entbindungsmodus — 102

12.7.2 Wochenbett — 103
12.7.3 Nachsorge — 104
12.8 Kasuistik — 105
12.9 Zusammenfassung — 108
12.9.1 Aktuelle Datenlage — 108
12.10 Literatur — 110

13 Adipositas-Sport in der Schwangerschaft — 117
13.1 Literatur — 123

14 Therapiekonzepte bei Adipositas und Schwangerschaft — 125
14.1 Ernährung — 125
14.2 Historie — 125
14.3 Begriffe — 126
14.4 Berechnungsgrundlagen — 128
14.4.1 Energie — 128
14.4.2 Zielgewicht — 128
14.4.3 Geschätzter Energiebedarf — 129
14.4.4 Individuelle Energiezufuhr — 129
14.5 Energiegehalt der Nährstoffe — 133
14.6 Makro- und Mikronährstoffe — 133
14.7 Kohlenhydrate, Ballaststoffe, Glykämischer Index, Süßkraft — 134
14.7.1 Glykämischer Index (GI) — 135
14.7.2 Süßkraft — 136
14.8 Proteine — 138
14.9 Fett — 139
14.9.1 Überblick — 139
14.9.2 Triglyceride — 140
14.9.3 Gesättigte Fettsäuren — 140
14.9.4 Einfach ungesättigte Fettsäuren — 140
14.9.5 Mehrfach ungesättigte Fettsäuren — 141
14.9.6 Trans-Fettsäuren — 142
14.9.7 Cholesterin — 142
14.10 Flüssigkeitszufuhr — 143
14.11 Vitamine — 144
14.11.1 Folsäure — 145
14.11.2 B-Vitamine — 146
14.11.3 Vitamin C — 147
14.11.4 Fettlösliche Vitamine — 148
14.12 Mineralstoffe — 149
14.12.1 Mengenelemente — 149

14.12.2 Spurenelemente — **154**
14.12.3 Ultraspurenelemente — **158**
14.13 Lebensmittelsicherheit — **158**
14.14 Ernährung und Psyche — **160**
14.15 Ernährung aus zahnärztlicher Sicht — **161**
14.16 Allgemeine Empfehlungen — **162**
14.17 Besondere ernährungsbezogene Empfehlungen — **163**
14.18 Besondere Aspekte der Ernährung bei Patientinnen mit Gestationsdiabetes — **164**
14.19 Hygienische Verhaltensempfehlungen — **165**
14.20 Beispiele für Tagespläne — **166**
14.21 Epidemiologie aus Ernährungssicht — **170**
14.22 Anhang — **171**
14.23 Literatur — **173**

15 Fallbeispiele für die Betreuung Schwangerer mit Adipositas — 175
15.1 Patientin mit Adipositas und insulinpflichtigem Gestationsdiabetes — **175**
15.2 Patientin mit Verdacht auf Diabetes mellitus Typ 2 — **178**

16 Nachsorge der Wöchnerinnen — 181

17 Konservative Adipositastherapie nach der Geburt — 183
17.1 Vier Diäten im Vergleich — **184**
17.1.1 Diät-Fazit — **184**
17.2 Adipositas-Studie an der Universitätsfrauenklinik Rostock 2007: Pilotprojekt Konservative Adipositastherapie — **185**
17.3 Literatur — **186**

Register — 187

1 Adipositas, PCO und Fertilität

In der Vergangenheit sind zahlreiche Studien erschienen, die den Zusammenhang zwischen Körpergewicht und Fertilität darstellen. Es ist unstrittig, dass sowohl Unter- als auch Übergewicht den weiblichen Zyklus und damit die Fertilität beeinträchtigen. So ist ein Minimum an Fettgewebe erforderlich (17 % nach Leidenberger), um den Menstruationszyklus zu initiieren und damit die Fertilität zu gewährleisten (Frisch 1987). Infolge einer hypothalamischen Dysfunktion und daraus resultierender Suppression der Gonadotropinfreisetzung führt im Gegensatz dazu Untergewicht zur Anovulation und Infertilität. Die hypothalamische Funktionsstörung wird durch eine verminderte Leptinwirkung induziert (ESHRE 2006).

Während der Zusammenhang zwischen PCO und Infertilität seit langem bekannt ist, werden systematische Untersuchungen zur Bedeutung von Übergewicht und Adipositas erst seit den 1980er Jahren durchgeführt.

Bei Übergewicht und Adipositas ist die Fertilität eingeschränkt. So konnte eine amerikanische Studie nachweisen, dass Übergewicht die Wahrscheinlichkeit für ein Kind um 3 %, Adipositas sogar um 13 % reduziert (Jokela 2008).

Abhängig vom BMI reduziert sich die Fertilität deutlich, das „time-to-pregnancy"-Intervall nimmt zu. Eine dänische Studie wies bei einem BMI $\geq$ 25 kg/m^2 eine um durchschnittlich 23 % geringere Chance für eine Konzeption nach. Das Zeitintervall bis zur Konzeption verlängerte sich in 82 % der Fälle auf mehr als ein Jahr, verglichen mit einem BMI zwischen 20 kg/m^2 und 25 kg/m^2 (Jensen 1999).

Letztlich bleibt aber unklar, ob Adipositas per se spezifisch die Ovulation, Konzeption, Entwicklung des Embryos oder die Implantation beeinflusst. Das Verteilungsmuster des Körperfettgewebes (waist-hip-ratio, WHR) spielt offensichtlich eine zentrale Rolle (Zaadstra).

Es bestehen enge Zusammenhänge zwischen Übergewicht/Adipositas einerseits und Oligomenorrhoe, Amenorrhoe und Anovulation. Das Risiko für eine durch Anovulation bedingte Infertilität steigt linear mit dem BMI. Nulligravida, die mehr als 120 % ihres Idealgewichtes wiegen, haben ein zweifach höheres Risiko für eine Anovulation (Green). Ab einem BMI $\geq$ 27 kg/m^2 ist dieses Risiko verdreifacht (Grodstein 1994).

Dabei ist zu berücksichtigen, dass der BMI im 18. Lebensjahr offensichtlich entscheidende Bedeutung für die spätere Fertilität hat. Als kritischer BMI in diesem Lebensalter muss bereits ein BMI $\geq$ 22 kg/m^2 angesehen werden (Rich-Edwards 1994).

Tierexperimentelle Untersuchungen konnten zeigen, dass Embryonen adipöser Weibchen weniger häufig das Blastozystenstadium erreichten (Igosheva 2010).

Neben der weiblichen Adipositas ist bei Fragen der Fertilität unbedingt auch die männliche Adipositas zu beachten. Bei adipösen Männern ist Estradiol erhöht, Testosteron und Inhibin B sind erniedrigt. Bei morbider Adipositas sind Veränderungen der Gonadotropinsekretion zu berücksichtigen. Männliches Übergewicht und Adipositas tragen somit ebenso zur Infertilität bei. Verschiedene Studien konnten nachweisen, dass das Spermiogramm ebenfalls beeinflusst wird. So wurden eine niedrigere Spermienanzahl sowie ein höheres Risiko für Oligozoospermie und Azoospermie nachgewiesen.

Bei Ausbleiben einer spontanen Konzeption bleibt für die betroffenen Frauen (Paare) neben der Gewichtsreduktion nur die Therapie mittels Methoden der Reproduktionsmedizin.

Dabei wurde in mehreren Studien nachgewiesen, dass ein direkter Zusammenhang zwischen den zur ovariellen Stimulation notwendigen Dosen von Gonadotropinen und der Dauer der Stimulation besteht. Es konnte gezeigt werden, dass bei adipösen Patientinnen weniger Eizellen stimuliert werden können, weil die ovarielle Sensitivität gegenüber Gonadotropinen abnimmt. Insbesondere bei Frauen mit PCO besteht ein höheres Risiko für ein ovarielles Überstimulationssyndrom, welchem durch niedrig dosierte Anwendung von Gonadotropinen zumindest teilweise begegnet werden kann.

Ein direkter Zusammenhang zwischen Fertilisierungsrate und BMI konnte bisher nicht eindeutig nachgewiesen werden.

Nach spontanem Eintritt einer Schwangerschaft enden etwa 22 % der Schwangerschaften, bevor sie klinisch nachgewiesen werden können (Wilcox 1988).

Die Frage, ob bei adipösen Frauen nach künstlicher Befruchtung (assistierte Reproduktionstechnik, ART) eine erhöhte frühe Abortrate besteht, ist aktuell nicht geklärt.

Unstrittig ist aber, dass Übergewicht und Adipositas die klinische Schwangerschaftsrate (Nachweis im Ultraschall, HCG-Anstieg im Serum) vermindern. Das Abortrisiko steigt dabei linear zum BMI. In der Konsequenz ist die sog. Baby-take-home-Rate bei übergewichtigen und adipösen Patientinnen nach ART vermindert.

Bei Adipositas sind vielfältige Veränderungen im gesamten Stoffwechsel zu registrieren, insbesondere Veränderungen von Adipokinen (u. a. Chemerin, Interleukin-6 (IL-6), Plasminogen Activator Inhibitor-1 (PAI-1), Retinol Binding Protein 4 (RBP4), Tumor Necrosis Factor alpha (TNHFα), Visfatin, Leptin, Adiponectin, Apelin), Sexualhormonen, Markern der endothelialen Dysfunktion sowie von Entzündungsmarkern, außerdem Störungen im Fettstoffwechsel (Dyslipidämie).

Von wesentlicher pathophysiologischer Bedeutung auch im Hinblick auf die Fertilität ist die Entgleisung des Kohlenhydratstoffwechsels, basierend auf der Entwicklung einer Insulinresistenz. Damit ist die Entwicklung von PCO häufig verbunden.

Die Inzidenz des PCO-Syndroms wurde bisher bei adipösen Frauen nicht systematisch untersucht, so dass keine exakten Angaben dazu möglich sind. Schätzungen gehen davon aus, dass PCO bei Adipösen dreimal häufiger auftritt als bei Normalgewichtigen. Etwa 80 % der PCO-Patientinnen sind adipös, in der Regel mit abdominaler Fettverteilung.

Die Pathogenese des PCO-Syndroms ist bisher nicht vollständig geklärt. Zentrale Bedeutung haben aber Insulin und die damit verbundene Insulinresistenz, die Gonadotropine (LH, FSH), die Androgene und die Ovarien.

Die Follikelreifung in den Ovarien unterliegt der hypothalamisch kontrollierten Gonadotropinfreisetzung (LH, FSH) aus dem Hypophysenvorderlappen. LH und FSH wirken dabei synergistisch zusammen.

Dabei stimuliert LH in den Thekazellen die Androgensynthese. FSH reguliert in den Granulosazellen die Aromataseaktivität. Durch die Aromatase werden Androgene zu Estrogen, hier Östron, umgewandelt. Das bedeutet, dass bei hoher LH-Konzentration in den Ovarien vermehrt Androgene gebildet werden. Durch den parallel niedrigen Östrogenspiegel wird in der Leber die Synthese von SHBG vermindert. Infolgedessen werden die vorhandenen Androgene weniger gebunden, somit liegen sie im Serum in freier, also biologisch wirksamer Form vor. Klinisches Ergebnis dieser Hyperandrogenämie können Akne und Hirsutismus sein.

Die Freisetzung von LH und FSH wird durch das Gonadotropinreleasing-Hormon (GnRH) gesteuert. Dabei bestimmt die Impulsfrequenz den relativen Anteil von LH und FSH. Eine höhere Impulsfrequenz favorisiert die Transkription der ß-Untereinheit von LH vor der ß-Untereinheit des FSH. Frauen mit PCO-Syndrom scheinen eine erhöhte LH-Pulsfrequenz aufzuweisen. Die Ursache dafür ist unklar. Diskutiert wird u. a. eine angeborene Anomalie im GnRH-Pulsgenerator. Denkbar ist aber auch, dass die bei Anovulation verminderten Gestagene eine geringere Hemmwirkung auf den GnRH-Pulsgenerator ausüben.

Die bereits angesprochene Insulinresistenz hat zentrale Bedeutung für das PCO-Syndrom. Folgen der Insulinresistenz sind einerseits eine Hyperglykämie und andererseits eine Hyperinsulinämie. Insulin wirkt synergistisch mit LH und verstärkt somit die ovarielle Androgenbildung. Darüberhinaus wird die SHBG-Bildung in der Leber gehemmt und somit zusätzlich eine Erhöhung der freien Androgene vermittelt.

Nach Stimulation durch LH produziert die Thekazelle Cytochrom-P450c17 gesteuert Androgene. Dieses Enzym besitzt 17-α-Hydroxylase-Aktivität und 17,20-Lyase-Aktivität und ist verantwortlich für die Synthese von Androstendion. Androstendion wird entweder durch die 17-ß-Steroid-Dehydrogenase (17-ß-HSD) zu Testosteron oder durch Aromatase (Cytochrom-P450arom) zu Östron umgewandelt. In der Granulosazelle erfolgt dann die Umwandlung zu Estradiol (17-ß-HSD). Bei Frauen mit PCO werden die Androgenvorstufen häufiger zu Testosteron umgewandelt (Keck 2011).

Leptin wird in den Fettzellen des weißen Fettgewebes sezerniert. Es handelt sich dabei um ein Wachstumshormon. Dieses Hormon spielt eine zentrale Rolle bei der Körpergewichtsregulation. Leptin inhibiert die Nahrungsaufnahme und stimuliert die Thermogenese. Leptinrezeptoren finden sich u. a. im Hypothalamus und in den Ovarien. Über eine Inhibierung von Neuropeptid-Y im Hypothalamus wird die GnRH-Pulsatilität reguliert. Bei Adipositas bewirkt der Anstieg des zirkulierenden Leptins offenbar direkt eine Hypersekretion von LH. Derzeit wird kontrovers diskutiert, ob bei Frauen mit PCO eine Störung der Leptinsekretion oder der Leptinwirkung am Endorgan vorliegt.

Wegen der außerordentlichen Bedeutung des PCO-Syndroms im Zusammenhang mit Adipositas und Fertilität ist die rechtzeitige Erkennung und Behandlung wichtig.

Nach der aktuellen Rotterdam-Klassifikation müssen neben dem typischen sonografischen Bild (mindestens 12 Follikel zwischen 2 und 9 mm pro Gesichtsfeld oder Ovarvolumen > 10 cm^3 beidseits) Zyklusstörungen und/oder Hyperandrogenismus vorliegen.

Typische Laborveränderungen können sein:
- erhöhtes LH,
- erhöhter LH/FSH-Quotient,
- SHBG erniedrigt,
- Gesamttestosteron häufig erhöht,
- freies Testosteron erhöht,
- DHEAS, Androstendion häufig erhöht,
- Prolaktin gelegentlich erhöht,
- Anti-Müller-Hormon (AMH) erhöht.

Das AMH wird in den Granulosazellen von Follikeln früher Entwicklungsstadien gebildet und inhibiert den Übergang vom Primordialfollikel zum Primärfollikel. Somit kann der AMH-Spiegel als Marker für die Follikelreserve im Ovar herangezogen werden. Frauen mit PCO weisen deutlich höhere AMH-Spiegel auf, weil eine größere Anzahl präantraler Follikel vorliegt und diese in den Granulosazellen mehr AMH produzieren.

Bei Frauen mit nachgewiesener Insulinresistenz werden höhere AMH-Spiegel nachgewiesen als bei Frauen mit normaler Glucosetoleranz. Gleiches gilt für amenorrhoische Frauen im Vergleich zu oligomenorrhoischen Frauen. In der Situation Kinderwunsch hat die AMH-Bestimmung gerade auch bei adipösen Frauen einen hohen Stellenwert.

Grundsätzlich kann eine Gewichtsreduzierung zur Normalisierung des Zyklus führen. Das ist insbesondere dann zu erwarten, wenn vor Gewichtsreduktion niedrige AMH-Spiegel vorlagen.

Frauen mit PCO und nachgewiesener Insulinresistenz reagieren auf die Anwendung von Metformin mit einer Reduzierung der Zahl antraler Follikel. Durch die resultierende Absenkung des AMH kann indirekt dieWirksamkeit der Metformintherapie abgeschätzt werden.

Schließlich kann die AMH-Bestimmung im Rahmen reproduktionsmedizinischer Verfahren (ovarielle Stimulation zur Ovulationsinduktion) genutzt werden.

Für die Ermittlung der Insulinresistenz stehen verschiedene Verfahren zur Verfügung:
1. Bestimmung der Nüchtern-Insulin-Plasmakonzentration (Normal-Werte: Stanislas-Kohorte)
   a) Normalwert Insulin postabsorptive Phase > 6 h: 2–23 mU/L (14–160 pmol/l)
   b) Normalwert Insulin längeres Fasten (12 h und mehr): < 6 mU/l (< 42 pmol/l)
2. Erhöhter HOMA-Index (Homeostasis Model Assessment)
   - HOMA-Index: Insulin (μU/ml) × Glucose (mmol/l)/22,5

- Werte > 2: Hinweis auf Insulinresistenz
- Werte > 2,5: Insulinresistenz wahrscheinlich
- Werte > 5,0: Durschnittswerte bei Typ-2-Diabetikern
- pathologische Reaktionen im hyperinsulinämischen-euglykämischen Clamp-Test (Bestimmung der Glucoseinfusionsrate, die für einen leicht erhöhten, jedoch konstanten Blutzucker-Wert erforderlich ist)
- pathologischer oraler Glucosetoleranztest (75g-oGTT) (siehe Tab. 1.1)

Tab. 1.1: Bewertung des 75g-oGTT außerhalb der Schwangerschaft.

	Vollblut venös	Vollblut kapillär	Plasma/Serum venös	Plasma/Serum kapillär
Diabetes mellitus				
Nüchtern	≥6,7 mmol/l	≥6,7 mmol/l	≥7,8 mmol/l	≥7,8 mmol/l
2 Stunden nach Glucose	≥10,0 mmol/l	≥11,1 mmol/l	≥11,1 mmol/l	≥12,2 mmol/l
Gestörte Glucosetoleranz				
nüchtern	<6,7 mmol/l	<6,7 mmol/l	<7,8 mmol/l	<7,8 mmol/l
2 Stunden nach Glucose	6,7–10,0 mmol/l	7,8–11,1 mmol/l	7,8–11,1 mmol/l	8,9–12,2 mmol/l

Adipositas, Insulinresistenz und PCO sind häufig gemeinsam anzutreffende Entitäten. Deshalb muss bei übergewichtigen/adipösen Frauen mit Kinderwunsch immer nach einem bisher nicht bekannten Diabetes mellitus bzw. dem Vorhandensein einer Insulinresistenz gefahndet werden. Schätzungen gehen davon aus, dass ca. 50–70 % aller PCO-Patientinnen eine erhöhte Insulinresistenz aufweisen. Eine klinische Manifestation der Insulinresistenz bei PCO-Syndrom ist mit einer höheren Prävalenz eines metabolischen Syndroms vergesellschaftet (33–47 % der Fälle).

Die Diagnose metabolisches Syndrom wird gestellt, wenn mindestens 3 der folgenden 5 Kriterien erfüllt sind. Es ist aber zu beachten, dass diese Diagnose in der Literatur weltweit uneinheitlich verwendet wird.

Kriterien für ein metabolisches Syndrom (nach National Cholesterol Education Program's (NECP) Adult Treatment Panel (ATP) III)
- abdominelle Fettleibigkeit (Taillenumfang >88 cm)
- Triglyceride ≥150 mg/dl
- HDL-Cholesterol <50 mg/dl
- Blutdruck ≥130/85 mmHg
- Nüchternblutzuckerspiegel ≥6,1 mmol/l

Es muss betont werden, dass auch schlanke Frauen eine erhöhte Insulinresistenz aufweisen können.

Frauen mit PCO-Syndrom weisen überwiegend eine Insulinresistenz im Bereich der Skelettmuskulatur und der Fettzellen auf, während die Ovarien für die stimulierende Insulinwirkung auf die LH-vermittelte Androgenbildung sensibel bleiben.

1.1 Fetuin-A – Indikator für die Insulinresistenz

Hohe Fettsäurewerte im Blut sagen beim Menschen eine Insulinresistenz nur dann vorher, wenn gleichzeitig im Blut hohe Werte des Fettleberhormons Fetuin-A vorliegen. Somit kann Fetuin-A als Indikator für eine Insulinresistenz angesehen werden (Stefan und Häring 2013). Das Ausmaß einer Fettleber korreliert mit erhöhten Fetuin-A-Syntheseraten. Die Interaktion von Fettsäuren im Blut mit dem Hormon Fetuin-A stellt wahrscheinlich einen kausalen Zusammenhang bei der Entstehung von Typ 2 Diabetes, kardiovaskulären Erkrankungen und bestimmten Krebserkrankungen dar. Adiponectin zeigt diese Interaktion mit den Fettsäuren nicht. Pathologische Fettsäuremuster in Kombination mit erhöhten Fetuin-A-Werten könnten auch eine Risikogruppe für einen Gestationsdiabetes darstellen. Die in der Folge verminderte Insulinwirkung im Körper geht mit einer subklinischen Entzündungsreaktion einher. So findet man auch bei adipösen Schwangeren häufig erhöhte CRP- (C-reaktives Protein)-Werte im Blut als Zeichen einer erhöhten inflammatorischen Aktivität.

1.2 Therapeutische Überlegungen bei PCO-Syndrom

Wie bereits ausgeführt, verbessert eine Gewichtsreduktion bei PCO-Patientinnen die Ovarialfunktion. Damit steigen die Fertilitätschancen. Der angestrebte Gewichtsverlust sollte bei 5–10 % des Körperausgangsgewichtes liegen (Norman 2014).

Derzeit ist aber unklar, ob adipöse Frauen ohne PCO hinsichtlich der Fertilitätschancen ebenfalls von einer Gewichtsreduktion profitieren.

Die besten Ergebnisse hinsichtlich Zyklusnormalisierung können bei ehemals adipöse Frauen nach bariatrischer Chirurgie erreicht werden (Teitelmann 2006).

Bei nachgewiesener Insulinresistenz kann durch die Therapie mit oralen Antidiabetika die Ovulationsrate verbessert werden. Dadurch verbessern sich auch die Erfolgsaussichten im Rahmen der IVF.

Insulinsensitizer: (Dosierungen siehe Tab. 1.2)
- Metformin
- Thiazolidindione (Rosiglitazon, Pioglitazon)
  - verbessern die Insulinsensitivität des Gewebes
  - senken zirkulierendes Insulin
  - hepatische Glucoseproduktion wird gehemmt (vor allem Metformin)
  - erhöhte Glucoseaufnahme im peripheren Gewebe (vor allem Thiazolidindione)
  - Fettsäureoxidation wird reduziert

Bei Frauen mit PCO-Syndrom verbessert sich die Ovulation bis hin zur Zyklusnormalisierung. Die Hyperandrogenämie wird vermindert. Obwohl diese positiven Wirkungen bekannt sind, ist Metformin weder in Deutschland noch in den USA durch die jeweiligen Zulassungsbehörden (BfArM bzw. FDA) für die Indikation PCO zugelassen. Über die off-label-Situation müssen die PCO-Patientinnen aufgeklärt werden. Kontraindikationen für Metformin sind eingeschränkte Nierenfunktion, Leberfunktionsstörung, schwere Herzinsuffizienz und Alkoholabusus. Eine Laktatazidose kann als seltene Nebenwirkung auftreten (0,3 Episoden auf 10.000 Patientenjahre). 10–25 % der Patientinnen klagen über Durchfall, in diesen Fällen kann eine Dosisreduktion Abhilfe schaffen.

Bei Langzeittherapie mit Metformin kann bei einigen Patientinnen eine Vitamin-B_{12}-Malabsorption auftreten. Dieser Aspekt ist hinsichtlich einer geplanten bzw. nach Metforminbehandlung eingetretenen Schwangerschaft zu beachten. Bei nachgewiesenem Vitamin-B_{12}-Mangel ist eine entsprechende Substitution notwendig.

Thiazolidindione können zu einer Gewichtszunahme führen.

Tab. 1.2: Dosierung der Insulinsensitizer bei PCO.

Medikament	**Dosierung**
Metformin	1 g zweimal/Tag oder 500–850 mg dreimal/Tag
Pioglitazon	30–45 mg/Tag
Rosiglitazon	4 mg ein- bis zweimal/Tag

Neben der medikamentösen Therapie spielt die Veränderung des sog. Lifestyles für die Beeinflussung der Adipositas eine große Rolle. Neben der Ernährungsumstellung, idealerweise mit gründlicher Diätberatung, sind sportliche Aktivitäten sinnvoll. Selbstverständlich kann die körperliche Belastung nur im Rahmen der körperlichen Möglichkeiten erfolgen. Die Insulinresistenz bessert sich sowohl durch Ausdauertraining als auch durch dynamisches Krafttraining.

Das Ausdauertraining kann z. B. durch 30 Minuten Fahrradergometertraining an drei Tagen in der Woche erfolgen. Die Ergebnisse bzw. metabolischen Veränderungen sind denen einer hypokalorischen, fettreduzierten, aber proteinreiche Reduktionskost (1.200–1.400 kcal/Tag) vergleichbar. Denkbar sind auch Gehen bzw. Joggen fünfmal in der Woche.

Ergänzend zur Lebensstiländerung können weitere Medikamente eingesetzt werden. Dazu gehören Antiadiposita und lipidsenkende Medikamente.

Antiadiposita

1. Tetrahydedrolipstatin (Orlistat)
   - Hemmung der Magen- und Pancreaslipase
   - Hemmung der Triglyzerid-Hydrolyse
   - Senkung insbesondere von LDL-Cholesterol, weniger HDL-Cholesterol

- Verminderung der Insulinresistenz
- stärkerer Gewichtsverlust als bei Metforminmonotherapie
- Kontraindikationen: chronisches Malabsorptionssyndrom, Cholestase, Schwangerschaft, Stillzeit, gleichzeitige Behandlung mit Warfarin oder anderen oralen Antikoagulantien

Orlistat wird gelegentlich noch in der Adipositastherapie eingesetzt. Es führt zu Fettstühlen und vereinzelt zu ultimativem Stuhlgang. Die Gewichtsreduktion fällt mit 1–2 kg gering aus.

2. Sibutramin
   - Serotonin- und (Nor-)Epinephrin-Re-Uptake-Hemmer
   - erhöht das Sättigungsgefühl
   - steigert den Grundumsatz
   - verringert die Nahrungsaufnahme
   - Kontraindikationen: Hypertonie, Schwangerschaft, Kombination mit ande ren zentral wirkenden Medikamenten

Weder für Orlistat noch für Sibutramin lagen ausreichende Daten für die Anwendung bei Kindern und Jugendlichen unter 18 Jahren vor.

Patienten, die Sibutramin nutzten, nahmen zwar ab, aber wenig. Das eigentliche Ziel der Gewichtsabnahme, nämlich eine Verringerung von Myokardinfarkten und Apoplex, wurde nicht erreicht. Bei langfristiger Anwendung war das Risiko für Herz-Kreislauferkrankungen erhöht. Sibutramin wurde nach Risiko-Nutzen-Bewertung und unter Beachtung der Ergebnisse der Scout-Studie (Sibutramin Cardiovascular Outcome Trial) durch das BfRaM 2010 vom Markt genommen.

Es muss deutlich unterstrichen werden, dass Antiadiposita in der modernen Adipositasbehandlung eine untergeordnete Rolle spielen.

Lipidsenkende Medikamente

1. Statine
   - Statine sind selektive Inhibitoren der 3-Hydroxy-3-Methylglutaryl-Coenzym-A-(HMG-CoA)-Reduktase.
   - reduzieren Gesamt- und LDL-Cholesterin sowie Triglyceride
   - entzündungshemmend
   - antioxidativ
   - antiproliferativ auf vaskuläre glatte Muskelzellen
   - Hemmung der Zellproliferation und Testosteronsynthese an thekainterstitiellen Zellen

Weitere Therapieoptionen bei Frauen mit PCO-Syndrom sind Antiandrogene (Flutamid, Spironolacton) und orale Kontrazeptiva.

2. Antiandrogene
   a) Flutamid
   - Androgenrezeptorblocker
   - Hemmung der Umwandlung von Testosteron zum biologisch aktiven Dihydrotestosteron
   - Die Anwendung von Flutamid wäre bei Frauen off label use, eine Zulassung gibt es nur bei Prostatakarzinom.

   b) Spironolacton
   - Aldosteronantagonist
   - Produktion von Androgenen reduziert, Blockade des Androgenrezeptors, Reduzierung der 5α-Reduktase

   c) orale Kontrazeptiva (OC)
   - OC werden häufig bei Frauen mit PCO zur Zyklusregulierung und Verringerung der klinischen Symptome der Hyperandrogenämie angewandt.
   - In der Regel werden OC verschrieben, die neben Ethinylöstradiol (EE, 20–50 µg) ein antiandrogen wirksames Gestagen (häufig Cyproteronacetat, CPA, 2 mg) enthalten.
   - OC supprimieren die LH-Ausschüttung im HVL, infolge der Ovulationshemmung wird die Androgenbildung im Ovar reduziert.
   - OC führen wegen des First-Pass-Effektes von Ethinylestradiol in der Leber und der damit verbundenen höheren Bioverfügbarkeit (im Vergleich zu 17-ß-Estradiol) zu deutlichen Effekten auf den Lipidstoffwechsel.
   - verstärkte Bildung von triglyzeridreichen VLDL, erhöhte Plasma-TG
   - höhere Plasmakonzentrationen von HDL-Cholesterol, Absenkung von LDL-Cholesterol
   - Androgene Gestagene haben verglichen mit Ethinylestradiol einen entgegengesetzten Effekt auf den Lipidstoffwechsel.
   - Bei Patientinnen, die bereits eine Triglyzeriderhöhung vor Verordnung von OC haben, kann diese weiter verstärkt werden, so dass, wenn auch in seltenen Fällen, das Risiko einer Pankreatitis besteht.
   - Es gibt nur wenige Hinweise dafür, dass OC die Insulinresistenz verstärken und die Glucosetoleranz verschlechtern.
   - Die Anwendung von OC, welche als Gestagen Drospirenon enthalten (Spironolactonabkömmling), scheint wegen der günstigen Beeinflussung des Blutdrucks bei PCO vorteilhaft zu sein. Drospirenon bremst neben der ovariellen auch die adrenale Androgenbildung.

Wie oben ausgeführt, sind bei Adipositas und insbesondere bei PCO die Fertilitätschancen reduziert.

Obgleich bereits durch Gewichtsreduktion eine Zyklusregulierung und Ovulation erreicht werden können, sind häufig ovulationsauslösende Behandlungen erforderlich.

Das Risiko für ein ovarielles Überstimulationssyndrom ist dabei deutlich erhöht.

In einer Schwangerschaft besteht ein deutlich höheres Risiko für die Entwicklung eines Gestationsdiabetes (GDM). Funktionsstörungen der Schilddrüse zählen nach dem Diabetes mellitus zu den häufigen endokrinologischen Erkrankungen. So kann eine unerkannte oder unbehandelte Hypothyreose eine Adipositas begünstigen. Darüber hinaus kann die Fertilität reduziert sein, das Risiko für Abort und intrauterinen Fruchttod ist erhöht.

Wegen der grundsätzlichen Bedeutung von GDM und Schilddrüsenerkrankungen in der Schwangerschaft und vor dem Hintergrund der Adipositas, werden diese Problemfelder in jeweils eigenen Kapiteln erörtert.

Durch Gewichtsreduktion sind langfristig bei Adipösen im Mittel 4–8 kg Gewichtsabnahme zu erwarten (Shai). Nennenswerte Effekte, insbesondere bei PCO-Patientinnen, sind aber erst bei einer Gewichtsabnahme >5 kg zu erwarten. Einzelnen Patientinnen gelingt es, mit hypokalorischer Kost, Lebensstiländerung, vermehrter Bewegung sowie im Einzelfall auch medikamentöser Unterstützung 10 Kilogramm und mehr an Körpergewicht abzubauen. Allerdings ist der Aufwand groß und erfordert ein hohes Maß an Selbstdisziplin.

Ab einem BMI ≥40 kg/m^2 bzw. 35 kg/m^2 und adipositasassoziierten Erkrankungen ist gemäß den Leitlinien der Deutschen Adipositas-Gesellschaft/Deutschen Diabetes-Gesellschaft grundsätzlich die Indikation für eine bariatrische Operation gegeben.

1.3 Literatur

ESHRE Capri Workshop Group. Nutrition and reproduction in Women. Hum Reprod Update 2006; 12: 193–207.

Frisch RE. Body fat, menarche, fitness and fertility. Human Reprod 1987; 2: 521–533.

Green BB, Weiss NS, Daling JR. Risk of ovulatory infertility in relation to body weight. Fertil Steril 1988; 50: 721–726.

Grodstein F, Goldmann MB, Cramer DW. Body mass index and ovulatory infertility. Epidemiology 1994; 5: 247–250.

Igosheva N, Abramow, AY, Poston L. Maternal diet-induced obesity alters mitochondrialactivity and redox status in mouse oocytes and zygotes. PLoS One 2010; 5: e10074.

Jensen TK, Scheike T, Keiding N, Schaumburg I, Grandjean P. Fecundability in relation to body mass and menstrual cycle patterns. Epidemiology 1999; 10: 422–428.

Jokela M, Elovainio M, Kivimaki M. Lower fertility associated with obesity and underweight: the US National Longitudinal Survey of Youth. Am J Clin Nutr 2008; 88: 886–893.

Keck Chr, Krone W. (Hrsg). Das Syndrom der polyzystischen Ovarien. Thieme, Stuttgart, 2011.

Norman RJ, Noakes M, Wu R. Improving reproductive performance in overweight/obese women with effective weight management. Hum Reprod Update 2014; 10: 267–280.

Rich-Edwards JW, Goldmann MB, Willett WC. Adolescent body mass index and infertility caused by ovylatory disorder. Am J Obstet Gynecol 1994; 171: 171–177.

Shai I, Schwarzfuchs D, Henkin Y et al. For the Dietary Intervention Randomized Controlled Trial (DIRECT) Group. Weight loss with low carbohydrate, Mediterranean, or low-fat diet. NEJM 2008; 359: 229–241.

Stefan N. Häring HU. Circulating fetuin-A and free fatty acids interact to predict insulin resistance in humans. Nat Med. 2013; 19: 394–395. doi: 10.1038/nm.3116.

Teitelmann M, Grotegut CA, Williams NN, Lewis JD. The impact of bariatric surgery on menstrual patterns. Obes Surg 2006; 16: 1457–1463.

Wilcox AJ, Weinberg CR, O'Connor JF. Incidence of early loss of pregnancy. N Engl J Med 1988; 319: 189–194.

Zaadstra BM, Seidell MB, Cramer DW. Fat and female fecundity: prospective study of effect of body fat distribution on conception rate. Fertil Steril 1993; 306: 484–487.

2 Adipositas und Schwangerschaft – Pathophysiologie und Pathobiochemie

Die Adipositas ist multifaktoriell bedingt. Als Ätiologiefaktoren gelten genetische Einflüsse, gestörter Energiestoffwechsel, gestörte Hunger- und Sättigungsregulation, einseitige Ernährungsweisen und Bewegungsmangel. Aber auch psychosoziale Einflüsse und seltene organische Ursachen können das Geschehen beeinflussen. Bei einem großen Teil der Bevölkerung besteht eine multigen bedingte Prädisposition für Adipositas, die bei Vorhandensein von entsprechenden oben genannten Umweltbedingungen zu einer erhöhten Anfälligkeit für Adipositas führt. Rund 500 Gene konnten identifiziert werden, die den Fettgehalt der Zellen und den intrazellulären Transport von Lipiden beeinflussen. Seltene Einzelgenmutationen können ebenfalls Adipositas auslösen. Lebewesen sichern ihr Überleben unter anderem dadurch, dass sie in Zeiten des Nahrungsüberschusses kontrolliert Fett speichern. Die Fettreserven sind für ca. 100 Tage ausreichend. In kleinen Lipidtröpfchen werden Fettreserven in der Zelle zwischengespeichert, um in Hungerzeiten wieder mobilisiert werden zu können. Ist die Regulation von Fettaufbau und Fettabbau gestört, sind krankhaftes Übergewicht und Adipositas die Folge. Nahrungsüberfluss und mangelnde körperlicher Aktivität führen zur Hypertrophie der Fettzellen. Ab BMI 30 bis 35 kg/m^2 tritt eine Hyperplasie hinzu. Es werden entsprechend einer Signalkaskade nun ständig neue Fettzellen aus Vorläuferzellen gebildet, die umgehend einen hypertrophen Zustand einnehmen. Es entsteht ein Circulus vitiosus.

Fettgewebe wird zunehmend nicht nur als Fettspeicher, sondern auch als aktives endokrines Organ mit hoher Sekretion und als Teil des angeborenen Immunsystems angesehen. Man unterscheidet viszerales und subkutanes Fettgewebe. Das viszerale Fettgewebe hat im Vergleich zum subkutanen kleinere Adipozyten, eine höhere Durchblutung und bessere Innervierung, und es besitzt mehr Hormonrezeptoren z. B. für Katecholamine und Androgene. Makrophagen sind Komponenten des Fettgewebes und nehmen aktiv an den Funktionen des Fettgewebes teil (Energiehaushalt, Immunität, Entzündung). Adipozyten exprimieren und sezernieren eine Vielfalt an sogenannten Adipokinen, z. B. Leptin, Adiponectin, Resistin und Visfatin sowie Zytokinen bzw. Chemokinen. Tumornekrosefaktor-alpha (TNF-alpha) und Interleukin-6 (IL-6) wirken stark inflammatorisch. Aus einer lokalen entwickelt sich schließlich eine generalisierte Entzündungsreaktion. Diese fettinduzierte generalisierte Entzündungsreaktion ist pathogenetisch von Bedeutung für das metabolische Syndrom.

Die abdominale Form der Adipositas gilt als eine primäre Ursache des metabolischen Syndroms (Frühstadium des metabolischen Syndroms):
- biologische Funktionen des Insulins gestört
- erhöhte oder noch normale Insulinspiegel
- nur bedingt gestörte Glukosetoleranz
- gestörter bzw. verminderter Glukosetransport in der Muskulatur

- erhöhte Lipolyse in der Leber
- Ketogenese gesteigert

Das manifeste metabolische Syndrom ist ein entscheidender Risikofaktor für koronare Herzerkrankungen:
- Glukoseintoleranz
- Dyslipidämie (primär: Hypertriglyzeridämie und reduziertes HDL-Cholesterin)
- Hypertonie (> 140/90 mmHg)

Triglyzerid-Werte > 150 mg/dl und HDL-C-Werte < 50 mg/dl werden als ungünstig angesehen – insbesondere in Hinsicht auf Inflammation und Diabetes.
Bei Rauchern ist der erhöhte Bauchumfang das entscheidende Suchkriterium für das metabolische Syndrom.
Übergewicht und Adipositas sind häufig assoziiert mit ventrikulärer Links-Herz-Hypertrophie bzw. bereits mit einer Dilatation. Dieser erworbene Herzfehler kann unabhängig vom metabolischen Syndrom im Zusammenhang mit Adipositas auftreten; bei adipösen Frauen in 14 %. Cave: Hohes Schwangerschaftsrisiko. „Obesity paradox“: Patienten mit höherem BMI haben eine bessere Prognose.

3 Fetale Programmierung und Langzeitrisiken

In den kommenden 5–10 Jahren ist in Deutschland damit zu rechnen, dass 20 %, vielleicht sogar 30 % der Schwangeren einen BMI > 30 kg/m^2 am Beginn der Schwangerschaft haben werden. Neben den erwähnten Risiken, wie Infertilität, Gestationshypertonie und Gestationsdiabetes, Koagulopathien, intrauteriner Fruchttod, Fehlbildungen und Makrosomie, werden die Neugeborenen aufgrund der fetalen Programmierung in ihrem weiteren Leben durch Langzeitfolgen belastet sein (Brenseke et al. 2013). Grundlage dafür sind epigenetische Einflussfaktoren, die wiederum vererbt werden und so zum Generationentransfer des metabolischen Syndroms beitragen. Viele Erwachsene, die an Adipositas und deren Folgen leiden, waren schon in ihrer frühen Kindheit übergewichtig und nach neueren Untersuchungen bei Geburt häufig unter- oder übergewichtig. Das Ess- oder Bewegungsverhalten der werdenden Mütter ist somit ein wesentlicher epigenetischer Faktor für die Ausprägung und Zusammensetzung des Fettgewebes im Kindesalter, während der Adoleszenz und im Erwachsenenalter. Es handelt sich um eine Programmierung des Fettgewebes in Richtung Adipositas.

Die fetale Makrosomie kann eine vorübergehende Störung sein, sie kann aber auch, basierend auf Vorgängen der fetalen Programmierung, die Grundlage für spätere Entwicklungsstörungen wie Adipositas und metabolisches Syndrom (metabolic memory) darstellen (Armitage et al. 2005). Das Geburtsgewicht stellt dabei lediglich einen Surrogate-Marker dar. Bei einer Komorbidität von Adipositas und Gestationsdiabetes verfünffacht sich das Makrosomierisiko bei der Geburt (Catalano et al. 2012). Weiterführende Untersuchungen der Kinder sind von nachhaltigem Interesse, denn das Geburtsgewicht korreliert mit einem späteren Übergewichtsrisiko (Schellong et al. 2012). Adipositas entsteht schon im zweiten Lebensjahr. Erhöhte Triglyzeridwerte bei Kindern und Jugendlichen signalisieren ein erhöhtes Risiko, Jahrzehnte später eine kardiovaskuläre Erkrankung zu entwickeln. Zur weiteren Risikoabschätzung sind kontinuierliche Nachuntersuchungen erforderlich, um die Auswirkungen der fetalen Programmierung zu erfassen. Nur so können Möglichkeiten der Sekundärprävention genutzt werden. Bei Kindern wird bereits der BMI berechnet. Übergewicht und Adipositas werden auch im Kindesalter in Abhängigkeit vom Geschlecht und vom jeweiligen Alter unter Angabe von Perzentilen definiert. Übergewichtig sind Kinder mit einem BMI > 90. Perzentile; adipös Kinder > 97. Perzentile. Ein gegenwärtiger Trend zeigt, dass, je älter die Kinder werden, umso größer der Anteil der übergewichtigen und adipösen Kinder wird. Die ursächlichen epigenetischen Abläufe können wir in ihrer Gesamtheit gegenwärtig nicht beeinflussen. Eine mit mütterlicher Adipositas verbundene fetale und/oder frühpostnatale Überernährung führt zu einer permanenten fetalen Hyperinsulinämie und Dyslipoproteinämie. In der Folge ist von einer neuroendokrinen Fehlprogrammierung des Feten bzw. Neonaten auszugehen. Neben diesen metabolischen Störungen sind besonders proinflammatorische Ereignisse epigenetisch von Bedeutung.

Diagnostizierte und sicher auch nicht diagnostizierte („unbemerkte“) mütterliche Hyperglykämien gelten bereits als ein gesicherter Faktor einer prognostisch ungünstigen fetalen Programmierung. Mütterliche Hyperglykämien führen zu einem intrauterinen diabetischen Milieu und erhöhen das Risiko für die Entwicklung von Diabetes, Adipositas und eines metabolischen Syndroms. Eine einmalige Screening-Untersuchung zur Erfassung eines Gestationsdiabetes bei adipösen Schwangeren ist nicht zu akzeptieren, da mit Sicherheit Hyperglykämiephasen übersehen werden. Für die Risikobestimmung sind des Weiteren einfache mütterliche Laborwerte sinnvoll: Blutfette, Blutzuckerspiegel im Zeitverlauf, CRP, Harnsäure und Leberenzyme. Weiterführend sind die Bestimmungen von Adiponektin, das in gewissem Grade mit koronaren Gefährdungen korreliert, und Nüchtern-Insulin, welches ein Indikator für die periphere Insulinresistenz ist. Bei nachweisbaren Veränderungen ist eine spezielle Ernährungsberatung (z. B. antiinflammatorische Ernährung) angezeigt.

Auch vorstellbar sind kombinatorische Einflüsse mit ungünstigen Auswirkungen auf die postnatale Entwicklung, z. B. Adipositas plus Rauchen. Der Raucherstatus hat besonders bei übergewichtigen Frauen Einfluss auf das Geburtsgewicht (Hotop 2010). Rauchen verringert zunächst das Geburtsgewicht. Ab dem vierten Lebensjahr entwickelt sich dann aufgrund des Nikotinkonsums in der Schwangerschaft eine Tendenz zum Übergewicht („Nikotinparadoxon“). Somit bilden sowohl mütterliche Adipositas als auch zusätzliches mütterliches Rauchen Risikofaktoren für ein späteres metabolisches Syndrom ab (Bouwland-Both et al. 2013). Werden mehr als fünf Zigaretten pro Tag geraucht, sind die größten Effekte zu erwarten.

Die Erkenntnisse der fetalen Programmierung sind äußerst praxisrelevant. Adipositas, Diabetes und Rauchen sind Prädiktoren für eine ungünstige postnatale Entwicklung und ziehen lebenslange Konsequenzen nach sich. Die Trias Adipositas, Diabetes und Rauchen charakterisiert nicht nur eine Risikoschwangerschaft, sondern beeinflusst auch epigenomisch und mikrostrukturell Vorgänge der Zelldifferenzierung und -reifung. Die fetale Ernährung ist immer im Zusammenhang mit der mütterlichen Ernährung zu sehen. Das fetale Wachstum ist in erster Linie das Resultat der Funktion der Glukose-Insulin- und insulin-like growth factor-Achse (Bloomfield et al. 2013).

Folgende Konsequenzen ergeben sich entsprechend dem derzeitigen Wissensstand für die Praxis (Plagemann 2013):

- Fetale Fehlprogrammierungen bei mütterlicher Adipositas werden aufgrund der Folgen im Rahmen eines vorprogrammierten metabolischen Syndroms das Gesundheitssystem zunehmend belasten.
- Prägravide Gewichtsreduktion gilt als ideale und wahrscheinlich einzige primäre Prävention.
- Somit stellt die bariatrische Operation eine Option für die Vermeidung einer fetalen Fehlprogrammierung dar.
- Schwangere müssen nicht „für Zwei“ essen.
- Ab dem dritten Trimester sind zusätzlich 200 kcal pro Tag sinnvoll.

- Kohlenhydrate mit einem niedrigen glykämischen Index bevorzugen.
- Bei Übergewicht und Adipositas 75 g OGTT bereits indikativ im zweiten Trimester.
- Stillen für mindestens ein halbes Jahr reduziert Risiko für Übergewicht im späteren Leben.
- Eine „Reprogrammierung“ auf der Ebene von Genen manifestierter struktureller und funktioneller, vorwiegend neuroendokriner Veränderungen ist wahrscheinlich nicht möglich.

3.1 Literatur

Armitage JA, Taylor PD, Poston L. Experimental models of developmental programming: consequences of exposure to an energy rich diet during development. J Physiol 2005; 565

Bloomfield FH, Spiroski AM, Harding JE. Fetal growth factors and fetal nutrition. Semin Fetal Neonatal Med. 2013 Apr 30. pii: S1744–1165X(13)00022-X. doi: 10.1016/j.siny.2013.03.003.

Bouwland-Both MI, Steegers EA, Lindemans J, Russcher H, Hofman A, Geurts-Moespot AJ, Sweep FC, Jaddoe VW, Steegers-Theunissen RP. Maternal soluble fms-like tyrosine kinase-1, placental growth factor, plasminogen activator inhibitor-2, and folate concentrations and early fetal size: the Generation R study. Am J Obstet Gynecol. 2013 Apr 10. pii: S0002–9378(13)00358-X. doi: 10.1016/j.ajog.2013.04.009.

Brenseke B, Prater MR, Bahamonde J, Gutierrez JC. Current thoughts on maternal nutrition and fetal programming of the metabolic syndrome. J Pregnancy. 2013;2013: 368461. doi: 10.1155/2013/368461.

Catalano PM, McIntyre HD, Cruickshank JK, McCance DR, Dyer AR, Metzger BE, Lowe LP, Trimble ER, Coustan DR, Hadden DR, Persson B, Hod M, Oats JJ; HAPO Study Cooperative Research Group. The hyperglycemia and adverse pregnancy outcome study: associations of GDM and obesity with pregnancy outcomes. Diabetes Care. 2012; 35: 780–786.

Gewichtszunahme der Schwangeren und Parität. Inauguraldissertation, Rostock, 2010.

Hotop, JC. Regionale Kohortenstudie zur somatischen Klassifikation von Neugeborenen unter Berücksichtigung der Einflussfaktoren Nikotinkonsum, Body-Mass-Index, Inauguraldissertation, Rostock, 2011.

Nodine PM, Hastings-Tolsma M. Maternal obesity: improving pregnancy outcomes. MCN Am J Matern Child Nurs. 2012; 37: 110–115.

Plagemann A. Prävention beginnt im Mutterleib. Mechanismen der perinatalen Programmierung und ihre gesundheitlichen Folgen. Aktuel Ernährungsmed 2013; 38, Sppl.1: 16–20.

Schellong K, Schulz S, Harder T, Plagemann A. Birth weight and long-term overweight risk: systematic review and a meta-analysis including 643,902 persons from 66 studies and 26 countries globally. PLoS One.2012;7: e47776. doi: 10.1371/journal.pone.0047776.

Yessoufou A, Moutairou K. Maternal diabetes in pregnancy: early and long-term outcomes on the offspring and the concept of “metabolic memory”. Exp Diabetes Res. 2011; 2011: 218598. doi: 10.1155/2011/218598.

4 Mütterliche Adipositas und neonatale Makrosomie

Die folgenden Ausführungen verdeutlichen den Zusammenhang zwischen maternaler Adipositas und neonataler Makrosomie (Abb. 4.1). Neben der Unreife makrosomer Neugeborener ergeben sich Konsequenzen für den Geburtsvorgang. Die verlässliche pränatale Gewichtsschätzung bleibt trotz moderner Ultraschallgeräte nicht zuletzt durch die ungünstigen Untersuchungsvoraussetzungen bei adipösen mütterlichen Bauchdecken problematisch. Mit einer Unterschätzung des tatsächlichen Geburtsgewichts um bis zu 15 % ist auch bei erfahrenen Untersuchern zu rechnen. Das bedeutet, dass ein auf 4.000 g geschätztes Kind realistischerweise auch 4.600 g wiegen kann.

Zur somatischen Klassifikation der Neugeborenen werden vorwiegend die 10. und 90. Geburtsgewichtsperzentile verwendet, die aus Kohorten berechnet werden. Als hypotroph (small for gestational age, SGA) werden Neugeborene < 10. Perzentile und als hypertroph (large for gestational age, LGA) Neugeborene > 90. Perzentile eingestuft. Eutroph (age for gestational age, AGA) sind Neugeborene im Bereich der 10.–90. Perzentile. Ebenso werden Neugeborene > 4.000 g bzw. > 4.500 g als hypertroph bezeichnet.

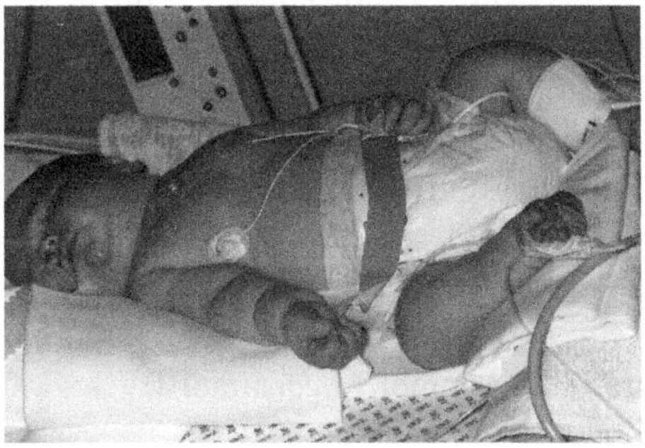

Abb. 4.1: Neonatale Makrosomie > 97. Gewichtsperzentile (Quelle: Universitätsfrauenklinik Rostock).

Es besteht eine enge Korrelation zwischen dem Gewicht des Kindes und dem seiner Eltern und Geschwister. Der Zusammenhang zwischen dem BMI der Mutter und dem ihrer Kinder ist besonders stark und verändert sich auch nicht mit dem Heranwachsen, ist daher altersunabhängig. Bei Jugendlichen kommt auch der Einfluss des Körpergewichts des Vaters und der Geschwister zum Tragen. Die intrauterinen und postnatalen Einflüsse – fetale und postnatale Programmierung – bestimmen alle Lebensphasen. Weitere mütterliche Erkrankungen, wie Hypertonie, Proteinurie und Gestationsdiabetes, nehmen ebenso auf das Geburtsgewicht und die weitere Gewichtsentwicklung Einfluss.

Die fetale Makrosomierate steigt von ca. 8 % (BMI der Mutter 18,50–24,99 kg/m^2) auf 23 % an (BMI > 40 kg/m^2). Eine übermäßige mütterliche Gewichtszunahme erhöht dann nochmals die Makrosomie-Prävalenz auf ca. 30 %. Auch nach Ausschluss von Schwangerschaftsrisiken verändert sich diese maternal adipogene Makrosomierate nicht. Das heißt, ein Viertel bis ein Drittel aller Neugeborenen adipöser Mütter ist „adipös". Bei einem Teil dieser Neugeborenen wird ätiopathogenetisch ein Zusammenhang mit einem späteren metabolischen Syndrom diskutiert. Dafür sorgt ein Überangebot an Fett und Kohlenhydraten, das über den fetalen hepatischen Metabolismus zu einer unkontrollierten Fettspeicherung, häufig verbunden mit einer Fetopathie, führt. Das verstärkt sezernierte fetale Insulin (anaboles Hormon) signalisiert eine zusätzliche Speicherung von Körperfett. Diese adoptive intrauterine metabolische Belastung des heranwachsenden Feten dominiert dann auch postnatal die weitere Entwicklung.

Aufgrund der fetalen Programmierung können Adipositas und metabolisches Syndrom über Generationen (Generationentransfer) weitergereicht werden. Fetale Adaptationsvorgänge im Zusammenhang mit einer maternalen Adipositas induzieren ein „Metabolic Memory" beim Neugeborenen.

Bei der Klassifikation und Beurteilung der neonatalen Makrosomie muss das Neugeborene unbedingt nach folgenden Kriterien beurteilt werden, insbesondere wenn die Makrosomie nach der Geburt „überraschend" diagnostizierrt wird. Es ist in dieser Situation unzureichend, die Makrosomie per se zu akzeptieren ohne eine denkbare diabetische Fetopathie auszuschließen. Ebenso ist an andere Ursachen einer neonatalen Makrosomie zu denken

- Apgar-Score, Nabelarterien-pH (neonatale Depression, Geburtsasphyxie)
- Gewicht (> 4.000–4.249 g, ≥ 4.250–4.499 g, ≥ 4.500 g)
- Gewichtsperzentile (> 90. Perzentile ≤ 96. Perzentile, ≥ 97. Perzentile)
- Gewichts-Längen-Index
- Hypoglykämie (<1,0 mmol/l, 1,0 ≤ 2,0 mmol/l, > 2,0 mmol/l ≤ 2,5 mmol/l)
- neonatale Insulinspiegel (Normoinsulinämie, Hyperinsulinämie)
- neonatale Leptinspiegel (Normoleptinämie, Hyperleptinämie)
- Unterhautfettgewebe (soft-tissue thickness)
- diabetische Fetopathie
- Hydramnion in der Schwangerschaft
- kongenitale Anomalien
- „Overgrowth syndrome"
- MRT (Basalganglien, Thalamus)

Mütterliche Erkrankungen

- Diabetes mellitus Typ 1 der Mutter
- Diabetes mellitus Typ 2 der Mutter
- Gestationsdiabetes (GDM)

- Borderline-Gestationsdiabetes (BGDM)
- Adipositas
- Dyslipidämie (Hypertriglyzeridämie) der Mutter
- maternale Medikation (Antidepressiva)
- PCO-Syndrom (Syndrom der polyzystischen Ovarien)

Besonders gefährdet sind Neugeborene mit einem Geburtsgewicht >4.500 g
- Totgeburt besonders durch Geburtsasphyxie
- Geburtsverletzungen, Paresen
- neonatale Depression
- Mekoniumaspiration
- sudden infant death syndrome

Eine Differenzierung der neonatalen Makrosomie entsprechend der genannten Kriterien ist für die Prognose und Prävention nachfolgender Entwicklungsstörungen von Bedeutung.

Differentialdiagnosen der neonatalen Makrosomie (overgrowth syndromes)
- diabetische Fetopathie
- Perlman Syndrom (Alessandri et al. 2008)
- Beckwith-Wiedemann-Syndrom (Weksberg und Squire 1996)
- Simpson-Golabi-Behmel Syndrom (von Borsel et al. 2008)
- Maternale Anti-Depressiva-Applikation (Newham et al. 2008)

4.1 Literatur

Alessandri JL, Cuillier F, Ramful D, Ernould S, Robin S, de Napoli-Cocci S, Riviere JP, Rossignol S. Perlman syndrome: report, prenatal findings and review. Am J Med Genet A. 2008; 146A: 25322537.

Desai M, Babu J, Ross MG. Programmed metabolic syndrom: prenatal undernutrition and postweaning overnutrition. A J Physiol Regul Integr Comp Physiol 2007; 293: R2306–2314

Suhonen L, Hiilesmaa V, Kaaja R, Teramo K. Detection of pregnancies with high risk of fetal macrosomia among women with gestational diabetes mellitus. Acta Obstet Gynec Scand 2008; 87: 940–945.

Von Borsel J, Baudonck N, Verhaaren H, van Lierde K. Speech and language in Simpson-Golabi-Behmel syndrome: a case report. Genet couns 2008; 19: 241–249.

Weksberg R, Squire JA. Molecular biology of Beckwith-Wiedemann syndrome. Med Pediatr Oncol 1996; 27: 462–469.

5 Adipositas und kindliche Fehlbildungen

Die Fehlbildungsprävalenz ist bei Kindern adipöser Mütter mit ca. 11 % deutlich erhöht. Pathogenetisch besteht wahrscheinlich ein Zusammenhang zum metabolischen Syndrom. Erschwerend erweist sich die suboptimale Ultraschallsicht für die Fehlbildungsdiagnostik.

Folgende Organe sind hauptsächlich betroffen:
- internes Uroqenitalsystem
- Augen
- orofaziale Spalten
- Extremitäten

Für einzelne große Fehlbildungen besteht ein besonders deutlicher Zusammenhang:
- Enzephalozele
- Truncus arteriosus communis
- Potter-Sequenz
- Neuralrohrdefekt

Prävention: Präkonzeptionelle Gewichtsreduktion, Folsäureprophylaxe.

5.1 Literatur

Best KE, Tennant PW, Bell R, Rankin J. Impact of maternal body mass index on the antenatal detection of congenital anomalies. BJOG. 2012; 119: 1503–1511.

Cedergren MI, Källén BA. Maternal obesity and infant heart defects. Obes Res. 2003; 11: 1065–1071.

Hendler I, Blackwell SC, Treadwell MC, Bujold E, Sokol RJ, Sorokin Y. Does advanced ultrasound equipment improve the adequacy of ultrasound visualization of fetal cardiac structures in the obese gravid woman? Am J Obstet Gynecol. 2004; 190: 1616–1619; discussion 1619–1620.

6 Adipositas und Schilddrüsenerkrankungen

6.1 Einleitung

Schilddrüsenerkrankungen zählen nach dem Diabetes mellitus zu den häufigsten endokrinologischen Erkrankungen. Sowohl Hypo- als auch Hyperthyreose können eine Sterilitätsursache sein. In der Schwangerschaft müssen Diagnostik und Therapie den besonderen Erfordernissen von Mutter und Kind Rechnung tragen und erfordern eine interdisziplinäre Zusammenarbeit.

Etwa ein bis zwei Prozent aller Schwangeren sind nach Literaturangaben von Schilddrüsenerkrankungen betroffen. Diese Zahl ist nach einer eigenen Untersuchung (Juli 2005 bis Februar 2006, Universitätsfrauenklinik Rostock) an über 1.003 Wöchnerinnen (Schilddrüsensonographie, Iodidurie, TSH) zu diskutieren. Dabei wurden in 60 % der Fälle auffällige sonographische und/oder laborchemische Befunde erhoben.

Der Schilddrüsenhormonbedarf steigt in der Schwangerschaft um ca. 50 %. Die Vermeidung einer mütterlichen und fetalen Hypothyreose ist von außerordentlicher Bedeutung zur Vermeidung von neurologischen Entwicklungsstörungen des Feten. Darüber hinaus ist die mütterliche Hypothyreose als eine Ursache für Aborte und Frühgeburten anzusehen.

Die Therapie einer mütterlichen Hyperthyreose ist zwingend erforderlich und grundsätzlich mit dem Risiko einer fetalen Schilddrüsenfunktionsstörung verknüpft.

Autoimmunerkrankungen der Schilddrüse sind mit einer höheren Abortrate und dem Risiko einer Postpartum-Thyreoiditis assoziiert.

6.2 Regulation der Schilddrüsenfunktion

Die Schilddrüsenfunktion wird ausgehend vom Hypothalamus über den Hypophysenvorderlappen gesteuert und durch ein negatives Feedback über die peripheren Schilddrüsenhormone kontrolliert (Abb. 6.1).

TSH bewirkt die Synthese und Speicherung von T4 und T3 im Schilddrüsenfollikel. Erhöhte T4- und T3-Spiegel hemmen die TRH- und TSH-Freisetzung. Durch erniedrigte Schilddrüsenhormone hingegen wird die TRH-vermittelte TSH-Sekretion gesteigert.

Im Blut liegt nur ein Bruchteil der Schilddrüsenhormone in freier und damit biologisch wirksamer Form vor (Verhältnis frei zu gebunden: 1:1.000). Der überwiegende Anteil der Schilddrüsenhormone ist an Transportproteine gekoppelt:
- thyroxinbindendes Globulin (TBG)
- thyroxinbindendes Präalbumin (TBPA)
- Albumin

Hypothalamus

↓

TRH (Thyreotropin-Releasing-Hormon)

↓

Hypophysenvorderlappen (HVL)

↓

TSH (Thyreoidea-Stimulating-Hormon)

↓

Schilddrüse

↓

T4 → T3

↓

periphere Wirkungen

Abb. 6.1: Regulation der Schilddrüsenfunktion.

In der Schwangerschaft bewirkt der steigende Östrogenspiegel eine zunehmende TBG-Synthese, so dass die freien Schilddrüsenhormone (fT3 und fT4) abnehmen. Die maternale Schilddrüse versucht kompensatorisch, die Steigerung der Syntheseleistung um bis zu 50 % durch Hypertrophie der Schilddrüse zu gewährleisten. Das Schilddrüsenvolumen nimmt während der Schwangerschaft um ca. 10 bis 15 % zu. Trotzdem fallen fT3 und fT4 im letzten Trimeon leicht ab (Tabelle 6.1). Durch den damit verbundenen moderaten TSH-Anstieg und die erhöhte Empfindlichkeit der Schilddrüse gegenüber TSH wird die Bildung einer Struma gefördert, insbesondere bei gleichzeitigem Iodidmangel.

Tab. 6.1: Referenzbereiche für Schilddrüsenparameter in der Schwangerschaft.

TSH (mU/l)	Nicht schwanger	I Trimeon	II Trimeon	III Trimeon
TSH (mU/l)	0–4	0–1,6	0,1–1,8	0,7–7,3
fT3 (pmol/l)	11–23	11–22	11–19	7–15
fT4 (pmol/l)	4–9	4–8	4–7	3–5

Zentrale Bedeutung für den Schilddrüsenstoffwechsel hat Iodid. Für die Aufnahme in den Schilddrüsenfollikel sind zwei Iodidtransportsysteme wichtig:

- Natrium-Iodid-Symporter (NIS) an der basolateralen Membran der Schilddrüsenfollikelzelle für den Iodideinstrom
- Pendrin (apikale Schilddrüsenzelle) für den Iodidausstrom

NIS wird auch in den Speicheldrüsen sowie der laktierenden Mamma gefunden.

Iodid-Mangel stimuliert die Expression von NIS, hoher Iodid-Spiegel supprimiert NIS (Wolff-Chaikoff-Effekt). Somit schützt sich die Schilddrüse bei hohem Iodidangebot vor einer Überfunktion. Dieser Effekt ist selbstlimitierend, und nach einigen Tagen setzt die normale Hormonproduktion wieder ein (Escape-Phänomen).

Normalerweise werden 10 bis 25 % des zirkulierenden Iodids aus dem Blut aufgenommen. Die Iodidaufnahme ist bei einer Hyperthyreose (Basedow-Krankheit) hingegen mit 70 bis 90 % deutlich gesteigert. Mutationen des NIS-Gens stellen eine seltene Ursache einer kongenitalen Hypothyreose dar.

6.3 Laborkonstellationen bei Schilddrüsenerkrankungen

Die nachfolgende Tabelle 6.2 zeigt mögliche Laborkonstellationen bei Schilddrüsenerkrankungen (Tab. 6.2).

Tab. 6.2: Laborkonstellationen bei Schilddrüsenerkrankungen.

Erkrankung	TSH	fT4	fT3
Hyperthyreose 1°	Nicht bestimmbar	↑↑	↑
T3-Hyperthyreose	Nicht bestimmbar	normal	↑↑
Subklinische Hyperthyreose	↓	normal	Normal
Hyperthyreose 2° (TSH-om)	↑ oder normal	↑	↑
Thyroid hormone resistance (RTH)	↑ oder normal	↑	↑
Hypothyreose 1°	↑	↓	↓ oder normal
Subklinische (latente) Hypothyreose	↑	normal	Normal
Hypothyreose 2°	↓ oder normal	↓	↓

Ein TRH-Test sollte in der Schwangerschaft nicht vorgenommen werden. Die Schilddrüsenszintigraphie ist grundsätzlich kontraindiziert.

Aus der gegenwärtigen Datenlage kann nach 131J-Applikation im I. Trimeon keine Argumentation für oder gegen eine Abruptio abgeleitet werden. Nach der 12. Schwangerschaftswoche (SSW) besteht das Risiko der fetalen Hypothyreose.

6.4 Iodidsupplementation

Gesteigerte Syntheseleistung, zunehmende Iodidclearance, Vergrößerung des Iodidverteilungsraumes und Verluste an den Feten erfordern eine gesteigerte Iodidzufuhr während der Schwangerschaft. Während das Bundesamt für Risikobewertung (BfR) die prophylaktische Zufuhr von täglich 230 µg bzw. 260 µg für Schwangere bzw. Stillende empfiehlt, schätzt der „Arbeitskreis Iodmangel“ ein, dass die tägliche Zufuhr von 100 bis 150 µg Iodid ausreichend ist, weil sich die Iodidversorgung in Deutschland in den letzten Jahren auf durchschnittlich 120 µg Iodid pro Tag verbessert hat. Die Ergänzung von 200 µg Iodid pro Tag ist nur noch in Einzelfällen notwendig. Tagesdosen > 500 µg Iodid täglich sind zu vermeiden.

Allerdings ist zu beachten, dass nicht alle Schwangeren diese Empfehlungen auch tatsächlich umsetzen. So wurde in der Pegasus-Studie nachgewiesen, dass nur die Hälfte der Schwangeren Iodid in der empfohlenen Dosierung einnahm. Auch die o. g. eigene Untersuchung bestätigte, dass 33,2 % keine und 12,5 % der Schwangeren nur 100 µg Iodid zuführten.

Die Iodidsupplementation sollte möglichst schon präkonzeptionell beginnen bzw. optimiert werden, denn die fetale Schilddrüse ist bereits nach der 8. SSW in der Lage, Iodid zu speichern und Schilddrüsenhormone zu bilden sowie TRH zu sezernieren. Ab dem 5. Schwangerschaftsmonat reagiert die fetale Schilddrüse auf TSH und nachfolgend kommt es zur negativen Feedbackkontrolle der fetalen hypophysären TSH-Sekretion durch T3 und T4.

6.4.1 Einheit Mutter – Plazenta – Fet

Es muss beachtet werden, dass sowohl Iodid als auch Schilddrüsenantikörper und Thyreostatika die Plazenta passieren. Die Plazentapassage von TSH und rT3 ist unmöglich. Bis zur 12. SSW kann maternales T4 die Plazenta noch passieren, danach nicht mehr bzw. nur bei hohem maternalem Serumspiegel (Abb. 6.2).

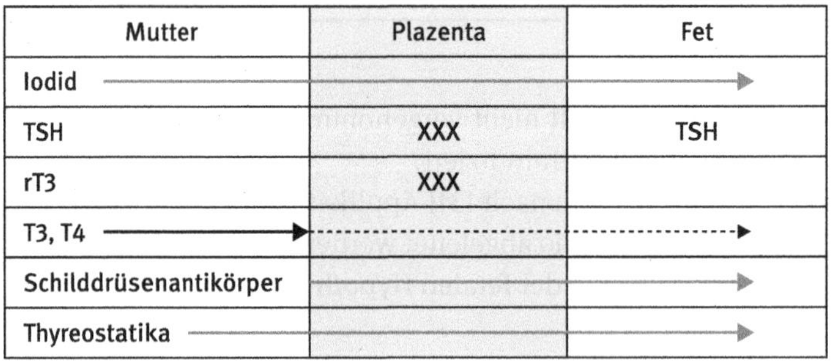

Abb. 6.2: Plazentapassage schilddrüsenrelevanter Parameter.

6.5 Hauptsymptome bei Schilddrüsenerkrankungen

Folgende Symptome können bei Schilddrüsenerkrankungen auftreten. (siehe Tab. 6.3)

Tab. 6.3: Hauptsymptome bei Schilddrüsenerkrankungen.

Erkrankung	Symptome
Struma	Kloß- und Druckgefühl im Hals, Schluckbeschwerden, Räuspern; große Struma: Luftnot, Stridor, Einflussstauung
Hyperthyreose	Tachykardie, Gewichtsabnahme, Wärmeintoleranz, Nervosität
Hypothyreose	Müdigkeit, Gewichtszunahme, Kälteempfindlichkeit, Obstipation, Verlangsamung
Thyreoiditis	Schmerzhaftigkeit
Schilddrüsenkarzinom	Schilddrüsenknoten, vergrößerte Lymphknoten, Heiserkeit

6.6 Struma

Die Struma ist mit ca. 30 bis 50 % aller endokrinen Erkrankungen in Deutschland sehr häufig. Euthryreote Struma und Struma nodosa werden unterschieden. Ursache der weitaus häufigeren euthyreoten Struma ist in mehr als 90 % der Fälle alimentärer Iodmangel. In der Schwangerschaft liegt darüber hinaus eine Stimulation durch hohe Östrogenspiegel in Kombination mit höherer TSH-Empfindlichkeit vor.

Bei der Struma nodosa handelt es sich um klonale benigne Tumoren. Ursächlich werden TSH-Rezeptormutationen diskutiert. Als seltene Ursache gelten maligne Schilddrüsenknoten ohne Zusammenhang zum Iodidmangel.

In der Schwangerschaft muss unbedingt für einen Ausgleich des Iodidmangels gesorgt werden. Individuell muss ggf. zusätzlich L-Thyroxin (50 bis 100 µg/Tag) appliziert werden.

Eine Radioiodtherapie ist in der Schwangerschaft kontraindiziert. Bei einer großen (retrosternalen) Struma könnte im Falle einer (Not)Sectio ein Intubationshindernis vorliegen. Deshalb sollte bereits präpartal ein interdisziplinäres Konsil veranlasst werden (HNO, Anästhesie, Geburtshelfer) um das Procedere für diesen Fall festzulegen.

6.7 Hypothyreose

Etwa ein Prozent der Schwangeren ist von einer Hypothyreose betroffen. In der Regel ist die Diagnose bereits vor der Schwangerschaft bekannt. Neudiagnosen in der Schwangerschaft sind selten. Klinische Symptome können dann Kälteintoleranz, Bradykardie und Verlangsamung sein. Eine nicht erkannte oder inkonsequent behandelte (latente) Hypothyreose ist als Sterilitätsursache bekannt (anovulatorischer Zykus, begleitend Hyperprolaktinämie). Frauen mit Kinderwunsch sollten mit L-Thyroxin substituiert werden. Ein Ziel-TSH ≤ 2,5 mU/l ist anzustreben.

Ursachen der Hypothyreose:
- kongenitale Schilddrüsenaplasie
- Hashimoto-Thyreoiditis
- Z. n. Thyreoidektomie
- Z. n. Radioiodtherapie
- Medikamente (u. a. Amiodaron, Lithium, Iod, Thyreostatika)

Bei manifester Hypothyreose in der Frühschwangerschaft besteht durch den T4-Mangel für den Feten das Risiko einer inadäquaten zerebralen Entwicklung mit späteren Intelligenzdefekten.

Eine kongenitale Hypothyreose ist selten (1:5.000) und kann durch TSH-Rezeptor-Antikörper (TRAK), Thyreostatika oder selten Mutationen im NIS-Gen, kongenitale Schilddrüsenagenesie (1:1.800), Pendred-Syndrom (1:15.000–1:100.000) und Störungen im Schilddrüsenstoffwechsel selbst verursacht werden. Die Risiken werden in Tab. 6.4 aufgelistet.

Tab. 6.4: Hypothyreose – Risiken für Mutter und Fet.

Mutter	Fet
Sterilität	Störung der ZNS-Entwicklung
höhere Abortrate	Frühgeburt
höhere Präeklampsierate	intrauterine Wachstumsretardierung
	intrauteriner Fruchttod

Bei Schwangeren mit bekannter und bereits therapierter Hypothyreose wird die Therapie fortgeführt. Eine TSH-Kontrolle sollte einmal im Trimeon erfolgen. Ist eine Dosiserhöhung erforderlich, wird die TSH-Kontrolle nach sechs Wochen empfohlen. Das Therapieziel orientiert sich am TSH, welches ≤ 2,5 mU/l liegen sollte. Bei Erstdiagnose in der Schwangerschaft sollte mit einer L-Thyroxin-Dosis von 100 µg/Tag (1,2–2,0 µg/kg KG/Tag) begonnen werden. Stillen ist bei Hypothyreose erlaubt.

6.8 Transiente Hyperthyreose in der Schwangerschaft

Ursache ist die thyreotrope Wirkung von HCG. Etwa 18 bis 20 % aller Schwangeren sind betroffen, aber nur 1 bis 2 % werden klinisch auffällig. Klinisch finden sich Zeichen einer Hyperthyreose im I./II. Trimeon, nicht selten begleitet von verstärkter Hyperemesis gravidarum. In diesen Fällen werden häufig HCG-Spiegel > 60.000 IU/l gemessen. Wegen der höheren HCG-Spiegel sind Gemini-Schwangere etwas häufiger betroffen.

Labor: TSH ist supprimiert, fT3 und fT4 sind erhöht. Entscheidend ist das Fehlen von Schilddrüsenantikörpern (TPO-AK, TRAK oder TAK).

Verlauf: Die Krankheit ist selbstlimitierend ab 18. SSW (HCG-Spiegel fällt wieder etwas ab). Eine medikamentöse Therapie ist in der Regel nicht notwendig. In Einzelfällen kann die Anwendung eines ß-Blockers (Propanolol) zur Therapie der maternalen Tachykardie erwogen werden.

6.9 Hyperthyreose

Frauen sind fünf- bis zehnmal häufiger von einer Schilddrüsenüberfunktion betroffen als Männer, in der weiblichen Population wird die Inzidenz mit 2 % angegeben (drei Fälle auf 1.000). Etwa zwei Drittel treten nach dem 35. Lebensjahr auf.

Die Häufigkeit in der Schwangerschaft wird mit 1:500 angegeben. In 90 bis 95 % der Fälle handelt es sich um eine Basedow-Hyperthyreose, die durch TSH-Rezeptor-Antikörper hervorgerufen wird. In der Regel ist die Erkrankung bereits präkonzeptionell diagnostiziert und behandelt. Hinweisend für eine maternale Hyperthyreose in der Schwangerschaft können Gewichtsverlust, Unruhe, Tachykardie und Augensymptome sein. Im II. und III. Trimeon bessert sich wegen der Immunsuppression in der Schwangerschaft die Krankheitsaktivität. Im Wochenbett besteht die Gefahr der Exazerbation.

Als weitere Ursachen einer Hyperthyreose sind bekannt: Schilddrüsenautonomie, toxische Adenome, Schilddrüsenkarzinom, subakute Thyreoiditis, Amiodaron, Lithium.

Labor: TSH ist supprimiert, fT3 und fT4 sind erhöht. Schilddrüsenantikörper sind positiv (Tabelle 6.5).

Tab. 6.5: Schilddrüsenantikörper bei verschiedenen Schilddrüsenerkrankungen.

Erkrankung	Anti-TPO	Anti-Thyroglobulin	TSH-Rezeptor-Antikörper (TRAK)
Basedow-Krankheit	70–80 %	30–50 %	70–100 % (stimulierend)
Hashimoto-Thyreoiditis	95 %	60 %	10–20 % (blockierend)

Unbehandelt bedingt eine Hyperthyreose häufig eine Subfertilität (Amenorrhoe wegen Gewichtsverlust).

Maternale Komplikationen
- höhere Abortrate (bis 85 %)
- erhöhtes Risiko für Präeklampsie (bis 22 %)
- thyreotoxische Krise (bis 9 %)
- vorzeitige Plazentalösung
- kardiale Dekompensation
- höheres Infektionsrisiko

Fetale Komplikationen
- intrauterine Wachstumsverzögerung/small for gestational age (bis 13 %)
- Frühgeburt (7 bis 25 %)
- kraniale Synostose
- intrauteriner Fruchttod
- neonatale Hyperthyreose durch Schilddrüsen-Antikörper (bis 10 %), bedingt durch die Halbwertzeit der Antikörper von drei Wochen kann eine transiente neonatale Hyperthyreose beobachtet werden
- neonatale Hypothyreose durch Thyreostatika

6.9.1 Therapie

Eine maternale Hyperthyreose ist eine klare Behandlungsindikation! Dabei soll immer die geringste wirksame Dosis gewählt werden.
1. Propylthiouracil (PTU) ist Mittel der ersten Wahl. Dosis 50–200 mg/Tag. Unter Therapie sollte fT4 im oberen Normbereich liegen, Laborkontrolle je nach Erfordernis alle zwei bis vier Wochen. PTU ist hepatotoxisch, so dass eine regelmäßige Kontrolle der Leberenzymwerte erfolgen muss.
2. Thiamazol ist Mittel der zweiten Wahl. Dosis 5–20 mg/Tag. Im I. Trimeon ist Thiamazol embryotoxisch. Etwa 1:100 bis 1:1.000 exponierte Kinder sind betroffen. Verschiedene Fehlbildungen wurden in etwa 200 Fällen publiziert (u. a. Choanalatresie, tracheo-ösophageale Fisteln, Aplasia cutis, hypoplastische Brustwarzen, mentale Retardierung). Der Zusammenhang zur Substanz ist aber unklar. Im II./III. Trimeon ist die Anwendung von Thiamazol möglich.
3. Im Einzelfall können ß-Blocker (Propanolol; 20–40 mg alle 6–8 h) zur Hemmung der Konversion von T4 zu T3 gegeben werden.
4. Thyroidektomie: im Ausnahmefall bei Therapieversagern oder Karzinomverdacht
5. Radioiodtherapie kontraindiziert

Wegen der fetalen Risiken sind engmaschige Kardiotokogrammkontrollen und sonographische/dopplersonographische Kontrollen des Feten notwendig.

Stillen

Stillen ist erlaubt. Die Thyreostatikadosis sollte bei PTU 150 mg/Tag und bei Thiamazol 15 mg/Tag nicht überschreiten.

6.10 Schilddrüsenkarzinom

Die meisten während der Schwangerschaft entdeckten Schilddrüsenknoten sind benigne. Zur weiteren Differenzierung sind Sonographie (solide Tumoren) und Feinnadelbiopsie geeignet. Zusätzliche Informationen können das supprimierte TSH und der Serumkalcitoninspiegel liefern. In der Schwangerschaft sind Schilddrüsenkarzinome selten. Als Risikofaktor gelten vorausgegangene Radiatio im Hals- und Kopfbereich. Verdächtig sind fixierte Tumore, Lymphknotenschwellungen, rasches Wachstum, Schmerzen, Stimmveränderungen.

Nach Studiendaten unterscheidet sich die Prognose Schwangerer und Nichtschwangerer mit differenziertem Schilddrüsenmalignom nicht. Daraus wird abgeleitet, dass die Schwangerschaft in der Regel ausgetragen werden kann und sich dann Operation und Radioiodtherapie anschließen. Eine Operation im II. Trimeon ist aber möglich. Exspektatives Vorgehen bei lokal begrenzter Erkrankung verschlechtert die Prognose nicht. Nach der Tumortherapie muss eine konsequente Behandlung mit L-Thyroxin zur TSH-Supression erfolgen.

Nach behandeltem Schilddrüsekarzinom kann Ratsuchenden empfohlen werden, frühestens ein Jahr nach Remission und nicht früher als ein Jahr nach Beendigung der Radiochemotherapie eine Schwangerschaft „zu planen“.

Gegenwärtige Kenntnisse lassen nach 131J-Applikation keine wesentlichen Nebenwirkungen in der nachfolgenden Schwangerschaft erwarten. Eine genetische Beratung sollte trotzdem immer empfohlen werden.

Die Frage nach einer Abruptio stellt sich immer bei Rezidivverdacht nach behandeltem Schilddrüsenkarzinom, um eine adäquate Diagnostik und Therapie ohne Verzögerung einleiten zu können.

Bei Erstdiagnose in der Schwangerschaft ist eine ergebnisoffene Erörterung unter Einbeziehung der entsprechenden Fachdisziplinen ratsam.

6.11 Post partum Thyreoiditis (PPT)

Die autoimmunologisch verursachte Destruktion der Schilddrüse post partum begründet sich in der vollständigen Restitution der Immunabwehr der Wöchnerin. Im Mittel tritt die PPT drei bis vier Monate p. p. auf, eine Manifestation ist aber bis zwölf Monate nach der Geburt möglich. Die Inzidenz wird mit 5 bis 10 % angegeben. Eine familiäre Häufung wird in 25 % der Fälle beobachtet. Die Prävalenz bei Diabetes mellitus Typ I ist dreimal höher als in der normalen Population.

Klinisch sind drei Manifestationsformen bekannt:
- transiente Hypothyreose (40 %)
- Hyperthyreose (40 %)
- biphasischer Verlauf, initial Hyperthyreose, gefolgt von einer Hypothyreose (20 %)

Die klinische Symptomatik ist häufig nur gering ausgeprägt und nicht immer von normalen Wochenbettsymptomen zu unterscheiden.

Eine medikamentöse Therapie ist selten notwendig, dann sollten ß-Blocker genutzt werden. Eine Indikation zur thyreostatischen Medikation besteht nicht.

Bei Hyperthyreose muss aber eine Basedowerkrankung ausgeschlossen werden.

Das Wiederholungsrisiko in einer Folgeschwangerschaft beträgt 70 %.

90 % der Frauen mit PPT weisen TPO-Antikörper auf. Das Risiko für die Manifestierung einer permanenten Hypothyreose in dieser Patientinnengruppe beträgt 5 % jährlich. Deshalb wird eine jährliche TSH-Kontrolle empfohlen.

Der Zusammenhang zwischen postpartaler Depression (PPD) und PPT bzw. TPO-Antikörpern ist nicht genau bekannt. Bei Patientinnen mit PPD muss aber eine manifeste Hypothyreose unbedingt ausgeschlossen bzw. behandelt werden.

Präkonzeptionell ist zu beachten, dass Frauen mit Euthyreose und positiven TPO-Antikörpern in 20 % Zyklusstörungen aufweisen. Die Konzeptionsrate ist vermindert. Das gilt auch im Rahmen einer Stimulationsbehandlung (In-vitro-Fertilisation). Darüber hinaus ist die Frühabortrate erhöht, während die Spätabortrate unbeeinflusst bleibt. Asymptomatische Frauen mit PPT ohne Kinderwunsch mit TSH oberhalb der Norm, aber kleiner 10 mU/l können nach 4–8 Wochen kontrolliert werden. Asymptomatische Frauen mit PPT und Kinderwunsch mit TSH oberhalb der Norm benötigen eine Substitution mit L-Thyroxin.

Wöchnerinnen mit bekannten TPO-Antikörpern sowie Diabetes mellitus Typ I sollten drei und sechs Monate post partum eine TSH-Kontrolle erhalten.

6.12 Screening für Schilddrüsenerkrankungen in der Schwangerschaft

Ein generelles Screening für Schilddrüsenerkrankungen in der Schwangerschaft ist nicht festgelegt. Die nachfolgende Übersicht benennt Indikationen für eine entsprechende Untersuchung. Allerdings gibt es Hinweise, dass mit einem selektiven Screening ca. 50 % der Schwangeren mit Autoimmunantikörpern und Hypothyreose nicht erkannt werden.

Screening für Schilddrüsenerkrankungen in der Schwangerschaft, Übersicht:

i

1. Anamnese: Hypothyreose, Hyperthyreose, PPT, Z. n. Schilddrüsenoperation
2. positive Familienanamnese für Schilddrüsenerkrankungen
3. Frauen mit Struma
4. Frauen mit Infertilität
5. Frauen mit Z. n. Abort oder Frühgeburt
6. Schwangere mit bekannten TPO-AK
7. symptomatische Schwangere mit Zeichen von Hypo- oder Hyperthyreose (einschließlich Anämie, Hypercholesterinämie, Hyponatriämie)
8. Schwangere mit Diabetes mellitus Typ I
9. Schwangere mit anderen Autoimmunerkrankungen
10. Schwangere mit vorausgegangener therapeutischer Kopf- oder Halsbestrahlung

6.13 Literatur

Bolz M. Schilddrüse. In: Erkrankungen in der Schwangerschaft. Hrsg. W. Rath und K. Friese. Thieme-Verlag, Stuttgart – New York, 2005. 293–301.

Bolz M, Briese V, Hampel R. Strumaprophylaxe mit Jodid während der Schwangerschaft und der Stillperiode? Ärzteblatt Mecklenburg-Vorpommern 1996; 6: 38–42.

Briese V, Bolz M, Reimer T. Krankheiten in der Schwangerschaft. Handbuch der Diagnosen von A–Z. De Gruyter, Berlin, 2010. 168, 176, 319, 333.

Casey BM, Dashe JS, Wells CE, McIntire DD, Byrd W, Leveno KJ, Cunningham FG. Subclinical hypothyroidism and clinical outcome. Obstet Gynecol 2005; 105: 239–245.

Fitzpatrick DL, Russell MA. Diagnosis and management of thyroid disease in Pregnancy. Obstet Gynecol Clin North Am 2010; 37: 173–193.

Hintze G, Fink H. Aktuelle Schilddrüsendiagnostik und -therapie bei Fertilitätsstörungen und Schwangerschaft. Wissenschaft u. Praxis 2004; 12: 576–578.

Hoffmann S. Häufigkeit von Schilddrüsenfunktionsstörungen bei Frauen vor und nach einer erfolgreichen Sterilitätsbehandlung bzw. in der Schwangerschaft. Dissertation A, Universität Hamburg, 2010.

Horacek J, Spitalnikova S, Diabalova B, Malirova E, Vizda J, Svilias I, Cepkova J, Mc Grath C, Maly J. Universal screening detects two-times more thyroid disorders than targeted high-risk case finding. Eur J Endocrin ol 2010; 163: 645–650.

http://bfr.bund.de/cm/350/jod_folsaeure_und_schwangerschaft_ratschlaege_fuer_aerzte.pdf, letzter Zugriff Mai 2013.

http://www.gesundheitsforschung-bmbf.de/de/531.php, letzter Zugriff Mai 2013.

http://www.jodmangel.de/broschuerenbestellung/pdf/Jodmangel-Schwangerschaft.pdfhttp://bfr.bund.de/cm/350/jod_folsaeure_und_schwangerschaft_ratschlaege_fuer_aerzte.pdf, letzter Zugriff Mai 2013.

Inoue M, Arata N, Koren G, Ito S. Hyperthyroidism during pregnancy. Can Fam Physicain 2009; 55: 701–703.

Kim CH, Ahn JW, Kang SP, KIM SH, Chae HD, Kang BM. Effect of levothyroxine treatment on in vitro fertilization and pregnancy outcome in infertile women with subclinical hypothyroidism undergoing in vitro fertilization / intracytoplasmativ sperm injection. Fertil Steril 2011; 95: 1650–1654.

Körber S, Bolz M, Briese V, Hampel R, Gerber B. Jodidversorgung in der Schwangerschaft. Poster 2008, Tagung der DGGG.

Lazarus JH. Screening for thyroid dysfunction in pregnancy: is it worthwhile? J Thyroid Res. 2011; 2011: 397012 Epub 2011.

Lazarus JH. Thyroid disorders associated with pregnancy: etiology, diagnosis, and management. Treat Endocrinol 2005; 4: 31–41.

Management of Thyroid Dysfunction during Pregnancy and Postpartum: An Endocrine Society Clinical Practice Guideline. J Clin Endocrinol Metabolism 2007; 92: S1–S47.

Negro R, Schwartz A, Gismondi R, Tinelli A, Mangieri T, Stagnaro-Green A. Universal screening versus case finding for detection and treatment of thyroid hormonal dysfunction during pregnancy. J Clin Endocirnol Metab 2010; 95: 1699–1707.

Oxford Handbook of Obstetrics and Gynecology, 2. Auflage, Oxford 2008

Oxford Handbook of Endocrinology and Diabetes, 2. Auflage, Oxford 2009

Patil-Sisodia K, Mestman JH. Graves hyperthyroidism and pregnancy: a clinical update.Endocr Pract. 2010; 16: 118–129.

Reid SM, Middleton P, Cossich MC, Crowther CA. Interventions for clinical and subclinical hypothyroidism in pregnancy. Cochrane Database Syst Rev 2010; 7: CD007752.

Schott, M. Therapie der Hyperthyreose und der thyreotoxischen Krise. Endokrinologie Informationen 2011; Sonderheft: 4–7.

Stagnaro-Green A. Overt hyperthyroidism and hypothyroidism during pregnancy. Clin Obstet Gynecol 2001; 54: 478–487.

7 Adipositas und Gestationsdiabetes

Das Risiko für Gestationsdiabetes ist bei Adipositas deutlich erhöht. Nachfolgend sollen deshalb die wichtigsten diagnostischen und therapeutischen Aspekte Erläuterung finden.

7.1 Definition

Die folgende Passage ist der AMWF-Leitlinie Gestationsdiabetes mellitus (AWMF-Register 057/008, Klasse S3) entnommen:

> „Gestationsdiabetes mellitus (GDM, ICD-10: O24.4G) ist definiert als eine Glucosetoleranzstörung, die erstmals in der Schwangerschaft mit einem 75 g oralen Glucosetoleranztest (oGTT) unter standardisierten Bedingungen und qualitätsgesicherter Glucosemessung aus venösem Plasma diagnostiziert wird. Die Diagnose ist bereits mit einem erhöhten Glucosewert möglich. Die diagnostischen Grenzwerte beruhen auf internationaler Konsensbildung durch Experten (IADPSG Consensus Panel 2010 EK IV). Der Experten-Konsensbildung wurden die Ergebnisse einer epidemiologischen Untersuchung mit mütterlichen und neonatalen, klinisch relevanten Endpunkten zugrunde gelegt (HAPO Cooperative Research Group 2008)."

7.2 Inzidenz

Die exakte Inzidenz in Deutschland ist nicht bekannt, weil ein generelles Screening nach intensiver Diskussion erst ab 01. 01. 2012 etabliert wurde. Die deutsche Perinatalstatistik wies 2007 eine GDM-Häufigkeit von 2,7 % auf, 2002 waren es noch 1,47 % (http://www.bqs-outcome.de), zuletzt aufgerufen am 12.09.2013.

Nach aktuellen Daten des AQUA-Instituts (Institut für angewandte Qualitätsförderung und Forschung im Gesundheitswesen GmbH) wurde für 2010 in Deutschland eine GDM-Inzidenz von 3,7 % ermittelt.

Nach internationalen Literaturangaben variierten die Prävalenzen zwischen 0,6 % und 22 %.

In Ländern mit einem generellen Screening sowie im Rahmen von Studien wurde die Häufigkeit bisher deutlich höher mit 3–8 % beziffert (American Diabetes Association 4 %).

Generell sind Prävalenzdaten nicht untereinander vergleichbar, weil unterschiedliche Definitionen, Grenzwerte und Erfassungsmethoden für GDM bestehen.

Bisher wurde in Deutschland nur jede zehnte Schwangere mit GDM erkannt. Das entspricht bei etwa 700.000 Geburten pro Jahr 32.000 unerkannten Fällen. In Deutschland muss also immer noch von einer Dunkelziffer ausgegangen werden. Die Erkennung von Schwangeren mit GDM ist von 2002 (1,47 %) bis 2010 (3,7 %) stetig angestiegen.

Aufgrund der engen Zusammenhänge zwischen Körpergewicht einerseits und der Entwicklung einer Insulinresistenz andererseits sowie vor dem Hintergrund der (weltweiten) Adipositaspandemie ist eine weitere Zunahme von GDM zu erwarten.

7.3 Risikofaktoren

Hauptrisikofaktor ist die mütterliche Adipositas! Eine erhöhte Insulinresistenz resultiert aus einem ungünstigen Verhältnis von Muskel- und Fettmasse. Die Insulinresistenz wird durch plazentare Insulin-Antagonisten (humanes Plazentalaktogen, HPL) verstärkt, erhöhte maternale Kortisolspiegel wirken ebenfalls diabetogen.

Daneben existieren weitere anamnestisch-internistische Risikofaktoren:

- Diabetes bei Familienangehörigen ersten Grades: 6–12 % der Schwangeren mit GDM
- Übergewicht: BMI 30 kg/m^2, entsprechend der Definition für Adipositas
- polyzystisches Ovarsyndrom
- Medikamenteneinnahme mit negativem Einfluss auf den Glucosestoffwechsel (z. B: ß-Blocker, Glukokortikoide, einige Antidepressiva)
- nachgewiesene passagere Glucoseintoleranz in der Anamnese
- ethnische Prädisposition (z. B. mittlerer Osten, Süd- und Ostasien, Afrika, Mittelamerika)
- erhöhtes mütterliches Alter, aber: keine exakte Festlegung, Angaben älter 25 Jahre bis älter 35 Jahre (cave: in Deutschland waren 2011 ca. 25 % der Mütter bei Geburt des ersten Kindes älter als 35 Jahre!)

Anamnestisch geburtshilfiche Risikofaktoren:

- frühere Schwangerschaft mit GDM, Wiederholungsrisiko 30–70 %
- habituelle Abortneigung
- Zustand nach Geburt eines makrosomen Kindes mit einem Geburtsgewicht ≥ 4.500 g; frühere Geburt eines Kindes mit schwerwiegender Fehlbildung

Aktuell während der Schwangerschaft auftretende Risikofaktoren:

- Glucosurie
- übermäßige Gewichtszunahme
- Polyhydramnion
- fetale Makrosomie; cave: 80 % der makrosomen Neugeborenen werden von Müttern mit normaler Glucosetoleranz geboren. Entscheidend ist übermäßiges und unproportionales Wachstum des fetalen Abdomens.

7.4 Folgen für Mutter und Fet/Neugeborenes

Bei der Diskussion des GDM muss strikt beachtet werden, dass es sich eben nicht nur um eine auf die Schwangere beschränkte Erkrankung handelt, sondern durch eine unbehandelte und/oder nicht erkannte maternale Hyperglykämie weitreichende, zum Teil schwerwiegende (irreversible) Folgen für das Kind resultieren können (Tabelle 7.1).

Tab. 7.1: Risiken für Mutter und Kind.

Mutter	**Kind**
Hypoglykämie im I. Trimeon	Fehlbildungen (diabetische Embryopathie)
höhere Abortrate	diabetische Fetopathie Hypoglykämie Hypokalzämie ß-Zell-Hyperplasie Polyglobulie Hyperbilirubinämie
erhöhtes Risiko für Harnwegsinfekt/Pyelonephritis Schwangerschaftsinduzierte Hypertonie/Präeklampsie	Atemnotsyndrom
Polyhydramnion	höheres Risiko für Typ-2- und Typ-1 (?)-Diabetes durch Schädigung der ß-Zellen durch Hyperinsulinismus
vorzeitiger Blasensprung	Infans mortuus (Plazentainsuffizienz)
Frühgeburt	fetale Makrosomie/Schulterdystokie
höhere Rate an vaginal-operativen Entbindungen und Sectiones	Intrauterine Prägung des metabolischen Syndroms
späterer manifester Diabetes mellitus 10 Jahre post partum 30–50 %	Begünstigung der Entwicklung von kindlicher Adipositas

Die maternale Hyperglykämie bewirkt eine fetale Hyperinsulinämie. Das fetale Pankreas ist aber nicht in der Lage, die maternale Hyperglykämie zu kompensieren. Überschüssige Glukose wird in Speicherkohlenhydrate (Glykogen) sowie Fett umgewandelt. Glykogeneinlagerung führt u. a. in der Plazenta zum Hydrops (und damit zur Gefahr der akuten und chronischen Plazentainsuffizienz bis hin zum Infans mortuus) und begünstigt die Entwicklung einer diabetischen Kardiomyopathie. Die fetale Hyperglykämie forciert die kindliche Diurese und bedingt das Polyhydramnion mit Gefahr von Frühgeburtsbestrebungen und vorzeitiger Plazentalösung. Aus der Insulinmast des Kindes resultiert im ungünstigen Fall das Vollbild einer Fetopathia diabetica mit somatischen Störungen (Makrosomie) und gleichzeitiger Organunreife.

Es muss deutlich unterstrichen werden, dass die Wertung des GDM als ausschließlich während der Schwangerschaft existentes passageres Problem falsch ist, weil damit die Spätfolgen ausgeblendet werden. Das Risiko für die Entwicklung eines manifesten Diabetes ist deutlich erhöht.

7.5 Früherkennung – Screening?

Wie beim frühen Diabetes mellitus Typ II finden sich auch beim GDM keine klinischen Symptome.

Das bisher von der Deutschen Gesellschaft für Gynäkologie und Geburtshilfe (DGGG) für alle Schwangeren zwischen 24+0 und 28+0 Schwangerschaftswochen (SSW) empfohlene selektive GDM-Screening in Risikosituationen ist nunmehr seit 01. 01. 2012 durch ein verbindliches Screening aller Schwangeren abgelöst worden. (AWMF-Leitlinie 057/008). In den USA ist seit 20 Jahren ein generelles Screening Pflicht (idR 50-g-oGTT – bei pathologischem Ergebnis 75-g-oGTT; American Diabetes Assoziation 2002). In Österreich ist seit 01. 01. 2010 ebenfalls ein 75-g-oGTT für alle Schwangeren zwischen 24+0 und 28+0 SSW verpflichtend im Mutter-Kind-Pass verankert.

In Deutschland wurde wie auch weltweit intensiv darüber diskutiert, welche BZ-Grenzwerte als obere Grenzen zu akzeptieren sind. Dabei ist seit der HAPO-Studie (Hyperglycemia and Adverse Pregnancy Outcomes) unstrittig, dass die maternale und neonatale Komplikationsrate unmittelbar von der Höhe des mütterlichen BZ abhängt (HAPO-Study-Group 2009). Allerdings konnte in der HAPO-Studie kein verbindlicher oberer Grenzwert des mütterlichen Blutzuckers ermittelt werden, bei dessen Überschreitung das fetale Risiko deutlich ansteigt. Kürzlich konnte eine österreichische Arbeitsgruppe in einer Metaanalyse zeigen, dass Frauen mit einem Schwangerschaftsdiabetes von einer blutzuckersenkenden Therapie profitieren können (Horvath 2010). Aktuell existieren keine Studien, die einen oberen Grenzwert anhand des fetal outcomes definieren.

Unklar ist, ob Schwangere mit einem erhöhten Blutzucker unterhalb der Diabetes-Grenze von einer Blutzuckersenkung profitieren.

7.5.1 Screening – wann? Welche Patientin?

Das Screening wird derzeit für alle Schwangeren zwischen 24+0 und 28+0 SSW empfohlen, da bei selektivem Einsatz von Screening-Tests im Risikokollektiv bis zu 50 % aller Gestationsdiabetikerinnen nicht erfasst werden.

Wenn nachfolgende Risikofaktoren vorliegen, sollte die Suche nach einem GDM bereits im I. Trimeon bzw. vor 24 Schwangerschaftswochen erfolgen:

- BMI präkonzeptionell > 30 kg/m²
- Alter ≤45 Jahre
- Diabetesheredität Eltern/Geschwister
- Z. n. GDM in vorausgegangener Gravidität
- Z. n. Geburt eines Kindes > 4.500 g
- Z. n. (unklarer) Totgeburt
- schwere kongenitale Fehlbildungen in vorausgegangener Gravidität
- habituelle Aborte (≥ 3 Abort in Folge)
- ethnischer Hintergrund mit hoher Diabetes-Prävalenz (z. B. Asiaten, Patientinnen aus den Mittelmeerländern)
- körperliche Inaktivität
- arterielle Hypertonie (Blutdruck ≥140/90 mmHg) oder Einnahme von Medikamenten zur Therapie der arteriellen Hypertonie
- präkonzeptionelle Dyslipidämie (HDL <35 mg/dl [0,9 mmol/l] und/oder Triglyceride > 250 mg/dl [2,82 mmol/l])
- polyzystisches Ovarsyndrom
- Prädiabetes (IGT/IFG/HbA1C ≥ 5,7 % bei früherem Test (unabhängig von früherem GDM)
- Einnahme kontrainsulinärer Medikamente
- Vorgeschichte mit KHK, pVAK, zerebral-arterielle Durchblutungsstörung

Praktisches Vorgehen:
1. Bestimmung Gelegenheits-Plasmaglucose (unabhängig von Tageszeit oder Nahrungsaufnahme) bzw. Nüchtern-Glucose. Bei Überschreiten von ≥200 mg/dl (11,1 mmol/l) bzw. ≥ 92 mg/dl (5,1 mmol/l) weitere Verifizierung durch venöse Nüchtern-Plasmaglucosebestimmung:
   a) <92 mg/dl (<5,1 mmol/l): unauffälliger Befund
   b) 92–125 mg/dl (5,1–6,9 mmol/l): GDM
   c) >126 mg/dl (7,0 mmol/l): Diabetes mellitus

Bei Gelegenheitsblutglucosewerten zwischen 140–199 mg/dl (7,8–11,5 mmol/l) erfolgt die weitere Abklärung entweder über Blutglucosezweitmessung oder auch durch einen oGTT vor der 24. vollendeten Schwangerschaftswoche. Ein normaler oGTT vor der 24. SSW schließt eine Verschlechterung des Kohlenhydratstoffwechsels im weiteren Verlauf der Schwangerschaft nicht aus.

Bei unauffälligem oGTT oder Glucosurie muss der Test zwischen der 24+0 bis 28+0 SSW bzw. 32+0 bis 34+0 SSW wiederholt werden.

7.5.2 Screening-Methoden

Das jetzt in Deutschland etablierte GDM-Screening erfolgt zweizeitig (75-g-oGTT, zunächst mit einem vorgeschalteten 50-g-oGTT).

1. 50-g-oGTT
   - Testdurchführung jederzeit möglich
   - Cut-off 7,5 mmol/l (135 mg/dl) nach 1 h
   - Als Nachteil des Testes muss beachtet werden, dass vorausgegangene Mahlzeiten nicht miterfasst werden.

Wenn der Cut-off im 50-g-oGTT überschritten wird, schließt sich in der zweiten Stufe ein 75-g-oGTT an.

2. 75-g-oGTT
   - Test nur bei nüchterner Patientin durchführbar
   - mindestens 8 Stunden Nahrungskarenz
   - Test nicht vor 6.00 Uhr und nach 9.00 Uhr morgens beginnen
   - Schwangere soll in den Vortesttagen keine Änderung der Ernährungsgewohnheiten vornehmen
   - Bei erhöhtem Nüchtern-BZ (7,0 mmol/l bzw. 126 mg/dl) darf kein Test durchgeführt werden (fetale Gefährdung). Der maternale Glucosestoffwechsel sollte dann im Rahmen eines Tages-Nacht-Profils (TNP) überprüft werden.
3. Glucosurie (aktuell nicht mehr empfohlen)
   - Sensitivität 4,3–45 %
   - Nur 10 % aller Schwangeren mit GDM weisen eine Glucosurie auf.
   - Eine Glucosurie tritt auch bei gesunden Schwangeren auf.
   - Die Höhe der Glucosurie ist vom diastolischen Blutdruck abhängig.
   - In der Schwangerschaft ist die Nierenschwelle für Glucose vermindert, die glomeruläre Filtrationsrate erhöht sowie die Rückresorption vermindert. Somit kann aus dem Ausmaß der Glucosurie nicht auf den Serum-Blutzuckerspiegel der Mutter geschlossen werden! Ein negativer Urinzucker schließt also einen GDM nicht aus.
   - Im Mutterpass ist die Untersuchung noch enthalten und bisher nicht aus dem Untersuchungsprogramm gestrichen worden.

Der 75-g-oGTT ist als Screening-Methode zu favorisieren. Der 50-g-oGTT ist grundsätzlich möglich, hat aber die o. g. Einschränkung und ist bei grenzwertigem/pathologischem Ergebnis immer durch einen 75-g-oGTT zu kontrollieren. Dadurch werden zusätzliche Arzt-Patienten-Kontakte erforderlich und zusätzlich Kosten verursacht. Die Bestimmung der Glucosurie ist zur Diagnosestellung des GDM überholt.

HbA1c (glykosylierter Anteil des Hb, normal < 6,1 %) ermöglicht zwar eine Beurteilung der Kohlenhydratstoffwechsellage der letzten 4–6 Wochen, ist als Screeningparameter aber nicht geeignet.

Die Bestimmung des Fruchtwasserinsulins ist durch Amniozentese möglich. Allerdings ist der Zusammenhang zwischen Fruchtwasserinsulin und fetaler Morbidität in den Grenzbereichen nicht so eng wie gewünscht (Bühling 2008).

Tab. 7.2: Beurteilung des 75-g-oGTT; BZ, Blutzucker.

Zeitpunkt	BZ – kapilläres Vollblut	BZ – venöses Plasma
nüchtern	≤ 5,0 mmol/l (90 mg/dl)	≤ 5,1 mmol/l (92 mg/dl)
Nach 1 Stunde	≤ 10,0 mmol/l (180 mg/dl)	≤ 10,0 mmol/l (180 mg/dl)
Nach 2 Stunden	≤ 8,6 mmol/l (155 mg/dl)	≤ 8,5 mmol/l (153 mg/dl)

Die ursprünglich von O'Sullivan und Mahan 1964 (!) festgelegten, inzwischen von Carpenter und Coustan 1982 adaptierten Grenzwerte (Tabelle 7.2) orientieren sich am maternalen Risiko, später an einem manifesten Typ-II-Diabetes zu erkranken, nicht aber am kindlichen Risiko (O'Sullivan 1964; Carpenter 1982).

Häufig wurde in der Bewertung des Tests unterschieden, ob ein oder mehrere Grenzwerte überschritten werden:

1. ein Grenzwert überschritten: sog. impaired glucose tolerance (IGT)
2. mehrere Grenzwerte überschritten: GDM

Diese Unterscheidung hat keine Konsequenz hinsichtlich weiterer Diagnostik und Therapie und sollte daher auch nicht mehr vorgenommen werden (Scherbaum 2008).

Das nachfolgende Flussschema (Abb. 7.1) erläutert die aktuelle Screeningstrategie für GDM (Frauenarzt 2011;52:963).

7.5.3 Sonografie

Die Sonografie kann einen wichtigen Beitrag zur Entdeckung eines GDM leisten. Neben der fetalen Makrosomie (fetaler Abdomenumfang > 90. Perzentile) sind insbesondere Polyhydramnion und Plazentahydrops Zeichen eines manifesten GDM. Nach der AWMF-Leitlinie (AWMF 057/008) ist bei jeder erstmalig festgestellten fetalen Makrosomie ein oGTT klar indiziert.

7.6 Therapie

Wie auch außerhalb der Schwangerschaft umfasst die Therapie drei Säulen:

1. Diät/Ernährungsumstellung bzw. -beratung einschließlich Unterweisung in BZ-Selbstkontrollen,

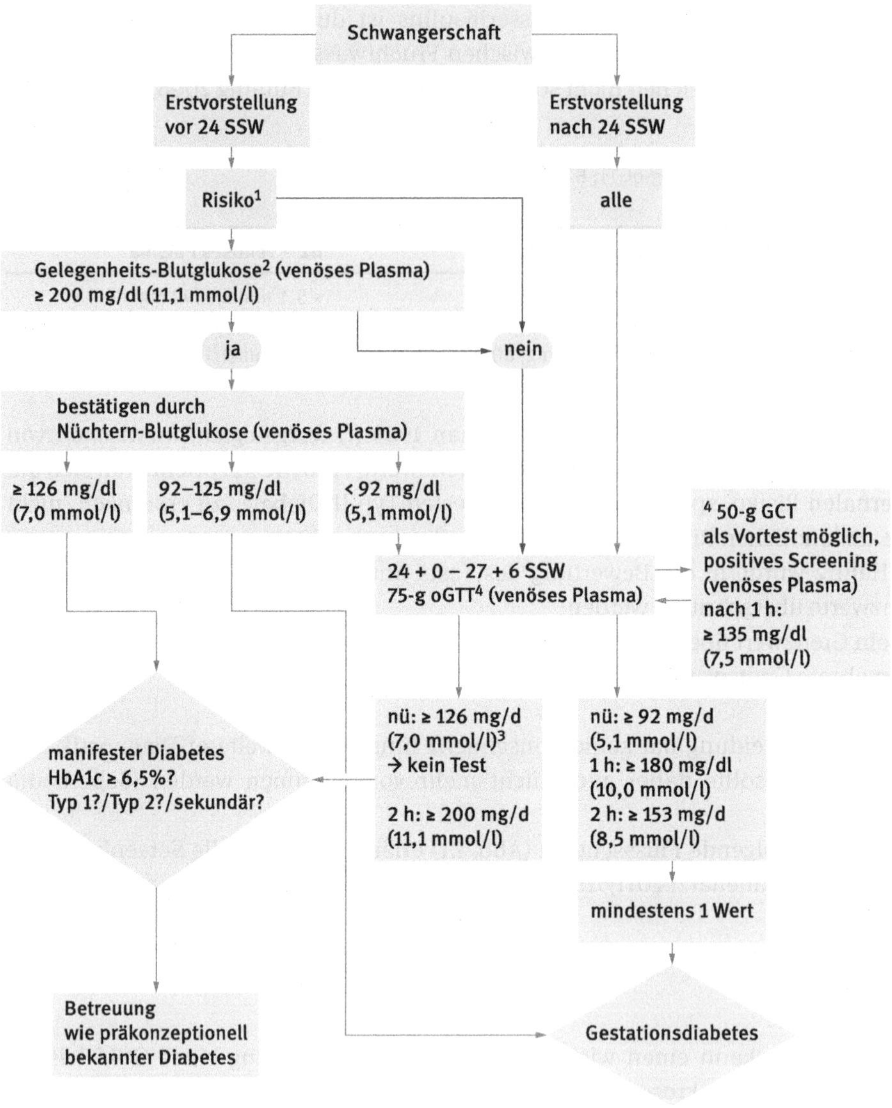

[1] Risiko (mindestens eins)
- Alter ≥ 45 Jahre
- BMI ≥ 30 kg/m² präkonzeptionell
- körperliche Inaktivität
- familiäre Diabetesbelastung
- ethnische Risikopopulation (z. B. Asien, Lateinamerika)
- Geburt eines Kindes > 4500 g
- GDM anamnestisch
- RR ≥ 140/90 mmHg oder Antihypertensiva
- Dyslipidämie
- PCOS
- früherer Prä-Diabetes
- klinische Insulinresistenz
- KHK, pAVK, zerebral-arterielle Makroangiopathie
- kontrainsulinäre Medikation (z. B. Glukokortikoide)

[2] alternativ als 1. Messung nüchtern möglich, Ergebnisse ≥ 92 mg/dl (5,1 mmol/l) müssen durch Zweitmessung bestätigt werden, Zweitmessung entscheidet

[3] bestätigen durch Zweitmessung

Abb. 7.1: Screeningstrategie für GDM.

2. körperliche Aktivität, soweit seitens der Schwangerschaft keine Kontraindikationen bestehen,
3. Insulin.

7.6.1 Diät/Ernährungsumstellung

Die Ernährungsumstellung vermag einen wichtigen Beitrag zur Optimierung der maternalen Stoffwechselsituation zu leisten, deshalb sollte jede Schwangere mit GDM gezielt geschult werden. Empfohlen wird eine niedrigglykämische Kost. Bei einem BMI ≥ 30 ist die ausschließliche Diät unzureichend für die Prävention einer fetalen Makrosomie (Langer 2005). Hier wird zusätzlich Insulin erforderlich, um neben der maternalen Blutzuckeroptimierung vor allem eine Verbesserung des fetal outcome zu erreichen.

Insulin

Insgesamt 20 % aller Schwangeren mit GDM benötigen Insulin. Dabei kommen insbesondere kurz- und mittelfristig wirkende Human-Insuline zur Anwendung. Insulinanaloga (Novo-Rapid®, Lantus® und Humalog®) sind zurzeit in der Schwangerschaft nicht zugelassen. Begrenzte Erfahrungen liegen mit Humalog® vor.

Die Insulinanwendung wird durch die BZ-Selbstkontrollen der Schwangeren kontrolliert. Dabei sollten mindestens ein BZ nüchtern sowie drei BZ-Werte jeweils eine Stunde postprandial ermittelt und dokumentiert werden.

Auch bei ausschließlicher Diät muss die Schwangere BZ-Selbstkontrollen vornehmen, damit der Geburtshelfer ggf. auffällige sonografische Befunde mit aktuellen BZ-Werten abgleichen kann.

BZ-Einstellungsziele:

- Nüchtern: BZ ≤ 5,0 mmol/l
- 1h p.p. < 7,8 mmol/l
- 2h p.p. < 6,7 mmol/l

Im Tagesdurchschnitt sollten 4,9 mmol/l nicht unterschritten werden.

Nach Diagnosestellung GDM müssen bei der Therapiefestlegung der präkonzeptionelle maternale BMI und der fetale AU berücksichtigt werden.

BMI präkonzeptionell

1. Schwangere mit einem **Ausgangs-BMI < 30 kg/m²** können bei normalen sonographischen Befunden **(fetaler AU < 90. Perzentile)** auch tendenziell hochnor-

male und hyperglykämische BZ-Werte aufweisen **ohne** dass eine Einstellung auf Insulin notwendig wird. Der Sonografiebefund muss nach 14 Tagen Diät kontrolliert werden. Die ausschließliche Diät kann nur beibehalten werden, wenn der Fet keine Makrosomie aufweist.

2. Schwangere mit einem **Ausgangs-BMI ≥ 30 kg/m²** oder norm- bis übergewichtige Patientinnen (bis BMI < 30 kg/m²) bei gleichzeitig vorliegender fetaler Makrosomie **(fetaler AU > 90. Perzentile): Auch bei unauffälligen BZ-Werten ist** die Insulintherapie zur Verbesserung des fetal outcome indiziert (Kleinwächter und Schäfer-Graf 2008).

Die Frage, ob bei fetaler Makrosomie und normalgewichtiger Patientin ohne erhöhte BZ-Werte eine Diät ausreichend ist oder Insulin erforderlich wird, kann derzeit nicht abschließend beantwortet werden.

Selbst ein später Beginn der Insulintherapie (z. B. ab 37. SSW) wird von einigen Autoren (Kleinwächter und Schäfer-Graf 2008) empfohlen, um neonatale Hypoglykämien zu vermeiden, die Makrosomie lässt sich nicht mehr beeinflussen.

Orale Antidiabetika

Die Anwendung oraler Antidiabetika (Metformin, Glibenclamid) ist bei Diabetes mellitus Typ II in der Schwangerschaft grundsätzlich möglich, die genannten Substanzen haben in der Schwangerschaft aber keine Zulassung.

Metformin gilt dabei außerhalb der Insulintherapie als orales Antidiabetikum der 1. Wahl in der Schwangerschaft (strenge Indikationsstellung! – Kontraindikation in der Stillzeit). Teratogene bzw. embryotoxische Nebenwirkungen sind unter Beachtung der bisher vorliegenden Daten (geringe Fallzahlen) nicht bekannt.

Patientinnen mit polyzystischen Ovarien (PCOS) weisen **bei nachgewiesener Insulinresistenz** unter präkonzeptioneller Metformin-Therapie höhere Schwangerschaftsraten und niedrigere Abortraten auf (Costello und Eden, 2003). PCOS-Patientinnen haben ein deutlich höheres Risiko für die Entwicklung eines GDM, so dass frühzeitig danach gefahndet werden sollte.

Eine randomisierte Studie mit insgesamt 404 selektionierten Schwangeren, die mit Glibenclamid behandelt wurden, wies nach, dass mit dieser Substanz der gleiche Effekt wie mit Insulin bei gleichem fetal outcome erzielt werden kann (Langer 2000, Hebert et al. 2009).

Klärungsbedürftig sind das Risiko maternaler protrahierter Hypoglykämien sowie die Folgen des fetalen Hyperinsulinismus hinsichtlich Fetopathia diabetica und fetaler Hypoglykämie. Der Einsatz von Glibenclamid sollte daher nur unter Studienbedingungen erfolgen.

Die „versehentliche" Einnahme oraler Antidiabetika in der Frühschwangerschaft stellt definitiv keine medizinische Indikation zum Schwangerschaftsabbruch dar.

Unter Beachtung der vorstehenden Ausführungen gelten orale Antidiabetika in der Schwangerschaft und Stillzeit gelten lt. AWMF-Leitlinie 057/008 als kontraindiziert.

7.7 Geburtshilfliche Überwachung der Schwangerschaft

Eine Beurteilung des Therapiezieles in der Schwangerschaft gelingt nur durch das zeitgleiche Zusammenfügen der maternalen und fetalen Befunde. Eine ausschließliche Betreuung der Patientin durch den Diabetologen erfasst dahingehend nur die maternale Seite, also nur die Hälfte des pathophysiologisch untrennbar verknüpften fetomaternalen Systems.

7.7.1 Kontrollparameter

- mütterlichen Blutzuckerwerte (dokumentierte BZ-Selbstkontrollen)
- Sonografie: fetale Gewichtsschätzung (unabdingbar: Einordnung des fetalen Abdomenumfangs (AU) in Perzentilkurven), Beurteilung der Fruchtwassermenge, der Plazentadicke, Einschätzung der Kindsbewegungen
- bei hypotrophen und eutrophen Feten komplettiert die dopplersonographische Untersuchung des fetomaternalen Gefäßsystems (A. umbilicalis, A. cerebri media, Aa. uterinae, ggf. Ductus venosus) die fetale Zustandsbeurteilung. Erfahrungsgemäß und pathophysiologisch plausibel findet sich bei makrosomen Feten ein unauffälliger fetaler Doppler. Im Umkehrschluss kann dabei ein unauffälliger Doppler eine fetale Gefährdung nicht ausschließen.
- Kardiotokographie (CTG): Leitliniengerecht sollte ab der 32. vollendeten SSW zweimal pro Woche ein CTG kontrolliert werden.

7.7.2 Kontrollintervalle

Bis zur 32. SSW können die Kontrollintervalle in drei- bis vierwöchigem Abstand wahrgenommen werden. Weil der Fet erst ab der 30+0 SSW mit einer Steigerung der Insulinsekretion auf maternale Hyperglykämien reagieren kann, findet sich eine makrosome Entwicklung häufig erst in den letzten Wochen der Schwangerschaft. Deshalb sind kurzfristige sonographische Kontrollen alle 14 Tage angezeigt.

Da bei adipösen Schwangeren neben dem GDM weitere geburtshilfliche Risiken vorliegen können (Entwicklung einer Präeklampsie, Thromboseneigung etc.) muss ggf. im Verlauf die Überwachungsfrequenz und -intensität individuell modifiziert werden.

7.7.3 Entbindung

Eine normale Geburt ist möglich und sollte auch bei fehlender geburtshilflicher Kontraindikation in einer mit der Betreuung diabetischer Schwangerer erfahrenen Einrichtung (Perinatalzentrum Level II–III, neonatologische Präsenz) erfolgen.

Eine Überschreitung des Geburtstermins wird vor allem bei insulinpflichtigen Gestationsdiabetikerinnen nicht empfohlen und ist zu vermeiden. In diesen Fällen sollte die Geburt ab 40+1 SSW eingeleitet werden. Als Begründung werden das zunehmende Risiko einer Plazentainsuffizienz und die Vermeidung weiteren fetalen Wachstums angegeben. Insbesondere bei V. a. Fetopathia diabetica ist eine Verlängerung der Schwangerschaft über die 38+0 SSW hinaus nicht anzustreben, ggf. sind geeignete wehenfördernde Maßnahmen zu treffen.

Wie ausgeführt, ist eine primäre Sectio caesarea nicht zwingend erforderlich. Allerdings ist bei fetaler Makrosomie das Risiko fetaler/neonataler Komplikationen sub partu größer. Die Gefahr einer Schulterdystokie wird bei einem fetalen sonografischen Schätzgewicht von 4.000 g mit 2 %, bei einem Schätzgewicht von 4.500 g mit ca. 10 % angegeben. Die Frage der primären Sectio bei einem Schätzgewicht > 4.500 g wird kontrovers diskutiert (abhängig vom Endpunkt Schulterdystokie – i. d. R. durch geburtshilfliche Manöver folgenlos zu beheben, oder Erb'sche Plexuslähmung – nicht immer reversibel!). Zur Vermeidung einer Erb'schen Lähmung, bedingt durch die fetale Makrosomie, müssten 1.800–5.400 primäre Kaiserschnitte zusätzlich vorgenommen werden.

Die vorstehenden Ausführungen bedeuten aber nicht, dass bei einem fetalen Schätzgewicht > 4.500 g die Schwangere nicht über vorstehende Komplikationen und die Möglichkeit der abdominalen Schnittentbindung rechtzeitig aufzuklären ist, um einen „informed consent" hinsichtlich der bevorstehenden Geburt herbeizuführen (Dokumentation!). In der Rechtssprechung gab es für den Arzt ungünstige Urteile bei geringer geschätztem fetalen Gewicht und fehlender Aufklärung über die Möglichkeit einer Sectio ceasarea.

7.7.4 Wochenbett

Stillen ist möglich und erwünscht. Am zweiten oder dritten Tag post partum sollte zum Ausschluss eines persistierenden Diabetes eine entsprechende BZ-Kontrolle erfolgen (Nüchtern-BZ < 6,1 mmol/l; post prandial < 11,1 mmol/l).

Die Schwangere sollte darüber informiert werden, dass das Risiko der Manifestation eines späteren Diabetes mellitus pro Jahr 3 % kumulativ beträgt und nach 10 Jahren ca. 30 % der Gestationsdiabetikerinnen manifest betroffen sind. Dieses Risiko ist besonders bei Frauen mit insulinpflichtigem GDM hoch. 61 von 100 dieser Patientinnen entwickeln innerhalb von 3 Jahren einen manifesten Diabetes mellitus Typ II. Derzeit läuft unter Federführung der Technischen Universität München die PINGUIN-Studie (Postpartale Intervention bei Gestationsdiabetikerinnen unter Insulintherapie). Dabei handelt es sich um eine Placebo-kontrollierte Präventionsstudie nach einem GDM, in der überprüft werden soll, inwieweit durch Vildagliptin der o. g. Manifestation entgegengewirkt werden kann.

Seitens der Wöchnerin ist eine Gewichtsoptimierung nach der Geburt unbedingt anzustreben und Übergewicht zu vermeiden.

Der oGTT sollte 6–12 Wochen nach der Geburt und bei unauffälligem Ergebnis alle zwei Jahre wiederholt werden. Bei Z. n. insulinpflichtigem GDM, Diagnosestellung im I. Trimeon und/oder hohen Nüchtern-BZ-Werten werden weitere Kontrolle jährlich angeraten.

7.8 Fazit

1. Nur die konsequente Umsetzung des Screenings wird die Diagnostik des GDM verbessern.
2. Es fehlen eindeutige klinische Symptome.
3. Die Rate maternaler und neonataler Komplikationen korreliert mit der Höhe des maternalen Blutzuckerspiegels.
4. Lt. Leitlinie der DGGG ist bei allen Schwangeren ein zunächst orientierender 50-g-oGTT erforderlich, bei pathologischem Ausfall schließt sich entsprechend des zweistufigen Screeningkonzepts 5 ein 75-g-oGTT an.
5. Die Betreuung der Patientin mit GDM erfolgt engmaschig und umfasst die simultane Kontrolle fetaler und maternaler Parameter zur Abschätzung der notwendigen Therapie.
6. Das Risiko, nach einem GDM innerhalb der folgenden zehn Jahre an einem manifesten Diabetes zu erkranken, liegt bei 30–50 %.

7.9 Literatur

AWMF-Leitlinie 057/008 Diabetes-Leitlinien DDG: Diabetes und Schwangerschaft.

Bühling K.J. Diabetes und Schwangerschaft. Gynäkol Geburtsmed Gynäkol Endokrinol. 2008; (4)3:226–239.

Carpenter M, Coustan D. Criteria for Screening tests for gestational diabetes. Am J Obstet Gynecol 1982; 144:768–773.

Costello MF, Eden JA. A systematic review of the reproductive system effects of metformin in patients with polycystic ovary syndrome. Fertile Steril 2003; 79(1):1–13.

Hebert MF et al. Are we optimizing gestational diabetes treatment with glyburid? The pharmacologic basics for better clinical practice. Clin Pharmacol Ther. 2009; 85:607–614.

Horvath K et al. Effects of treatment in women with gestational diabetes mellitus: systematic review and meta-analysis. BMJ 2010; 340:c1395.

Kleinwächter H, Schäfer-Graf U. Diabetes mellitus und Schwangerschaft. Diabetologie und Stoffwechsel. Refresher, 2008; R69–R94.

Langer O. et al. Comparison of Glyburide and Insulin in Women with gestational diabetes. N Engl J Med 2000; 343:1134–1138.

Langer O et al. Overweight and obese in gestational diabetes: the impact on pregnancy outcome. Am J Obstet Gynecol 2005; Jun;192(6):1766–1776.

O'Sullivan J, Mahan C. Criteria for the oral glucose tolerance test in pregnancy. Diabetes 1964; 13:278–285.

Scherbaum WA. Diabetes in der Schwangerschaft. Dtsch Med Wochenschr 2008; 133:535–540.

The HAPO Study Cooperative Research Group. N Engl J Med 2008; 358:1991–2002. http://www.bqs-outcome.de, 12.09.2013.

8 Adipositas und venöse Thromboembolie (VTE)

8.1 Definition

Lungenembolie und tiefe Venenthrombose (TVT) sind die beiden Komponenten der venösen Thromboembolie.

In der Schwangerschaft und im Wochenbett ist das Risiko für venöse Thromboembolien im Vergleich zu Nichtschwangeren grundsätzlich erhöht. Dabei ist das Risiko in allen Trimestern der Schwangerschaft gleich, im Wochenbett aber erhöht. Entsprechend der S3-Leitlinie Prophylaxe der venösen Thromboembolie werden in der Schwangerschaft drei Risikokonstellationen unterschieden (Tabelle 8.1).

Tab. 8.1: Risikokonstellationen der venösen Thromboembolie.

Niedriges VTE-Risiko	– Schwangere mit familiärer Familienanamnese – Schwangere mit thrombophilen Faktoren ohne eigene und oder familiäre Familienanamnese
Mittleres VTE-Risiko	– Schwangere mit Thrombose in der Anamnese ohne hereditäres thrombophiles Risiko – Schwangere mit wiederholten Spontanaborten oder schwerer Präeklampsie / HELLP-Syndrom und Thrombophilie (angeboren, erworben ohne Thrombose in der Eigenanamnese) – Schwangere mit homozygoter Faktor-V-Leiden-Mutation in der Eigenanamnese – Schwangere mit niedrigem Risiko und zusätzlichen Risikofaktoren (Adipositas, Infektion, Präeklampsie, Bettlägerigkeit)
Hohes VTE-Risiko	– Schwangere mit wiederholter Thrombose in der Eigenanamnese – Schwangere mit homozygoter Faktor-V-Leiden-Mutation oder kombinierten thrombophilen Faktoren und einer Thrombose in der Eigenananmnese

8.2 Prävalenz

- 0,076–0,17 % TVT in der Schwangerschaft (andere Angaben: 0,08–0,29 %)
- vierfach erhöhtes Risiko im Vergleich zur nichtschwangeren Population. Zwei Drittel aller tiefen Venenthrombosen treten ante partum auf. 43–60 % der Lungenembolien erfolgen post partum.
- Es besteht eine Prädisposition des linken Beins für eine TVT (70–90 %).
- Die Prävalenz einer isolierten TVT der Vv. iliacae ist in der Schwangerschaft erhöht.

- 50 % der TVT in der Schwangerschaft haben eine Assoziation zu hereditären und erworbenen Thrombophilien.
- 30 % der Lungenembolien in der Schwangerschaft resultieren aus silenten tiefen Venenthrombosen. Bei Patienten mit TVT-Symptomen kommen silente Lungenembolien in 40 % vor.
- Bei einem klinischen Verdacht auf TVT wurden in 10 % venöse Thromboembolien beobachtet.

8.3 Risikofaktoren

Verstärkte Gerinnungsbereitschaft in der Schwangerschaft durch Zunahme plasmatischer Gerinnungsfaktoren, Fibrinogen, Faktor II, V, VII, VIII, IX, X, XII, sowie von-Willebrand-Faktor, Prothrombin Fragment 1 + 2, D-Dimer und Abnahme der Protein S-Konzentration (Kofaktor für Protein C), Protein C, Antithrombin, t-PA. Es kommt zur Verminderung der fibrinolytischen Aktivität sowie zur Steigerung der antifibrinolytischen Aktivität.

In der Schwangerschaft sind Gerinnungshemmkörper erniedrigt, Fibrinolysehemmer erhöht.

Der venöse Blutfluss in den Beinen ist nach 25 Schwangerschaftswochen bis 6 Wochen post partum um 50 % reduziert. Bei Schwangeren mit > 3 Tagen Bettruhe erhöht sich das TVT-Risiko auf 1,56 %.

Weitere Risikofaktoren: Hereditäre und erworbene Thrombophilien, Thrombosen in der Anamnese, Anti-Phospholipid-Syndrom, kardiovaskuläre Erkrankungen, Sichelzell-Anämie, Diabetes mellitus, Adipositas, systemischer Lupus erythematodes, Budd-Chiari syndrome, Rauchen, Mehrlingsschwangerschaft, mütterliches Alter > 35 Jahre, Notfall-Sectio caesarea.

Faktor-V-Leiden-Mutation (FVL, FV: Q506-Mutation, aktivierte Protein C-Resistenz, APC-Resistenz): APC-Resistenz: Aktiviertes Protein C kann Faktor V nicht abbauen. FVL-Prävalenz in der Schwangerschaft ca. 3 % (5–10 %). FVL wird in 20–60 % bei Patienten mit TVT beschrieben. Die hetrozygote Form ist mit einem 5–10fach erhöhten Thromboserisiko, die homozygote mit einem 50–100fach erhöhten Thromboserisiko verbunden. Das höchste Risiko besteht bei einem kombinierten Gendefekt: FVL + Prothrombin-Mutation (G20210A-Polymorphismus) sowie im Wochenbett.

AngeboreneThrombophilie

- APC-Resistenz (überwiegend Faktor-V-Leiden-Mutation)
- Gerinnungsinhibitor-Mangel: ATIII Mangel, Protein C Mangel, Protein S Mangel
- Prothrombinmutation
- Dysfibrinogenämie

Familiäre Thrombosen kommen vor bei:
- Plasminogenmangel
- Plasminogen-Aktivator-Mangel
- Plasminogen-Aktivator-Inhibitor-Überschuss
- α_2-Antiplasmin-Überschuss

Adipositas mit weiteren potenzierenden Risikofaktoren. Diese sind:
- Alter 35 Jahre
- Rauchen (10–30 Zigaretten/die)
- Diabetes
- Hypertonie
- Mehrlingsschwangerschaft
- Immobilität
- In-vitro-Fertilisation
- Sectio Caesarea
- postpartale Blutung (> 1.000 ml) (mit chirurgischer Intervention 12fach erhöhtes Risiko!)
- Infektion (bei vaginaler Geburt 20fach erhöhtes Risiko!)
- Präeklampsie

Adipositas muss als zunehmend wichtigerer Risikofaktor für eine venöse Thromboembolie benannt werden. Eine dänische Studie konnte nachweisen, dass neben Rauchen Adipositas zu einer deutlichen Risikoerhöhung insbesondere für Lungenembolien führte (Larsen 2007).

8.4 Komplikationen

Mütterliche Todesfälle durch Lungenembolien werden zwischen 1,1–1,5 per 100.000 Geburten angegeben (The National Institute for Clinical Excellence 2003, the Confidential enquiry into maternal and Child Health, CEMACH 2007).

8.5 Symptome

Rückenschmerzen, venöse Stauung des gesamten Beines, meist linksseitig, isolierte TVT der Vv. iliacae. Unsichere Zeichen: Zunahme des Beinumfangs, Tachykardie, Tachyhypnoe, Dyspnoe. Bei ca. 40–50 % der Fälle mit TVT ist mit einer silenten Lungenembolie zu rechnen, hingegen kommen bei ca. 30 % der Fälle mit Lungenembolie silente TVT-Verläufe vor.

Klassische Zeichen der tiefen Thrombose:
- plötzlicher ziehender Schmerz in der Wade, Kniekehle und Fußsohle, manchmal Ähnlichkeit mit rheumatischem Schmerz oder Muskelkater
- Spannung in der Wadenmuskulatur (Homans-Zeichen: Schmerzen bei Dorsalflexion)
- plötzliche Schwellung im Knöchelbereich,dann zunehmende Schwellung im ganzen Bein (Knöchel, Unter- und Oberschenkel)
- dumpfer, ziehender Schmerz im ganzen Bein (Rössle-Zeichen: Venendruckschmerz am entspannten Bein)
- Kniekehlenschmerz (Tschmarke-Zeichen)
- Schmerzen entlang der betroffenen Venen entlang der medialen Tibiakante (Meyer-Druckpunkte)
- Schmerzen nach Aufpumpen einer Blutdruckmanschette > 100 mmHg (Lowenberg-May-Test)
- Blauverfärbung des Beines beim Herabhängen
- Schmerzen beim Auftreten auf den Fuß (Payr-Zeichen: Tibialer Fusssohlenschmerz; Deneke-Zeichen: tibialer Fusssohlenschmerz spontan)
- Schmerz im Bein beim Husten (Louvel-Zeichen)
- glänzende Hautvenen an vorderer Schienbeinkante (Pratt-Warnvenen)
- Leistenschmez (Rielander-Zeichen)
- uncharakteristische Bauchschmerzen (Beckenvenenthrombose)
- manchmal Allgemeinsymptome, z. B. leichter Anstieg der Körpertemperatur bis 38 °C

8.6 Diagnostik

- klinische Routine: Quick, aPTT, Fibrinogen, Thrombozytenzahl
- Verdacht auf Thrombophilie: Routinetest, ATIII, ProteinC (?), ProteinS(?), APC-Resistenz, Prothrombinvariante, Homocystein, Lupus antikoagulans, Plasminogen, D-Dimer (1., 2. Trimester)
- Thrombophilie-Screening limitiert auf Schwangere mit akuter TVT (bedeutungsvoll für postpartales und späteres präkonzeptionelles Management)
- Sonographie: Kompressions-Sonographie (Sensitivität 97 %, Spezifität 94 %, unsicher bei venöser iliakaler Thrombose), Duplex-Sonographie
- Ausnahmen: MRT, Ventilations-Perfusions-Szintigraphie, CT-pulmonale Angiographie (CTPA)
- D-Dimer-Test: Falls negativ – negativer Prädiktionswert im 1. und 2. Trimester nahezu 100 %. Die D-Dimer-Bestimmung erleichtert in den drei Monaten post partum die Entscheidung hinsichtlich der Fortsetzung einer Antikoagulation.

8.7 Therapie

8.7.1 Peripartale Antikoagulation

- Spinalanästhesie 12 h nach LMWH-Prophylaxe und 24 h nach LMWH-Therapie
- intravenöse Heparin-Applikation (unfraktioniertes Heparin, UFH) 6 h vor neuroaxialer Blockade beenden (normale aPTT!)
- bei Wehenbeginn LMWH/UFH-Applikation einstellen
- 12 h post partum bzw. Entfernung des Periduralkatheters – Fortsetzung einer notwendigen LMWH-Prophylaxe
- nach Spinalanästhesie erfolgt die Fortsetzung der LMWH-Prophylaxe/Therapie 24 h post partum
- antikoagulative Therapie über 3 Monate fortsetzen, danach D-Dimer-Test

Therapie der TVT
- UFH bzw. hochdosierte LMWH-Therapie
- Fondaparinux-Natrium (Arixtra®),-5 mg/-7,5 mg/-10 mg s. c./die
- Indikation:
- Lungenarterienembolie: systemische oder direkte Katheter gesteuerte Thrombolyse mittels Urokinase, Streptokinase oder rekombinantem tissue-Plasminogen-Aktivator,hochdosierte intravenöse UFH-Therapie
- Ovarialvenenthrombose: konservative Therapie mit Heparin und Antibiotika

8.8 Prävention

In der Schwangerschaft sollten Reisen eingeschränkt werden; das Risiko für tiefe Beinvenenthrombosen kann sich, unabhängig von der Schwangerschaft, verdreifachen. Pro zwei Stunden Reisedauer erhöhte sich das VTE-Risiko um 18 % im Vergleich zu Nichtreisenden. Absolut gesehen ergab sich in einer retrospektiven Kohortenstudie bei gesunden Flugreisenden ein VTE-Risiko von 1 zu 4.600.
Hinsichtlich Prävention gibt es verschiedene Ansatzpunkte:
- Hemmung der Thrombozytenaggregation (ASS)
- Hemmung der der Gerinnungskaskade (LMWH, low molecular weight heparin, NMH)
- Mobilisierung
- Kompression
- ausreichende Flüssigkeitszufuhr, mindestens 2,5 Liter Trinkmenge täglich!

Genetische Beratung bei MTHFR-Polymorphismus (Beispiel): Bei einer heterozygoten Merkmalsträgerin für die Prothrombin Mutation 20210G-A, weiterhin MTHFR-

Polymorphismus wird präkonzeptionell eine Folat-, Vitamin B_6- und Vitamin B_{12}-Substitution empfohlen. In der Schwangerschaft erfolgt eine Heparin-Prophylaxe (NMH). Für die Prophylaxe werden Anti-Xa- Serumkonzentrationen von 0,2 U/ml empfohlen.
- Antiphospholipid-Syndrom: ASS + NMH, (IgG), (Kortikoide)
- Stent-Implantate: ASS + NMH, (Clopidrogel)

Unfraktioniertes Heparin
- Prophylaxe low dose 5.000 IU s.c. zweimal tägl.
- Prophylaxe intermediate dose s. c. zweimal tägl. (anti-Xa-Spiegel 0,1–0,3 U/ml)
- Therapie s. c. alle 12 h bis (6 h post injectionem) APTT im therapeutischen Bereich

Low-molecular-weight heparin (LMWH)
- Prophylaxe low dose: Enoxaparin 40 mg s.c.
  - Dalteparin 5.000 U s. c.
  - Tinzaparin 4.500 U oder 75 U/kg s. c.
- Prophylaxe intermediate dose
  - Enoxaparin 40 mg s. c.
  - Dalteparin 5.000 U s. c.
- Therapie
  - Enoxaparin 1 mg/kg zweimal tägl. oder 1,5 mg/kg einmal tägl.
  - Dalteparin 100 U/kg zweimal tägl. oder 200 U/kg einmal tägl.
  - Tinzaparin 175 U/kg s. c. einmal tägl.

8.9 Geburtshilfliches Management und Geburtszeitpunkt

Nach erfolgter Therapie und Stabilisierung ist die Fortsetzung der Schwangerschaft bis zum Termin möglich.

Entbindungsmodus
Vaginale Geburt nach Thrombolyse möglich. Sectio caesarea nach Thrombolyse und bei pulmonaler Hypertonie.

Wochenbett
Höchstes Thromboserisiko!

8.10 Fazit

Entscheidend ist eine konsequente Thromboembolie-Prophylaxe unter Beachtung silenter Verläufe von tiefen Venenthrombosen mit rezidivierenden Lungenarterienembolien.

Unsere konkrete Empfehlung lautet: Mobilisierung der Patientin bei isolierten Thrombosen in Unterschenkel- oder Wadenvenen bei Gehfähigkeit mit gleichzeitiger Kompression und Therapie mit niedermolekularem Heparin. Dagegen werden frische Thrombosen der Oberschenkel- und Beckenvenen über einen Zeitraum von wenigen Tagen mit Bettruhe behandelt.

Zwei Drittel aller tiefen Venenthrombosen erfolgen ante partum, verteilt auf alle Trimester. Die Prävalenz einer isolierten und schwer zu diagnostizierenden TVT der Vv. iliacae in der Schwangerschaft ist erhöht. 43–60 % der Lungenembolien erfolgen post partum. Die zunehmende Prävalenz der Adipositas in der Schwangerschaft stellt aktuell den entscheidenden TVT-Risikofaktor in der Schwangerschaft dar. Die Motivation zur Mobilisierung der adipösen Schwangeren stellt dabei eine bedeutsame präventive Maßnahme dar. Nach Sectio caesarea sollten Risiko-Patienten, z. B. Adipositas permagna, die Thromboseprophylaxe über die stationäre Verweildauer hinaus zu Hause fortsetzen. Eine generelle Thromboseprophylaxe bei Adipositas permagna in der Schwangerschaft ist u. E. indiziert. Die Entscheidung darüber ist individuell zu treffen.

8.11 Literatur

Briese V, Bolz M, Reimer T. Krankheiten und Schwangerschaft – Handbuch der Diagnosen von A–Z. Verlag de Gruyter, Berlin, 2010. ISBN 978-3-11-022692-8.

Chandra D, Parisini E, Mozaffarian D. Travel and Risk for Venous Thromboembolism. Ann Intern Med. 2009 Jul 6. [Epub ahead of print]

Chunihal SD, Bates SM. Venous thromboembolism in pregnancy: diagnosis, management and prevention. Thromb Haemost 2009; 101: 428–438.

Dahlbäck B. Early days of APC resistance and FV Leiden. Hämostaseologie 2008; 28: 103–109.

Encke A, Haas S, Sauerland S et al. S3-Leitlinie Prophylaxe der venösen Thromboembolie. Europ J Vasc Med 38(2009) Suppl S/76.

Horlocker TT et al. Regional anesthesia in the anticoagulated patient: defining the risk (the second ASRA Consensus Conference on Neuroaxial Anesthesia and Anticoagulation). Reg Anesth Pain Med 2003; 28: 172–197.

Larsen TB, Sorensen HT, Gislum M, Johnsen SP. Maternal smoking, obesity, and risk of venous thromboembolism during pregnancy and the puerperium: a population based nested case-control study. Thromb Res. 2007; 120: 505–509.

Marik PE, Plante LA. Venous Thromboembolic Disease and Pregnacy. N Engl J Med, 2008; 359: 2025–2033.

9 Adipositas und Präeklampsie

Ein erhöhter prägravider BMI ist mit verschiedenen Komplikationen in der Schwangerschaft, eingeschlossen Präeklampsie, verknüpft. Übergewicht und Adipositas erhöhen Morbidität und Mortalität von Herz-Kreislauf-Erkrankungen. Die Zusammenhänge zwischen Adipositas und Präeklampsie sind noch unklar. Die physiologischen Veränderungen und Belastungssituationen in der Schwangerschaft sind quasi ein „Stress-Test“ für Metabolismus und Kreislauf. Präexistente, noch subklinische metabolische und endotheliale Risikofaktoren erlangen aufgrund zusätzlicher Belastungen in der Schwangerschaft einen differenzierten Krankheitswert unterschiedlicher Ausprägung mit Langzeitfolgen.

Die Präeklampsie ist immer noch ein ungelöstes Problem der Perinatalmedizin. Es gibt weder eine kausale Therapie noch zuverlässige Frühmarker. Hypertonie und Proteinurie > 20 Schwangerschaftswochen sind die wichtigsten diagnostischen Kriterien der Präeklampsie. Es handelt sich um ein materno-plazentares Syndrom im Zusammenhang mit einer gestörten Trophoblastinvasion, einer endothelialen Dysfunktion und einer glomerulären Endotheliose, verursacht durch eine Aktivierung antiangiogener Faktoren, wie fms like tyrosine kinase 1 (sFlt1) und Endoglin. Adipositas, Insulinresistenz und Dyslipidämie erhöhen das Präeklampsierisiko.

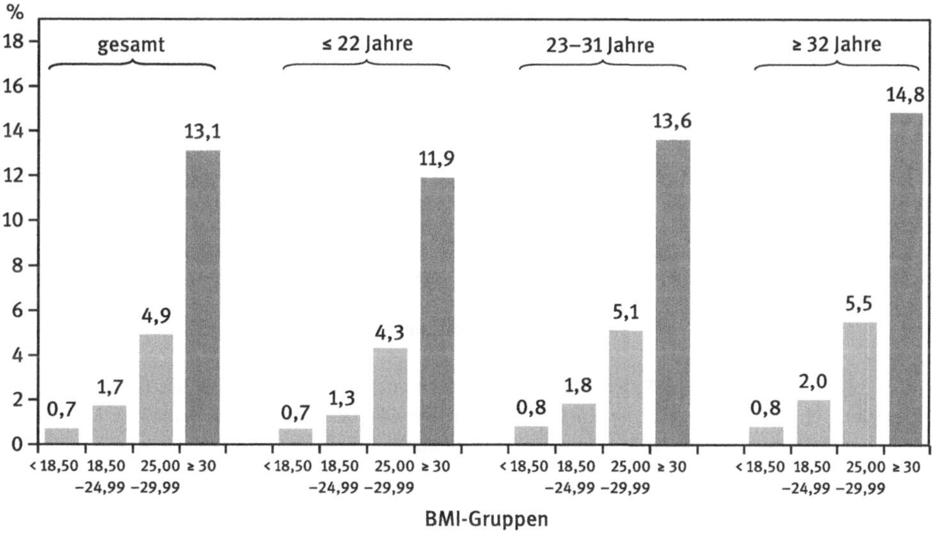

Abb. 9.1: Hypertonie-Raten bei Erstgebärenden unter Berücksichtigung des Body-Mass-Index (Deutsche Perinatalerhebung, Katalog B, Kennziffer 46).

Schwangere mit einer Präeklampsie und einem BMI ≥ 25 kg/m^2 haben neben den erniedrigten Adiponektin- erhöhte Leptinspiegel (Hogg et al. 2013). Neben erhöhten Leptinspiegeln im Serum sind ebenso Leptin-Rezeptor-Polymorphismen häufiger bei Präeklampsie zu verzeichnen (Wang et al. 2013). Adiponektin wird in den Fettzellen gebildet und reguliert gemeinsam mit Leptin und Insulin das Hungergefühl und damit die Nahrungsaufnahme (Hendler et al. 2005, Sagawa et al. 2002). Adiponektin gehört zu den Fettgewebshormonen, gemeinsam mit weiteren Adipokinen. Es ist insulinsensitiv, antiatherogen, angiogen und antiinflammatorisch. Isoformen kommen als Multimere in verschiedenen Molekulargewichten vor. Die Ratio zwischen der hochmolekularen Isoform und dem Gesamt-Adiponektin wird als spezifischer Marker für die Adiponektin-Aktivität angesehen. Die Präeklampsie ist diesbezüglich mit einer niedrigen Ratio versehen (Mazaki-Tovi et al. 2009). Bei adipösen Schwangeren kommt die hochmolekulare Form auch unabhängig von einer Präeklampsie bereits in geringerer Konzentration im Serum vor.

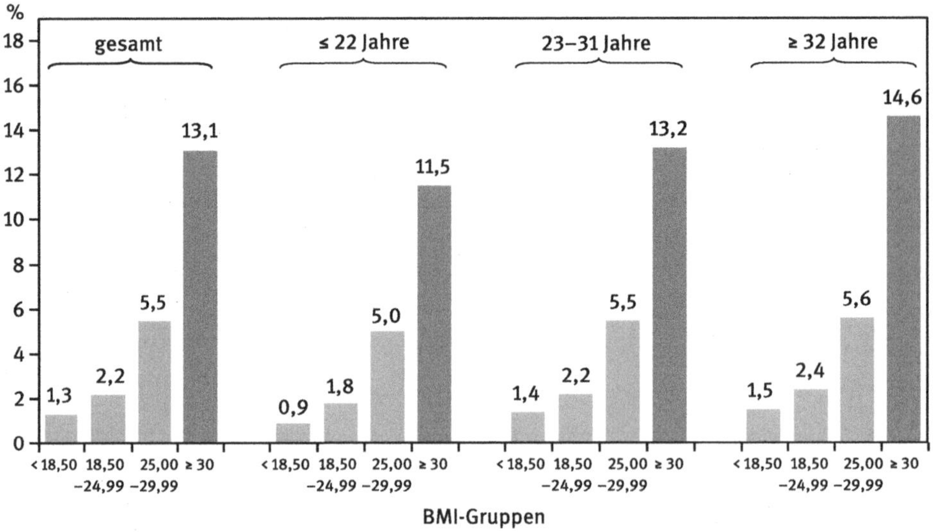

Abb. 9.2: Gestose/Eklampsie-Raten bei Erstgebärenden unter Berücksichtigung des Body-Mass-Index (Deutsche Perinatalerhebung, Katalog C, Kennziffer 66). Quelle: Briese V, Voigt M: Erkrankungen in der Schwangerschaft – Adipositas und Präeklampsie. Prakt Gyn. 2009; 14: 439–443.

Die Prävalenz der Präeklampsie beträgt 3–5 % (Baumwell und Karumanchi 2008), der Gestationshypertonie 9 % (Villar et al. 2006). Bei Adipositas (BMI = 30 kg/m^2) erhöht sich die Präeklampsie-Rate um das 3,4-Fache (Bodnar et al. 2007). Weitere retrospektive Kohortenstudien zeigen einen Anstieg der Hypertonieinzidenz bei Adipositas in der Schwangerschaft um das 8-Fache (Flegal et al. 2002, Harskamp und Zeeman

2007). Robinson et al. (2005) errechneten ein Hypertonierisiko von 1:7 bei Adipositas und Schwangerschaft. Auch das mütterliche Alter ist entscheidend. Übersteigt das mütterliche Alter 30 Jahre, steigt das Risiko um das 2,8-Fache und um das 12-Fache (!) bei Assoziation mit Adipositas (Adeney et al. 2008). Die höchste Adipositasrate findet sich bei den über 40jährigen Schwangeren. Die niedrigste Adipositasrate ist bei 34 jährigen Schwangeren zu verzeichnen (Kellermann G 2013). Eine erhöhte Gewichtszunahme in der Schwangerschaft hat nur einen Einfluss auf die zunehmende Rate transienter Hypertonien, nicht auf die Präeklampsierate (Saftlas et al. 2000). Nach Martin et al. (2000) erhöht sich die Prävalenz des HELLP-Syndroms bei Adipositas in der Schwangerschaft nicht. Die Abbildungen 9.1 und 9.2 veranschaulichen eine Auswertung der Deutschen Perinatalerhebung (DPE) 1998–2000 aus 8 Bundesländern (n = 508. 629 Erstgebärende). Die dunkelgrünen Säulen zeigen in beeindruckender Weise die Komorbidität von Adipositas und hypertensiven Erkrankungen in der Schwangerschaft.
Neben einem erhöhten BMI sind Nulliparität, Auftreten von Präeklampsien in der Familie, Über- und Untergewicht in der Kindheit, Diabetes mellitus Typ I, Mehrlingsschwangerschaften, mütterliches Alter > 30 Jahre, vorbestehende Nierenerkrankungen und Autoimmunerkrankungen Risikofaktoren für eine Präeklampsie (Rosas et al. 2008). Präexistente Hypertonie, Diabetes, Adipositas und Mehrlingsschwangerschaften können während der Schwangerschaft in 22,3 % als Komorbidität eine Präeklampsie entwickeln (Catov et al. 2007).

Sowohl Präeklampsie als auch Adipositas erhöhen die Totgeburtenrate und die Rate von Geburtsasphyxien. Jouppila (1995) und Roopnarinesingh et al. (1996) betrachten die Komorbidität Adipositas und Präeklampsie im Zusammenhang mit der erhöhten Gefahr peripartaler Hämorrhagien und der kardialen Belastung als einen bedeutenden mütterlichen Mortalitätsfaktor. 20 % der mütterlichen Todesfälle werden durch eine Präeklampsie mit verursacht (Samuels-Kalow et al. 2007). Adipöse Schwangere ≥ 40 Jahre mit einer Präeklampsie stellen ein Hochrisikokollektiv für Atonien dar.)

Hohes Atonierisiko: Spätgebärende, Adipositas, Präeklampsie („Atonie-Trias") i

Eine Präeklampsie gilt als Wegbereiter für spätere kardiovaskuläre Erkrankungen. Adipositas und Präeklampsie erfahren neben der geburtsmedizinischen Bedeutung eine hohe internistische Relevanz. Wahrscheinlich ist nicht nur die Adipositas, sondern auch die Präeklampsie Ausdruck einer internistischen Grunderkrankung. Ein mögliches Bindeglied könnte das metabolische Syndrom sein.

Sowohl Adipositas als auch Präeklampsie gehen häufig mit einem Dipping-Verlust im 24-stündigen Blutdruckprofil einher (Ruschitzka et al. 1996, Bouchlariotou et al 2008). Dabei deutet die nächtliche Hypertonie bei Präeklampsie auf eine Schädigung des Endothels. Betrachtet man adipöse Patientinnen, so haben „Non-Dipper" zusätzlich einen erhöhten Taillenumfang (erhöhte Waist-to-hip-Ratio), eine Hyperurikämie sowie erhöhte LDL-C-Werte (Tutal et al. 2013). Auch hier sind Parallelen zwischen Adipositas bzw. dem metabolischen Syndrom und Präeklampsie erkennbar. Adipöse schwangere „Non-Dipper" haben wahrscheinlich ein zusätzlich erhöhtes Präeklampsierisiko.

Präeklampsie und metabolisches Syndrom – gemeinsame Symptome und gemeinsame Pathophysiologie?
- Hypertonus
- erhöhte Insulinresistenz
- Hypertriglyzeridämie
- Hyperurikämie
- Verminderung der hochmolekularen Adiponektin–Isoform
- subklinische Inflammation
- 24-Stunden-Blutdruck mit Dipping-Verlust

Dysregulation von Adipozyten-assoziierten Hormonen mit pathophysiologischer Bedeutung für Insulinresistenz und metabolisches Syndrom bei Präeklampsie
- Adiponektin (↓)
- Visfatin (↑)
- ESRAGE (endogenous soluble receptor for advanced glycation endproducts) (↑)
- AFABP (adipocyte fatty acid binding protein) (↑)

Adipositas und Präeklampsie in Komorbidität mit seltenen Erkrankungen
- Migräne
- PCO-Syndrom
- Cushing-Syndrom (Bertherat et al. 2002, Kita et al. 2007)
- Crouzon-Syndrom (Martin et al. 2008)
- Klippel-Trenaunay-Syndrom (Sivaprakasam und Dolak 2006)
- obstruktives Schlaf-Apnoe-Syndrom (Lefcourt und Rodis 1996)
- Adipositas-Polymorphismen und Präeklampsierisiko
- LIPC (hepatic lipase gene promoter polymorphism): LIPC single nucleotide polymorphisms (SNPs) C-514T and G-250A → Hypertriglyzeridämie
- Beta 3-adrenerger Rezeptor (G-Protein gekoppelter Rezeptor, vorwiegend im braunen Fettgewebe → Lipolyse, Thermogenese), Polymorphismus: Trp64Arg
- Adipositas erhöht im Zusammenhang mit einem LIPC-514TT-Genotyp das Präeklampsie – Risiko um das 3-Fache (Enquobahrie et al. 2005), im Zusammenhang mit einem Trp64Arg Polymorphismus des Beta 3-adrenergen Rezeptors um das 7,3-Fache (Zhang et al. 2005).

Präeklampsie-Prävention in der Schwangerschaft (Barton und Sibai 2008)
- Bei vorausgegangener Präeklampsie sind 100 mg Ass/die ab 16(–20) Schwangerschaftswochen angezeigt.

- intensivierte Schwangerenberatung
- kohlenhydratarme Ernährung unter Berücksichtigung von Lebensmitteln mit niedrigem Glykämieindex
- Supplementationsversuche mit Omega-3-Fettsäuren, Kalzium, Magnesium, Vitamin C und E erwiesen sich aus präventivmedizinischer Sicht als ineffektiv.
- Vitamin D 800 IE/die – Effektivität noch unklar
- Bariatrische Chirurgie präkonzeptionell ab BMI ≥ 35 kg/m^2 mit weiteren Morbiditätsfaktoren bzw. ab BMI ≥ 40 kg/m^2 senkt Präeklampsierate (Bennett WL et al. 2010).

Prädiktive Marker für eine Präeklampsie
- Dopplersonographie (Widerstandserhöhung in den Aa. uterinae)
- Plazentaprotein 13 (PP13) (↓)
- placenta associated plasma protein A (PAPP-A) (↓)
- fms like tyrosine kinase (sFlt-1) (↑)
- placental growth factor (PIGF) (↓)
- Visfatin (↑)
- Albumin–Fragmente (proteomic fingerprint) im Urin

Metabolische Veränderungen nach der Geburt (Stepan 2009)
- Insulinresistenz (↑)
- kardioprotektives Adiponektin (↓)
- Homozystein (↑)
- Leptin (↑)
- Insulin (↑)
- APO-B-/APO-A1-Rate (↑)
- CRP (↑)

9.1 Kasuistik (1)

Bei einer 27-jährigen I. Para kommt es nach vorzeitiger Wehentätigkeit nach 31 Schwangerschaftswochen zum vorzeitigen Blasensprung. Auf der Basis einer chronischen Hypertonie entwickelt sich eine Pfropfpräeklampsie; Medikation: Nifedipin® 2 × 20 mg, Dopegyt® (α-Methyldopa) 2 × 250 mg. Mütterliches Gewicht nach acht Schwangerschaftswochen 93 kg (zentrale Adipositas) bei einer Körperhöhe von 1,63 m (BMI = 35,00), Gewicht nach 30 Schwangerschaftswochen 107 kg. Aus mütterlicher Indikation Entschluss zur Sectio: Geburtsgewicht 2.550 g, Apgarwerte 5/8/8, NapH 7,20. Zervikovaginale Bakteriologie: Streptokokken Sero Gruppe B spärlich, Candida albicans, Ureaplasma urealyticum > 10.000 KBE, Gardnerella vaginalis mäßig, Chlamydia trachomatis (DNA): negativ, CRP: 7,0 mg/l.

Schlussfolgerung: In der Schwangerschaft erfolgte kein Glucosetoleranztest (75-goGTT nach 16 Schwangerschaftswochen). Eine präkonzeptionelle Gewichtsreduktion als therapeutischer Ansatz wurde nicht erwogen.

9.2 Kasuistik (2)

Es wird über die Entwicklung eines HELLP-Syndroms bei Adipositas (Körperhöhe 168 cm, Körpergewicht 122 kg, BMI = 43,2 kg/m^2) auf Basis einer Präeklampsie bei einer II. Para berichtet. Bereits in der ersten Schwangerschaft gab es eine Schnellsectio nach 35 Schwangerschaftswochen aufgrund einer schweren Präeklampsie. Aus mütterlicher Indikation erfolgt in der zweiten Schwangerschaft eine Kaiserschnittentbindung nach 24 Schwangerschaftswochen. Zuvor zeigten sich eine zunehmende Proteinurie mit 4,75 g/l, krampfartige Oberbauchbeschwerden, relativer Thrombozytenabfall von 183 auf 140 Gpt/l. Die Verdachtsdiagnose lautete: HELLP-Syndrom. Entschluss zur Re-Sectio: Apgar 1‘ = 3, 2‘ = 5; Nabelarterien – pH 7,28; Geburtsgewicht 380 g (nach einem halben Jahr Retinopathie und neurologische Handicaps). Postoperativ fielen die Thrombozyten auf 82 Gpt/l, nach 12 Stunden auf 75 Gpt/l ab, Hämoglobin 6,1 mmol/l, Transaminasen–Erhöhung um das 10–Fache. Eine latente Hypothyreose (TSH 6,31 MU/ml) wurde diagnostiziert.

Schlussfolgerung: Eine bariatrische Operation wäre präkonzeptionell angezeigt gewesen und gilt als Prävention (in diesem Falle) einer Pfropfpräeklampsie. Ab 16 Schwangerschaftswochen sind 100 mg ASS präventiv indiziert, ebenso ein 75-g-oGTT.

9.3 Fazit für die Praxis

- Ein erhöhter prägravider BMI erhöht das Präeklampsierisiko in der Schwangerschaft.
- Weitere Komorbiditäten, wie PCO-Syndrom, Migräne, Cushing-Syndrom und Hyperurikämie, erhöhen das Präeklampsie-Risiko deutlich.
- Für Adipositas und Präeklampsie vermutete gemeinsame pathogenetische Zusammenhänge, wie Insulinresistenz und Hypertriglyzeridämie, offerieren ernährungsmedizinisch orientierte Therapieansätze und Maßnahmen zur Sekundärprävention nach der Geburt über Jahre.
- Adipositas und Präeklampsie stellen im Zusammenhang einen besonders hohen Risikofaktor für spätere Herz-Kreislauf-Krankheiten und Frühmorbidität dar.
- Eine prägravide Gewichtsreduktion in Kombination mit einer Folsäure-Prophylaxe (800 µg/die) ist in jedem Fall eine geeignete Prävention.

- Konsequente Nachuntersuchungen und sekundäre präventive Maßnahmen haben einen entsprechend hohen Stellenwert in der Praxis und in der Versorgungsforschung.
- Komplexe Zusammenhänge zwischen Adipozyten (Adipokinen) und Zielorganen wie endotheliales und muskuloskeletales System sowie ZNS und hepatobiliäres System sind noch unklar.

9.4 Literatur

Adeney KL, Williams MA, Miller RS, Frederick IO, Soensen TK, Luthy DA. Risk of preeclampsia in relation to maternal history of migraine headaches. J Matern Fetal Neonatal Med. 2005; 18: 167–172.

Barton JR, Sibai BM. Prediction and prevention of recurrent preeclampsia. Obstet Gynecol. 2008; 112: 359–372.

Baumwell S, Karumanchi SA. Pre-eclampsia: clinical manifestations and molecular mechanisms. Nephron Clin Pract. 2007; 106: c72–81.

Bennett WL, Gilson MM, Jamshidi R, Burke AE, Segal JB, Steele KE, Makary MA,Clark JM. Impact of bariatric surgery on hypertensive disorders in pregnancy: retrospective analysis of insurance claims data. BMJ. 2010; 340: c1662. doi: 10.1136/bmj.c1662.

Bertherat J, Billaud L, Guillhaume B. Cushing's syndrome and adrenal insufficiency in pregnancy. Ann Endocrinol (Paris) 2002; 63: 452–456.

Bodnar LM, Catov JM, Klebanoff MA, Ness RB, Roberts JM. Prepregnancy body mass index and the occurrence of severe hypertensive disorders of pregnancy. Epidemiology. 2007; 18: 234–239.

Bouchlariotou S, Liakopoulos V, Dovas S, Giannopoulou M, Kiropoulos T, Catov JM, Ness RB, Kip KE, Olsen J. Risk of early or severe pre-eclampsia related to pre-existing conditions. Int J Epidemiol. 2007; 36: 412–419.

Chaiworapongsa T, Than NG, Kim SK, Nhan-Chang CL, Jodicke C, Pacora P, Yeo L, Dong Z, Yoon BH, Hassan SS, Mittal P. Maternal serum adiponectin multimers in preeclampsia. J Perinat Med. 2009; 37: 349–363.

Enquobahrie DA, Sanchez SE, Muy-Rivera M, Qiu C, Zhang C, Austin MA, Williams MA. Hepatic lipase gene polymorphism, pre-pregnancy overweight status and risk of preeclampsia among Peruvian women. Gynecol Endocrinol 2005; 21: 211–217.

Flegal KM, Carioo MD, Ogden CL, Johnson CL. Prevalence and trends in obesity among U.S. adults, 1999–2000. JAMA 2002; 288: 1723–1727.

Harskamp RE, Zeemann GG. Preeclampsia at risk for remote cardiovascular disease. Am J Med Sci 2007; 334: 291–295.

Hendler I, Blackwell SC, Mehta SH, Whitty JE, Russell E, Sorokin Y, Cotton DB. The levels of leptin, adiponectin, and resistin in normal weight, overweight, and obese pregnant women with and without preeclampsia. Am J Obstet Gynecol. 2005; 193: 979–983.

Hogg K, Blair JD, von Dadelszen P, Robinson WP. Hypomethylation of the LEP gene in placenta and elevated maternal leptin concentration in early onset pre-eclampsia. Mol Cell Endocrinol. 2013; 367: 64–73. doi: 10.1016/j.mce.2012.12.018.

Jouppila P. Postpartum haemorrhage. Curr Opin Obstet Gynecol. 1995; 7: 446–450.

Kellerman G. Spätgebärende > 40 Jahre und deren Schwangerschafts-, Geburts- und Neonatalrisiken im Vergleich zu 24-jährigen und 34-jährigen Schwangeren. Inauguraldissertation, Rostock, 2013.

Kita M, Sakalidou M, Saratzis A, Ioannis S, Avramidis A. Cushing´s syndrome in pregnancy: REPORT OF A CASE and REVIEW OF THE LITERATURE: Hormones (Athens). 2007; 6: 242–246.
Lefcourt LA, Rodis JF. Obstructive sleep apnea in pregnancy. Obstet Gynecol Sury. 1996; 51: 503–506.
Martin JN Jr, May WL, Rinehard BK, Martin RW, Magann EF. Increasing maternal weight: a risk factor for preeclampsia/eclampsia but apparently not for HELLP syndrome. South Med J. 2000; 93: 686–691.
Martin TJ, Hartnett JM, Jacobson DJ, Gross JB. Care of a parturient with preeclampsia, morbid obesity, and Crouzon´s syndrome. Int J Obstet Anesth. 2008; 17: 177–781.
Mazaki-Tovi S, Romero R, Vaisbuch E, Kusanovic JP, Erez O, Gotsch F, Robinson HE, O´Conell CM, Joseph KS, McLeod NL. Maternal outcomes in pregnancies complicated by obesity. Obstet Gynecol. 2005; 106: 1357–1364.
Roopnarinesingh S, Bassaw B, Roopnarinesing R. Maternal deaths associated with caesarean section. West Indian Med J. 1996; 45: 113–115.
Rosas M, Lomeli C, Mendoza-Gonzalez C, Lorenzo JA, Mendez A, Ferez Santander SM, Attie F. Hypertension and pregnancy. Arch Cardiol Mes. 2008; 78 Suppl 2: S2–104–108.
Ruschitzka F, Schulz E, Kling H, Schrader J, Rath W. Longitudinal study of 24-hour blood pressure behavior in pregnancy and puerperium in patients with normal pregnancy, pre-eclampsia and HELLP syndrome. Z Geburtshilfe Neonatol. 1996; 200: 100–103.
Saftlas A, Wang W, Risch H, Woolson R, Hsu C, Bracken M. Prepregnancy body mass index and gestational weitht gain as risk factors for preeclampsia and transient hypertension. Ann Epidemiol. 2000; 10: 475.
Sagawa N, Yura S, Itoh H, Mise H, Kakui K, Korita D, Takemura M, Nuamah MA, Ogawa Y, Masuzaki H, Nakao K, Fujii S. Role of leptin in pregnancy-a review. Placenta. 2002; 23: Suppl A: S80–86.
Samuels-Kalow ME, Funai EF, Buhimschi C, Norwitz E, Perrin M, Calderon-Margalit R, Deutsch L, Paltiel O, Friedlander Y, Manor O, Harlap S. Prepregnancy body mass index, hypertensive disorders of pregnancy, and long-term maternal mortality. Am J Obstet Gynecol. 2007;197: 490. e1–6.
Sivaprakasam MJ, Dolak JA. Anesthetic and obstetric considerations in a parturient with Klippel. Trenaunay syndrome. Can J Anaesth. 2006; 53: 487–491.
Stepan H. Mütterliche Langzeitmorbidität nach Präeklampsie erhöht. Frauenarzt 2009; 50: 328–335.
Tutal E, Sayın B, Ertugrul DT, Ibis A, Sezer S, Ozdemir N. Is there a link between hyperuricemia, morning blood pressure surge, and non-dipping blood pressure pattern in metabolic syndrome patients? Int J Nephrol Renovasc Dis. 2013; 26; 6: 71–77.
Villar J, Carroli G, Wojdyla D, Abalos E, Giordano D, Baàqeel H, Farnot U, Bergsjo P, Bakketeig L, Lumbiganon P, Campdonico L, Al-Mazrou Y, Lindheimer M, Kramer M, for the World Health Organization Antenatal Care Trial research Group. Preeclampsia, gestational hypertension and intrauterine growth restriction, related or independent conditions? Am J Obstet Gynecol 2006; 921–931.
Wang S, Qiao FY, Feng L. High leptin level and leptin receptor Lys656Asn variant are risk factors for preeclampsia. Genet Mol Res. 2013 Jan 4; 12(AOP).
Zarogiannis S, Gatselos G, Zachopoulos T, Kyriakou DS, Kallitsaris A, Messinis I, Stefanidis I. Nocturnal hypertension is associated with an exacerbation of the endothelial damage in preeclampsia. Am J Nephrol. 2008; 28: 424–430.
Zhang C, Williams MA, Edwards KL, Austin MA. Trp64Arg polymorphism of the beta3-adrenergic receptor gene, pre-pregnancy obesity and risk of pre-eclampsia. J Matern Fetal Neonatal Med. 2005; 17: 19–28.

10 Adipositas und Entbindung, Schulterdystokie und Geburt nach Kaiserschnitt

Mehr als 1 % der Schwangeren (ca. 7.000–8.000 Schwangere in Deutschland pro Jahr) erscheinen in der Beratung bzw. im Kreißsaal mit einem BMI > 40 kg/m^2; das bedeutet Adipositas 3. Grades. Es handelt sich um ein Hochrisikokollektiv. Ein BMI > 45 kg/m^2 (morbide Adipositas permagna) kommt zu Beginn der Schwangerschaft in 0,2 % vor. Bei adipösen Schwangeren wird häufiger ein Kaiserschnitt durchgeführt. Speziell dafür ausgewiesene Operationstische sind notwendig. Sekundär notwendige Kaiserschnittentbindungen im Kreißsaal können aus diesem Grunde zum Problem werden. Erhöhte Präeklampsie- und fetale Makrosomieraten stellen weitere Risikofaktoren unter der Geburt dar. Neben einem erhöhten BMI sind Nulliparität, Auftreten von Präeklampsien in der Familie, Über- und Untergewicht in der Kindheit, Diabetes mellitus Typ I, Migräne, Mehrlingsschwangerschaften, mütterliches Alter > 30 Jahre, vorbestehende Nierenerkrankungen und Autoimmunerkrankungen Risikofaktoren für eine Präeklampsie (Komorbiditäten beachten!). Eine erhöhte Gewichtszunahme in der Schwangerschaft hat nur einen Einfluss auf die zunehmende Rate transienter Hypertonien, nicht auf die Präeklampsie-Rate. Die Prävalenz des HELLP-Syndroms erhöht sich bei Adipositas in der Schwangerschaft nicht. Cave: Insbesondere peripartal erhöht sich bei ausgeprägter Adipositas auch das Risiko einer maternalen pulmonalen Hypertonie.

Weitere Erkrankungen (Komorbiditäten) mit einem erhöhten Präeklampsie-Risiko bei Adipositas:
- PCO-Syndrom
- Cushing-Syndrom
- Crouzon-Syndrom
- Klippel-Trenaunay-Syndrom
- obstruktives Schlafapnoe-Syndrom

10.1 Weitere mütterliche Risikofaktoren

Mütterliche Indikationen für eine terminierte Geburt:
- schwere Präeklampsie und Eklampsie
- Zeichen einer renalen Insuffizienz
- disseminierte intravaskuläre Koagulopathie
- Dyspnoe
- akutes Lungenödem
- progressive Cholestase (Transaminasenanstieg um das 10-Fache)
- persistierende Oberbauchschmerzen
- extreme Zunahme der Ödeme (wöchentliche Gewichtszunahme > 1 kg)

- neu auftretende Symptome des Zentralnervensystems
- Symptome einer pulmonalen Hypertonie

Beachtung besonderer Risikofaktoren unter der Geburt:
- Lipidstatus (Cholesterol und Triglyzeride)
- Blutglucose
- Blutdruck
- Raucherstatus
- anamnestisch bekannte Thromboembolien
- Herzerkrankungen in der Familie
- mütterliches Alter

Optionen für eine akut notwendige antihypertensive Therapie:
- Urapidil: 6,25–12,5 mg i.v. initial als Bolus über 2 min, danach 3–24 mg/h (Infusion)
- Dihydralazin: 5 mg i. v. alle 20 min oder 5 mg i. v. als Bolus und danach 2–20 mg (Infusion)
- Hydralazin: 5 mg to 10 mg i. v.
- Labetalol: 20 mg i. v. als Bolus, danach 40 mg nach 10 min, falls Bolus ineffektiv, danach 80 mg alle 10 min (MD: 220 mg)
- Nifedipin: 5 mg oral und ggf. Wiederholung nach 20 min

10.1.1 Schulterdystokie

Die Prävalenz beträgt allgemein 0,2–3 %; Schulterdystokierate 5–10 % bei Adipositas. Eindeutige Prognosefaktoren gibt es nicht. Nachfolgend werden Risikofaktoren für eine Schulterdystokie genannt:
- Adipositas
- Fetale Makrosomie, Fetopathiezeichen
- Kopfumfang < Rumpfumfang
- Diabetes
- protrahierter Geburtsverlauf (Eröffnungsperiode)
- protrahierte Austreibungsperiode
- operative vaginale Geburt
- vorausgegangene Schulterdystokie
- zeitliche Übertragung
- fortgeschrittenes mütterliches Alter
- männliches Geschlecht

Für die Therapie gibt es Empfehlungen, keinen Standard:
- Episiotomie (umstritten)
- Akuttokolyse mit Betamimetika, Spasmolyse, ggf. Intubation

- Vierfüßerstand (Gaskin-Manöver, Verlängerung der Conjugata vera um 1–2cm)
- McRoberts-Manöver (Hyperflexion und Hyperextension der Beine), zusätzlich suprapubischer Druck
- Manöver zur inneren Rotation des Feten mit dem Ziel, die Schulter in einen queren Durchmesser zu verschieben
  - Rubin's Manöver („Lösung" der vorderen Schulter) und
  - Wood's Manöver („Lösung" der hinteren Schulter)
  - kindlicher Rücken passiert jeweils unterhalb der Symphyse
- Lösung des hinteren Oberarmes nach Jacquemier durch Hervorluxieren über den Thorax
- Invasive Rettungsmanöver:
  - Fraktur von Clavicula und Humerus im Rahmen des Jacquemier-Manövers
  - Laparotomie und Uterotomie: Druck auf die symphysär gekeilte Schulter in Kombination mit vaginalem Wood's Manöver
  - Symphysiotomie (Erweiterung des Geburtskanals durch Trennung des Bindegewebes zwischen den beiden Schambeinästen)
  - Zavanelli-Manöver (transvaginales Zurückschieben des Kindes mit nachfolgender Sectio); gilt als ultima ratio mit einem hohen Risiko für Mutter und Kind

Prävention einer möglichen Schulterdystokie:
- frühzeitige (rechtzeitige) Entscheidung zur sekundären Sectio bei prolongierter Geburt
- Vermeidung von vaginal-operativen Eingriffen aus Beckenmitte
- Vermeidung von unnötigen und vorzeitigen Pressversuchen

Entsprechend verschiedener Leitlinien bestehen Empfehlungen zur primären Kaiserschnittentbindung bei einem sonographisch geschätzten Vorgeburtsgewicht ≥ 4500 g oder im Falle eines mütterlichen Diabetes ≥ 4000 g. Dennoch haben uns Erfahrungen gelehrt, dass Neugeborene mit einem Geburtsgewicht ≥ 5000 g unbeschadet spontan zur Welt kommen.

Ca. 90 % der makrosomen Neugeborenen sind ante partum nicht als solche diagnostiziert. Eine Prävention geburtshilflicher und neonataler Komplikationen ist somit kaum möglich. Prospektive Studien zum Entbindungsmodus wird es nicht geben. Die Rezidivrate einer Schulterdystokie in einer nachfolgenden Schwangerschaft beträgt 25 %.

10.2 Geburt nach vorausgegangenem Kaiserschnitt

Auch unabhängig von Adipositas und Übergewicht stellt eine vorausgegangene Kaiserschnittentbindung einen Risikofaktor dar. Eine umfangreiche Aufklärung ist unbedingt notwendig. Eine Ultraschalluntersuchung im 2. und 3. Trimeon dient u. a. dem Ein- oder Ausschluss pathologischer Plazentainsertionen (Placenta increta and percreta). Die sonographische Beurteilung des unteren Uterinsegments ist nochmals ein wichtiger Punkt bei Wehenbeginn (cave: stille Uterusruptur). Klinisch ist es häufig schwierig, bei adipösen Schwangeren unter der Geburt eine beginnende Uterusruptur zu erkennen. Erhöhte Wehenfrequenz mit nachfolgender „Wehenstille" ist ein Alarmzeichen. Bei gleichzeitiger Periduralanästhesie sind Schmerzen rar.

Bei morbider Adipositas und Zustand nach Sectio caesarea erhöht sich das Risiko einer Uterusruptur um das 5–10-Fache.

Günstige prädiktive Parameter für eine vaginale Geburt bei vorausgegangener Kaiserschnittentbindung:
- cephalopelvine Dysproportion war nicht Indikation für vorausgegangene Kaiserschnittentbindung
- spontaner Wehenbeginn bei aktueller Geburt
- geschätztes fetales Gewicht < 4.000 g

Risikofaktoren, die gegen eine vaginale Geburt sprechen:
- Adipositas und mütterliche Körperhöhe < 160 cm
- Diabetes
- Gemini
- zeitliche Übertragung
- Geburtseinleitung
- geschätztes Geburtsgewicht > 4.000 g
- Intervall zur vorausgegangenen Kaiserschnittentbindung < 12 Monate

Absolute Kontraindikationen für eine vaginale Geburt:
- vorausgegangene vertikale Uterotomie
- vorausgegangene Operationen mit Eröffnung des Cavum uteri
- Plazenta prävia, increta, percreta

10.3 Plazentarperiode

10.3.1 Atonische Blutungen

Die Inzidenz postpartaler atonischer Blutungen ist insgesamt ansteigend. Dieser Anstieg ist nicht allein mit zunehmenden Risikofaktoren, wie Zustand nach Kaiserschnittentbindung, zu erklären. Ein wichtiger Faktor ist die Zunahme der mütterlichen Adipositas. Besonders gefährdet sind erstgebärende adipöse Schwangere mit einem zweifach erhöhten Risiko für eine Atonie (≥1000 ml), unabhängig vom Entbindungsmodus. Bei asiatischer Ethnizität, bei bereits ante partum auftretenden Blutungen und einem protrahierten Geburtsverlauf erhöht sich das Risiko nochmals.

10.4 Neugeborenes – Infektionsgefahr

Im Zusammenhang mit psychosozialen Faktoren stellt die Vaginalcandodose einen Risikofaktor für rezidivierende Vaginalcandidosen dar. Somit besteht während der Geburt eine latente Infektionsquelle für das Neugeborene.

10.5 Wochenbett

Bei Adipositas ist im Wochenbett mit nachfolgenden Komplikationen häufiger zu rechnen:
- Atonie – cave: Keine Ergometringabe (Cave: Eklampsie bei Risikopatienten)
- Thromboembolie
- 40–60 % der Lungenembolien erfolgen post partum. Nach Sectio caesarea sollten Risiko-Patienten, z. B. Adipositas permagna, die Thromboseprophylaxe zu Hause fortsetzen, denn die stationäre Verweildauer liegt unabhängig vom Body-Mass-Index bei < 4 Tagen (cave: silente TVT bei Adipositas).
- Endomyometritis
- Wundheilungsstörungen
- Harnweginfektionen
- Stressinkontinenz
- Die Trias Adipositas, neonatale Makrosomie und prolongierte Austreibungsperiode ist ein Risikofaktor für Stressinkontinenz im Wochenbett.
- postpartale Blutungsstörungen
- psychiatrische Erkrankungen (new-onset postpartum psychiatric disorders)

10.6 Stillen

Verlängerte Geburtsphasen, vermehrter Wehenstress und erhöhte Kaiserschnittraten sind mitverantwortlich für eine verzögerte Laktogenese. Bei adipösen Wöchnerinnen führt eine Mamillenstimulation zu einer geringeren Prolaktinausschüttung. Auch sind Stillbereitschaft und Stilldauer verringert.

10.7 Literatur

Amir LH, Donath S. A systematic review of maternal obesity and breastfeeding intention, initiation and duration. BMC Pregnancy Childbirth. 2007; 7: 9.

Andersson L, Sundström-Poromaa I, Wulff M, Aström M, Bixo M. Depression and anxiety during pregnancy and six months postpartum: a follow-up study. Acta Obstet Gynecol. Scand. 2006; 85: 937–944.

Dennedy MC, Avalos G, O'Reilly MW, O'Sullivan EP, Dunne FP. The impact of maternal obesity on gestational outcomes. Ir Med J. 2012;105(5 Suppl):23–25.

Fyfe EM, Thompson JM, Anderson NH, Groom KM, McCowan LM. Maternal obesity and postpartum haemorrhage after vaginal and caesarean delivery among nulliparous women at term: a retrospective cohort study. BMC Pregnancy Childbirth 2012; Oct 18;12: 112. doi: 10.1186/1471-2393-12-112.

Taraseviciute A, Voelkel NF. Severe pulmonary hypertension in postmenopausal obese women. Eur J Med Res 2006; 11: 198–202.

11 Sectio caesarea bei morbider Adipositas

Schwangerschaft und Adipositas per magna (morbide Adipositas ≥ 40 kg/m²) gehen mit einer erhöhten Morbidität und Mortalität einher. In Großbritannien und in den USA traten die meisten mütterlichen Todesfälle bei adipösen Schwangeren auf. 35 % der verstorbenen Mütter waren adipös (Machado 2012). Neben den typischen Komplikationen wie Diabetes, arterielle Hypertonie, verminderte respiratorische Reservekapazität, kommt es häufiger zu einem protrahierten Geburtsverlauf und zum Geburtsstillstand mit der Notwendigkeit einer sekundären Sectio caesarea. Ein frühzeitiges Anlegen eines Epiduralkatheters erweist sich für die Anästhesie als Vorteil. Eine Bolusgabe erfolgt vor Beginn der Sectio bereits im Kreißsaal. Lidocain oder Ropivacain mit Opioidzusatz beschleunigen die Blockadeausdehung (Hillyard et al. 2011). Erwies sich die Analgesie bereits unter der Geburt als unzureichend, ist primär eine Spinalanästhesie vorzuziehen. Unter der Geburt resultieren Hypotonien in 2–8 %. Zu beachten ist, dass Spinalanästhesien im Aufwachraum zu Komplikationen führen können. Die reduzierte Vitalkapazität nach Spinalanästhesie normalisiert sich erst nach der Mobilisation, die sich bei Adipositas per magna schwierig gestalten kann. Die Allgemeinanästhesie ist nur die dritte Wahl. Zu bedenken sind hier Probleme bei In- und Extubation, der erhöhte Sauerstoffverbrauch sowie Adipositas bedingt verminderte Zwerchfellbewegungen. Die primäre Kaiserschnittrate beträgt bei morbider Adipositas ≥ 40 kg/m² 36,2 % (El-Chaar et al. 2013), bei „Superobesitas" BMI ≥ 50 kg/m² 49 % (Marshall et al. 2012). Nach bariatrischer Chirurgie und prägravider Gewichtsreduktion ist es möglich, Kaiserschnittraten < 20 % zu erzielen (Han et al. 2013).

11.1 Entbindung

- frühzeitige Anlage einer Epiduralanästhesie bei angestrebter vaginaler Geburt
- protrahierte Geburtsverläufe vermeiden
- bei Sectio caesarea Fortführung der Epiduralanästhesie, ggf. kombinierte Spinal-Epidural-Anästhesie (CSE)
- Antibiotika- und Thromboseprophylaxe nach Körpergewicht (adjustierte Thromboseprophylaxe)
- bei Präeklampsie kein Methylergometrin, keine Oxytozinbolus-Injektion
- Lungenembolie auch > 7 Tagen nach Sectio caesarea möglich!
- postpartale Hämorrhagien (↑↑↑) in 70 % bei morbider Adipositas > 40 kg/m² (Baeten et al. 2001)

11.2 Operationstechnik (Machado 2012)

- sichere Lagerung der Patientin, leichte Schräglage, sorgfältige Hautdesinfektion
- Bauchschürze nach cranial verlagern (cephalad retraction, ggf. Montgomery straps); cave: Hypotension und fetal distress
- Pfannenstielschnitt unterhalb der Fettschürze (Kingdom et al. 2012)
- bei Unterbauchlängsschnitt (zweite Wahl!) häufig Korpuslängsschnitt zur Übersicht notwendig
- „Raumgewinn“ durch Längsspaltung der Rektusfaszie
- „Raumgewinn“ durch Einsatz einer entsprechenden Rahmentechnik
- Vorteil einer subkutanen Drainage nicht belegt (Al-Inany et al. 2002)
- subkutane Nähte bei Fettschicht >2 cm
- Cave: höherer Blutverlust bei Sectio und Adipositas (Blutverlust >1.000 ml in 34 %)
- Gewicht adaptierte Thromboseprophylaxe (NMH) nach Möglichkeit < 2 Stunden vor und 8 Stunden nach dem Kaiserschnitt, Prophylaxe mindestens 2 Wochen

11.3 Postoperativer Verlauf – häufige Komplikationen

- Endometritis (32 % bei Adipositas per magna)
- Harnweginfektionen
- Wundheilungsstörungen und Wundrevisionen (6–20 %; Verdopplung des Risikos jeweils per 5 BMI-Einheiten)
- febriles Frühwochenbett in ca. 20–30 %
- Anämie

11.4 Sekundärprävention

- Aufklärung → hinsichtlich präkonzeptioneller Maßnahmen bei geplanter weiterer Geburt – Epikrise!
- Aufklärung → Gefahr der Uterusruptur bei nachfolgender Geburt erhöht; bei Korpuslängsschnit nachfolgend primäre Sectio caesarea indiziert – Epikrise!
- ideale Gewichtsreduktion → 10 % des Körpergewichts innerhalb eines halben Jahres

11.5 Kasuistik (Longinus et al. 2012) – Morbide Adipositas mit schwerer Pfropfpräeklampsie und iatrogener Frühgeburt

Es erfolgt die elective Sectio caesarea in Spinalanästhesie unter Verwendung von Bupivacain bei einer 38-jährigen III. Para nach 32 Schwangerschaftswochen; mütterliches Gewicht 195 kg, Körperhöhe 1,70 m, RR 210/160 mmHg, Tachykardie 100/min,

Urinstix (Protein ++, Glucose +), Nüchternblutzucker 6 mmol/l. Bei stationärer Aufnahme erhielt die Patientin 5 mg Diazepam, 10 mg Hydralazin, 2 g Magnesiumsulfat. RR unmittelbar nach Sectio 200/160 mmHg. Hospitalisation über 18 Tage bei Wundheilungsstörung und persistierender Hypertonie trotz antihypertensiver Therapie.

11.6 Literatur

Al-Inany H, Youssef G, Abd ElMaguid A, Abdel Hamid M, Naguib A. Value of subcutaneous drainage system in obese females undergoing caesarean section using pfannenstiel incision. Gynecol Obstet Invest 2002; 53: 75–78.

Baeten JM, Bukusi EA, Lambe M. Pregnancy complications and outcomes among overweight and obese nulliparous women. Am J Public Health 2001; 91: 436–440.

El-Chaar D, Finkelstein SA, Tu X, Fell DB, Gaudet L, Sylvain J, Tawagi G, Wen SW, Walker M. The impact of increasing obesity class on obstetrical outcomes. J Obstet Gynaecol Can. 2013; 35: 224–233.

Han SM, Kim WW, Moon R, Rosenthal RJ. Pregnancy outcomes after laparoscopic sleeve gastrectomy in morbidly obese Korean patients. Obes Surg. 2013; 23: 756–759. doi: 10.1007/s11695-11012-0858-y.

Hillyard SG, Bate TE, Corcoran TB, Paech MJ, O'Sullivan G. Extending epidural analgesia for emergency Caesarean section: a meta-analysis. Br J Anaesth 2011; 107: 668–678.

Kingdom JC, Baud D, Grabowska K, Thomas J, Windrim RC, Maxwell CV. Delivery by Caesarean section in super-obese women: beyond Pfannenstiel. J Obstet Gynaecol Can. 2012; 34: 472–474.

Longinus EN, Benjamin L, Omiepirisa BY. Spinal anaesthesia for emergency caesarean section in a morbid obese woman with severe preeclampsia. Case Rep Anesthesiol. 2012; 2012: 586235. doi: 10.1155/2012/586235.

Machado LS. Cesarean section in morbidly obese parturients: practical implications and complications. N Am J Med Sci. 2012; 4: 13–18. doi: 10.4103/1947-2714.92895.

Marshall NE, Guild C, Cheng YW, Caughey AB, Halloran DR. Maternal superobesity and perinatal outcomes. Am J Obstet Gynecol. 2012; 206: 417.e1–6. doi: 10.1016/j.ajog.2012.02.037.

12 Schwangerschaft nach bariatrischer Chirurgie

12.1 Einleitung

Adipositas ist eine multifaktorielle chronische Erkrankung mit epidemischem Ausmaß, die mit eingeschränkter Lebensqualität und hohem Morbiditäts- und Mortalitätsrisiko einhergeht und eine langfristige Betreuung erfordert (WHO 2000).

Sie ist gekennzeichnet durch einen Anstieg des Körpergewichts infolge einer übermäßigen Vermehrung des Körperfettanteils.

Adipositas wird in verschiedene Schweregrade unterteilt, deren Berechnung anhand des sogenannten Körpermasseindexes (Body-Mass-Index, BMI) erfolgt. Der BMI, gemessen in kg/m^2, ergibt sich aus Körpergewicht dividiert durch Körpergröße zum Quadrat (WHO 2000, European Association for the Study of Obesity 2002):

$$BMI = \frac{\textit{Körpergewicht in kg}}{(\textit{Körpergröße in m})^2}$$

Tab. 12.1: Einteilung nach der WHO.

Kategorie	BMI kg/m^2	Risiko für Begleiterkrankungen
Untergewicht	<18,5	erhöht
Normalgewicht	18,5 <25	durchschnittlich
Übergewicht	≥25	
Präadipositas	25 < 30	gering erhöht
Adipositas I°	30 <35	erhöht
Adipositas II°	35 <40	hoch
Adipositas III° (Syn. Adipositas permagna, morbide Adipositas)	≥40	sehr hoch

Die jeweiligen Schweregrade sind wiederum mit einem spezifischen Risiko für Begleiterkrankungen assoziiert (WHO 2000, Tabelle 12.1).

Der Body-Mass-Index sollte jedoch nicht als einziger Bestimmungsfaktor herangezogen werden, da nicht zwangsläufig eine Gewichtszunahme mit einer Körperfettzunahme und mit entsprechenden Begleiterkrankungen einhergehen muss. So können z. B. einzelne Sportarten zu einer deutlich gesteigerten Muskelmasse führen und somit den BMI erhöhen, ohne dass es zu einer Zunahme des Körperfettanteils kommt. Aus diesem Grund kann zur besseren Risikobestimmung und ergänzend zum BMI das Fettverteilungsmuster hinzugezogen werden. Dieses ist maßgeblich für das metabolische und kardiovaskuläre Gesundheitsrisiko verantwortlich (Expertengruppe Metabolische Chirurgie 2010c). Besonders die viszerale

Fettmasse korreliert eng mit kardiovaskulären Risikofaktoren und Komplikationen (Despres et al. 2001). Ein einfaches Maß zur Beurteilung des Fettverteilungsmusters bzw. des viszeralen Fettdepots ist die Messung des Taillenumfangs (Lean et al. 1995). Ab einem Taillenumfang von > 88 cm bei Frauen bzw. > 102 cm bei Männern liegt eine sogenannte abdominale Adipositas vor (WHO 2000, European Association for the Study of Obesity 2002) und das Risiko für metabolische und kardiovaskuläre Komplikationen ist deutlich erhöht (Lean et al. 1995). Insgesamt kommt die abdominale Adipositas in Deutschland deutlich häufiger vor als die BMI-definierte (Hauner et al. 2008).

12.1.1 Prävalenz

Die Verbreitung der Adipositas nimmt in den letzten Jahrzehnten weltweit kontinuierlich zu. Nach WHO-Schätzungen waren im Jahr 2005 1,6 Milliarden Menschen (älter als 15 Jahre) übergewichtig (BMI ≥ 25), und davon galten mindestens 400 Millionen als adipös (BMI ≥ 30). Wenigstens 20 Millionen Kinder unter 5 Jahren gelten weltweit als übergewichtig. Weiterhin geht die WHO davon aus, dass sich bis zum Jahr 2015 die Zahl der Übergewichtigen auf etwa 2,3 Milliarden und die der Adipösen auf mehr als 700 Millionen erhöhen wird. Dabei sind nicht mehr nur allein westliche Industrieländer mit durchschnittlich hohem Einkommen betroffen, sondern gerade in Entwicklungs- und Schwellenländern und dort besonders in Großstädten steigt die Zahl der an Adipositas Erkrankten dramatisch an. Die WHO stuft die Adipositas deshalb mittlerweile als Pandemie ein.

Auch in Deutschland nimmt die Prävalenz der Adipositas seit vielen Jahren kontinuierlich zu. Da die standardisierte BMI-Klassifizierung in Deutschland aufgrund der bei Kindern und Jugendlichen altersabhängigen Variation der BMI-Klassen nur auf Erwachsene angewendet wird (Expertengruppe Metabolische Chirurgie 2010c), beziehen sich die folgenden Zahlen der Nationalen Verzehrstudie II (Max Rubner-Institut 2008) nur auf die Bevölkerung ab 18 Jahren.

- Deutschland im Jahr 2006: insgesamt ca. 13,4 Millionen Menschen sind ädipös,
- davon ca. 2,6 Mill. adipös II° und mehr als 970.000 ädipös III°.

Damit liegt Deutschland im europäischen Vergleich auf einer Spitzenposition von zweifelhaftem Wert. Aufgrund der teilweise nur eingeschränkten Vergleichbarkeit einzelner Studien sind valide Aussagen zu den Entwicklungstrends der Adipositas in Deutschland schwierig (Helmert u. Schorb 2007). Vergleicht man die Zahlen der amtlichen Repräsentativstatistik (Statistisches Bundesamt Deutschland 2004) über die Bevölkerung von 2003 mit denen der Nationalen Verzehrstudie II (Max Rubner-Institut 2008) aus dem Jahr 2006, so stieg der Anteil der adipösen Bevölkerung in Deutschland von 12,9 % auf 20,8 %, während der Anteil der Übergewichtigen mit 36,3 % im Jahr 2003 und 37,4 % drei Jahre später nahezu unverändert blieb. Auch bei Kindern und Jugendlichen wurde in den letzten Jahren ein Anstieg beobachtet (Koletzko et al. 2002).

Zieht man anhand der Nationalen Verzehrstudie II (Max Rubner-Institut 2008) den Geschlechtervergleich, war 2006 fast jeder zweite Mann (45,5 %) übergewichtig, wohingegen dies nur auf weniger als jede dritte Frau (29,5 %) zutraf. Im Gegensatz dazu galten 21,1 % der Frauen und mit 20,5 % nahezu gleich viele Männer mit einem BMI von über 30 als adipös.

Tab. 12.2: Schwangerschaften an der UFK Rostock.

Jahr	Gesamt	BMI < 25		BMI ≥ 25		BMI ≥ 30		BMI ≥ 35		BMI ≥ 40	
2006	2.330	1660	71,2 %	423	18,2 %	179	7,7 %	47	2,0 %	21	0,9 %
2007	2 .412	1684	69,8 %	486	20,1 %	166	6,9 %	53	2,2 %	23	1,0 %
2008	2.597	1834	70,6 %	483	18,6 %	174	6,7 %	74	2,8 %	32	1,2 %
2009	2.798	1921	68,7 %	544	19,4 %	223	8,0 %	78	2,8 %	32	1,1 %
2010	2.914	1994	68,4 %	560	19,2 %	236	8,1 %	83	2,8 %	41	1,4 %
2011	2.796	1878	67,2 %	576	20,6 %	223	8,0 %	90	3,2 %	29	1,0 %

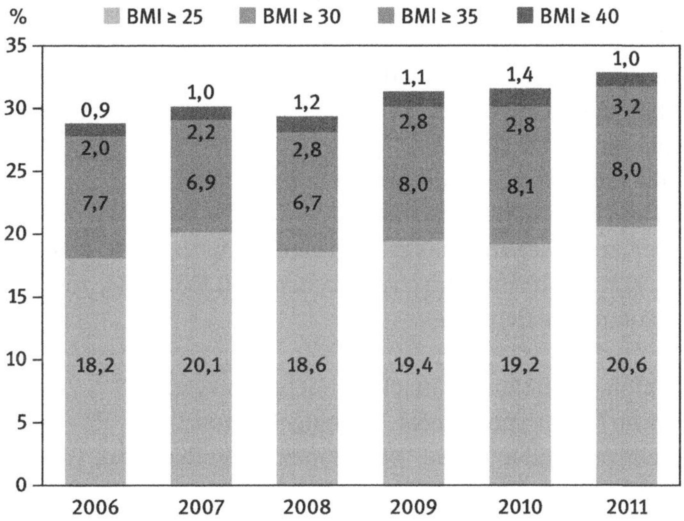

Abb. 12.1: Schwangerschaften an der UFK Rostock.

Die Daten der Universitätsfrauenklinik am Klinikum Südstadt der Hansestadt Rostock hinsichtlich Anzahl und Anteil an Schwangerschaften mit bereits von Beginn an bestehender Übergewichtigkeit bzw. Adipositas der Jahre 2006 bis 2011 sind in Tabelle 12.2 und Abbildung 12.1 aufgeführt. Bei insgesamt steigender Rate an Schwangerschaften in den Jahren 2006 bis 2010 lässt sich zudem ein geringfügig zunehmender Anteil an Schwangerschaften mit vorbest ehender Adipositas sogar für die gesamten letzten sechs Jahre verzeichnen. Schon aufgrund dieser Entwicklung kann vermutet werden, dass der geburtshilflich arbeitende Gynäkologe heute und in Zukunft immer häufiger mit einem Fall von Schwangerschaft nach bariatrischer Chirurgie rechnen muss.

12.1.2 Ursachen und Komorbidität

Auf die Physiologie beschränkt ist Adipositas eine Folge positiver Energiebilanz mit Abspeichern übermäßig zugeführter Energie in Fettgewebe, die bei einem BMI ≥ 40 oder schon bei einem BMI ≥ 35 mit Komorbidität üblicherweise als krankhaft (morbid) bezeichnet wird (DGAV-CAADIP 2010).

Von psychischer Seite gesehen galt die Adipositas lange Zeit als Ergebnis mangelnder Willenskraft. Inzwischen ist sie jedoch allgemein als komplexe Stoffwechselerkrankung anerkannt, die mit einer Beeinträchtigung der Appetitregulation und des Energiestoffwechsels einhergeht (Kushner 2003). Darüber hinaus stellt die sogenannte „Thrifty Genes“-Hypothese einen Erklärungsansatz dar (Neel 1999). Der Stoffwechsel des Körpers ist noch aus Urzeiten mit unregelmäßiger Nahrungsaufnahme auf eine möglichst effiziente Fettspeicherung eingestellt. Die Evolution konnte mit der menschlichen Entwicklung und der Zivilisation nicht Schritt halten: Was unter frühgeschichtlichen Lebensbedingungen ein Überlebensvorteil war, hat sich in Zeiten von Nahrungsüberangebot und mangelnder Bewegung zum Nachteil entwickelt (Expertengruppe Metabolische Chirurgie 2010c).

Darüber hinaus gilt die Adipositas als multifaktoriell: (DAG 2007)

- familiäre Disposition und genetische Ursachen
- „moderner“ Lebensstil mit Bewegungsmangel und Fehlernährung (z. B. häufige Zwischenmahlzeiten, Konsum hochkalorischer Lebensmittel, Fast Food, zuckerhaltige Softdrinks, alkoholische Getränke)
- Stress
- Essstörungen (z. B. Bulimie, Heißhungerattacken, Nachtessersyndrom)
- endokrine Erkrankungen (z. B. Hypothyreose, Cushing-Syndrom)
- Medikamente (z. B. einige Antidepressiva, Neuroleptika, Antidiabetika, Glukokortikoide, Betablocker)
- andere Ursachen (Immobilisierung, Schwangerschaft, Operationen in der Hypothalamusregion, Nikotinverzicht)

Übergewicht und Adipositas sind mit zahlreichen Risiken, Komplikationen und z. T. chronischen Komorbiditäten assoziiert.

Die wichtigsten sind: (DAG 2007)

- Störungen des Kohlenhydratstoffwechsels (Diabetes mellitus Typ II)
- Dyslipoproteinämie

- (arterielle) Hypertonie
  - Diese drei in Kombination werden auch als metabolisches Syndrom bezeichnet.
- Kardiovaskuläre Erkrankungen (KHK, Apoplex, Herzinsuffizienz)
- pulmonale Komplikationen (Hypoventilations- und Schlafapnoe-Syndrom)
- Hyperurikämie
- gastrointestinale Erkrankungen (Cholecystolithiasis, akute und chronische Cholecystitis, Steatosis hepatis, Refluxerkrankung)
- degenerative Erkrankungen des Bewegungsapparates
- bestimmte Karzinome
- Einschränkung der Aktivitäten des täglichen Lebens (ADL)
- psychosoziale Konsequenzen
- allgemein erhöhtes Operations- und Narkoserisiko

Aus gynäkologisch-geburtshilflicher Sicht sind vor allem zu nennen:
- erhöhtes Komplikationsrisiko während der Schwangerschaft für Präklampsie bzw. Eklampsie, Gestationsdiabetes sowie Komplikationen vor und nach der Entbindung (erhöhte Sektiorate, Nachblutungen)
- erhöhtes intrauterines fetales Risiko
- hormonelle Störungen (PCO mit Hyperandrogenämie, Zyklusstörungen und Infertilität)

Darüber hinaus haben große prospektive Studien gezeigt, dass eine Steigerung des BMI direkt mit einem erhöhten Mortalitätsrisiko korreliert. Übergewicht und Adipositas reduzieren die mittlere Lebenserwartung bei einem BMI von 30–35 kg/m^2 um 2–4 Jahre, bei einem BMI von 40–45 kg/m^2 um 8–10 Jahre (Whitlock et al. 2009) bzw. sogar um bis zu 20 Jahre (Fontaine et al. 2003).

12.1.3 Prävention und Therapie

Eine Reduktion des Übergewichtes senkt das Risiko, an Adipositas assoziierten Komorbiditäten zu erkranken (Expertengruppe Metabolische Chirurgie 2010c). Weil die Behandlung mit zunehmender Dauer und Ausprägung der Adipositas immer schwieriger, komplexer und teurer wird (Weintraub et al. 1992), ist die Prävention das wichtigste Ziel, um die Ausbreitung und das Ausmaß der Adipositas einzudämmen, insbesondere weil die gesundheitlichen Folgeerscheinungen der Adipositas nach Gewichtsverlust nicht immer reversibel sind (Pi-Sunyer 1993).

Eine Therapie hingegen ist gemäß der Leitlinien der Deutschen Adipositas-Gesellschaft ab einem BMI ≥ 30 notwendig (DAG 2007). Eine dauerhafte Senkung des Körpergewichtes ist das Ziel jeder Therapie der Adipositas, so dass sich eine Verbesserung von Insulin-Resistenz, Blutdruck, Lipidstoffwechsel, Schlafapnoe, gastroösophagealem Reflux, Harninkontinenz, Gonarthrose, Wirbelsäulenbeschwerden und der Infertilität einstellt (WHO 2000, Knowler et al. 2009). Daraus resultiert eine langfristige Senkung des kardiovaskulären Risikos und damit der Gesamtmortalität (Sjostrom et al. 2004, Sjostrom et al. 2007).

Eine Stabilisierung des Gewichts bzw. eine mäßige Gewichtsreduktion um 5–10 % ist das von der Deutschen Adipositas Gesellschaft postulierte Ziel.

Je nach Schweregrad reicht das Behandlungsspektrum der Adipositas von der Ernährungs-, Bewegungs- und Verhaltenstherapie (multimodales Konzept) über die Pharmakotherapie bis hin zur chirurgischen Therapie (Expertengruppe Metabolische Chirurgie 2010c). Bei der Adipositas dritten Grades (BMI ≥ 40) stellt jedoch die bariatrische Chirurgie die einzige effektive Therapieform dar (Bockelbrink et al. 2008).

12.2 Bariatrische Chirurgie

12.2.1 Definition und Prinzipien

Adipositas- oder bariatrische Chirurgie beschreibt operative Verfahren, die eine Verminderung der vom Körper aufzunehmenden Nahrungsmenge zum Ziel haben. Dabei bedient man sich entweder rein restriktiver Verfahren oder solcher, die eine Malabsorption zur Folge haben; oft jedoch auch einer Kombination aus beiden. Bei restriktiven Verfahren wird das Magenvolumen verkleinert, eine Malabsorption gelingt durch Ausschalten eines Dünndarmabschnittes. Ein generell zu empfehlendes Verfahren existiert nicht. Bei Auswahl der geeigneten Methode sollten Kontraindikationen, BMI, Alter, Geschlecht, Komorbiditäten, Adhärenz, Beruf sowie die Präferenz des Patienten berücksichtigt werden (Expertengruppe Metabolische Chirurgie 2010a).

Bereits in den 1950er Jahren wurden erste Operationen dieser Art vorgenommen. Die Anzahl adipositaschirurgischer Eingriffe hat in den letzten Jahren auch in Deutschland rasant zugenommen. Dazu beigetragen haben vor allem die Entwicklung neuer Techniken, die Minimierung der operativen Zugangswege, eine enorme Zunahme wissenschaftlicher Studien und die Erkenntnis, dass eine dauerhafte Gewichtsreduktion bei Adipositas III° meist nur mittels bariatrischer Chirurgie erzielt werden kann (DGAV-CAADIP 2010).

12.2.2 Indikationen und Folgen

Als medizinisch indiziert gelten bariatrische Eingriffe gemäß internationaler Leitlinien ab einem BMI von 40, sofern keine Kontraindikationen vorliegen und bereits ab einem BMI von 35, wenn eine oder mehrere Komorbiditäten, wie z. B. Diabetes mellitus Typ II, Herzerkrankungen oder ein Schlafapnoesyndrom, vorliegen (IQWiG

2009). Die chirurgische Therapie der morbiden Adipositas sollte allerdings niemals die einzige Behandlungsmethode sein. Sowohl im Vorfeld als auch besonders in der Nachsorge eines bariatrischen Eingriffes sollte der Patient interdisziplinär versorgt werden. Studien haben z. B. gezeigt, dass Patienten, die eine postoperative Gruppentherapie von mindestens drei Jahren absolviert haben, ihr Gewicht um 20 bis 30 % mehr reduzieren konnten als Patienten, die nicht in eine umfassende Nachsorge eingebunden waren (Song et al. 2008, Orth et al. 2008). Der ganzheitliche Behandlungsansatz erfolgt somit in der Regel unter Einbeziehung verschiedener Spezialisten in einem multidisziplinären Team (u. a. Chirurgen, Ernährungsmediziner, Psychologen) (Expertengruppe Metabolische Chirurgie 2010b).

Einem relativ geringen Mortalitätsrisiko (0,4 %) und dem Risiko von Komplikationen (4,3 %) bei adipositaschirurgischen Eingriffen (Flum et al. 2009) steht eine signifikante Senkung der Mortalitätsrate gegenüber: Innerhalb von ca. sieben Jahren sank sie in der chirurgisch therapierten Gruppe um 40 % im Vergleich zur unbehandelten Kontrollgruppe (Adams et al. 2007). Insgesamt zeigten mehrere Studien, dass eine bariatrische Operation nicht nur einen signifikanten und dauerhaften Gewichtsverlust zur Folge hat (Sjostrom et al. 2004, Sjostrom et al. 2007, Buchwald et al. 2004), sondern auch viele Komorbiditäten positiv beeinflusst (Sjostrom et al. 2004, Buchwald et al. 2009, Rasheid et al. 2003, Torquati et al. 2007) und somit letztlich einen Anstieg der Lebensqualität bewirkt (Burgmer et al. 2007). Vor allem die malabsorptiven, aber auch die restriktiven Verfahren machen jedoch eine lebenslange Substitution von Vitaminen und Spurenelementen notwendig.

12.2.3 Restriktive Verfahren

Magenballon

Der Magenballon (Abb. 12.2) ist keine chirurgische Maßnahme im eigentlichen Sinne. Deshalb wird dieses Verfahren vorzugsweise bei Patienten mit zu hohem Operationsrisiko zur initialen Gewichtsreduktion angewendet.

Der i. d. R. aus Silikon bestehende Magenballon wird endoskopisch in den Magen eingebracht, dort soweit mit Flüssigkeit oder Luft gefüllt, dass er den Magen weder in Richtung Speiseröhre noch in den Dünndarm verlassen kann. Der Ballon bewirkt durch seine Größe bei der Nahrungsaufnahme ein durch Dehnung der Magenwände hervorgerufenes, schneller eintretendes Sättigungsgefühl und somit eine Reduktion der aufgenommenen Nahrungsmenge. Extrem adipöse Patienten können so in recht kurzer Zeit ihr Gewicht soweit reduzieren, dass sie ggf. dann für weitere bariatrische Verfahren operationsfähig sind. Der Magenballon gilt gegenwärtig noch als Zwischenlösung, da er nur eine begrenzte Liegedauer von ca. sechs Monaten hat. Neue Entwicklungen zu Materialien, Beschichtung und Füllmedium sind in Vorbereitung (DGAV-CAADIP 2010, Weiner 2008, 2009).

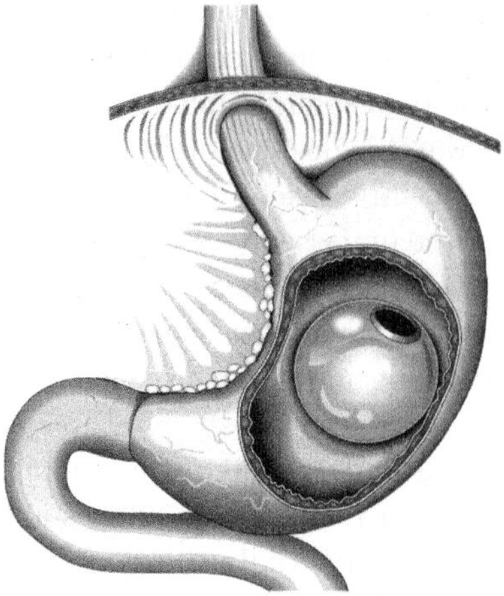

Abb. 12.2: Magenballon (Abb. aus Weiner R et al.: Neue Chancen bei Adipositas: Magenband, Magenbypass und Magenschrittmacher. Stuttgart: MVS Medizinverlage 2002).

Laparoskopisches Magenband (LAGB)

Das i. d. R. aus Silikon bestehende weiche Band (Abb. 12.3) wird minimal-invasiv in oder unterhalb der Kardia platziert und führt durch Ringbildung und Ausbildung eines sogenannten Pouches zu einer Nahrungsrestriktion.

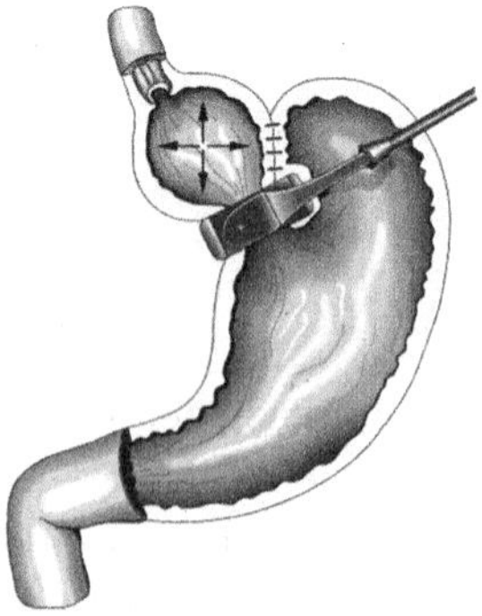

Abb. 12.3: Magenband (Abb. aus Weiner R et al.: Neue Chancen bei Adipositas: Magenband, Magenbypass und Magenschrittmacher. Stuttgart: MVS Medizinverlage 2002).

Das über einen in die Haut implantierten Port individuell verstellbare Band übt leichten Druck aus und verleiht so dem Magen eine Art Sanduhrform. Die Nahrung gelangt nur sehr langsam in den eigentlichen Teil des Magens. Durch den sich schnell füllenden und ebenso schnell ein Sättigungsgefühl auslösenden oberen Teil des Magens (Pouch) wird insgesamt weniger Nahrung aufgenommen. Das Verfahren verlangt eine relativ hohe Compliance, denn zum einen müssen die Patienten zunächst lernen, mit dem neuen Sättigungsgefühl umzugehen, und zum anderen kann der Effekt des Magenbandes durch die Aufnahme hochkalorienhaltiger Getränke und hochkalorischer Snacks außer Kraft gesetzt werden. Der eintretende Gewichtsverlust ist meist geringer als bei anderen Verfahren und wird unterschiedlich hoch angegeben, ist aber in jedem Fall signifikant. Die Methode ist komplett reversibel, birgt allerdings im Verlauf eine nicht zu vernachlässigende Komplikationsrate, beispielsweise durch Migration oder Erosion des Magenbandes. Es ist in Europa, im Gegensatz zu den USA, das am häufigsten angewandte Verfahren (DGAV-CAADIP 2010, Expertengruppe Metabolische Chirurgie 2010a, Weiner 2008, 2009).

Schlauchmagen (Sleeve Gastrektomie)

Bei diesem Verfahren wird der größte Teil des Magens (Korpus und Fundus) laparoskopisch entfernt, so dass ein nur ca. 2–3 cm kleiner Magenschlauch resultiert, um so durch Reduktion des Volumens einen ähnlichen Effekt wie beim Magenband zu erzielen. Es gilt heute als die Weiterentwicklung der 1982 erstmals von Mason beschriebenen und mittlerweile nicht mehr praktizierten vertikalen bandverstärkten Gastroplastik (VBG). Ursprünglich als vorbereitender Schritt zur initialen Gewichtsreduktion bei Hochrisikopatienten für andere Verfahren wie BPD-DS und Magen-Bypass (s. u.) gedacht, erfährt die Sleeve Gastrektomie als eigenständiges Verfahren mittlerweile rasante Verbreitung. Der Gewichtsverlust ist teilweise bedeutend, allerdings fehlen zur endgültigen Bewertung noch die entsprechenden Langzeitdaten. Bei diesem Verfahren wird auch der Teil des Magens entfernt, in dem das Hunger auslösende bzw. verstärkende Hormon Ghrelin (Growth Hormone Release Inducing) produziert wird. So können Heißhungerattacken vermieden werden. Allerdings besteht auch hier wie beim Magenband durch die Einnahme hochkalorischer Getränke und Snacks die Gefahr der Effektminimierung. (DGAV-CAADIP 2010, Expertengruppe Metabolische Chirurgie 2010a, Weiner 2008, 2009)

(Der Schlauchmagen ist als Teil der BPD-DS in Abb. 12.5 dargestellt.)

12.2.4 Malabsorptive Verfahren

Biliopankreatische Diversion (BPD) nach Scopinaro

Ausschließlich auf Malabsorption beruhende Verfahren sind selten. Obwohl bei der BPD (Abb. 12.4) nach Scopinaro auch der distale Magenanteil entfernt wird, zählt sie aufgrund ihrer fast ausschließlich malabsorptiven Wirkung zu diesen Verfahren. Bereits in den 1970er Jahren vom gleichnamigen Chirurgen beschrieben, zählt sie international zu den Standardverfahren, konnte sich jedoch u. a. in Deutschland zahlenmäßig nicht durchsetzen. Ihre Hauptwirkung wird durch eine Teilung des Dünndarms erreicht und beruht auf der Verkürzung des die Nahrung und die Verdauungssäfte gemeinsam führenden Dünndarmabschnitts (Common channel) auf nur noch ca. 50–100 cm. Daraus resultiert eine starke Herabsetzung der Fett- und Kohlenhydrataufnahme.

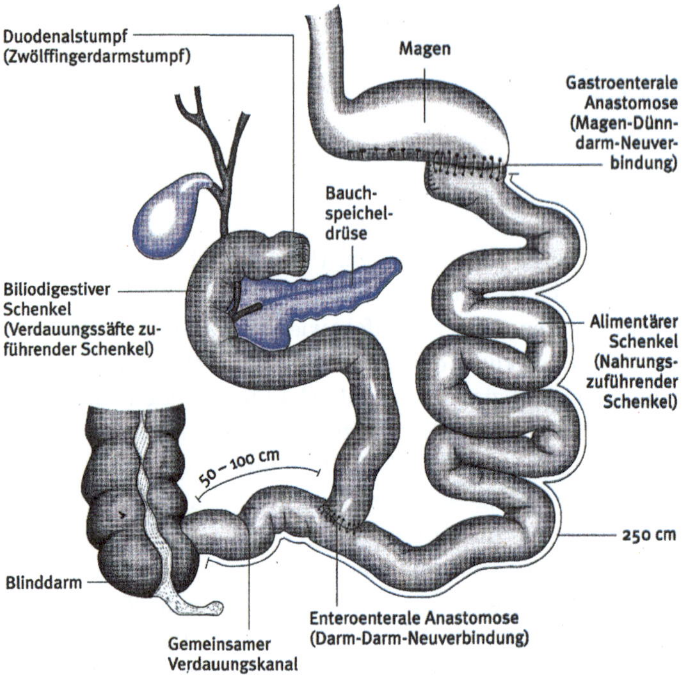

Abb. 12.4: Biliopankreatische Diversion (BPD) (Abb. aus Weiner R et al.: Neue Chancen bei Adipositas: Magenband, Magenbypass und Magenschrittmacher. Stuttgart: MVS Medizinverlage 2002).

Nachteile liegen im Dumping-Syndrom, das gekennzeichnet ist durch Übelkeit, Schweißausbruch und Schwächegefühl, hervorgerufen durch Sturzentleerung von Zucker aus dem Restmagen in den Dünndarm mit nachfolgender Blutzuckerregulation. Wegen des relativ hohen zu erwartenden Gewichtsverlustes ist diese Technik vor allem für extrem adipöse Patienten (BMI > 55) indiziert. Aufgrund der nicht geringen und besonders postoperativen Komplikationsrate wird diese Operation heute überwiegend laparoskopisch durchgeführt (DGAV-CAADIP 2010, Expertengruppe Metabolische Chirurgie 2010a, Weiner 2008, 2009).

12.2.5 Kombinierte Verfahren

Biliopankreatische Diversion mit Duodenal Switch (BPD-DS)

Die duodenale Umstellung ist eine Weiterentwicklung der Technik nach Scopinaro und vermeidet durch den Erhalt des Pylorus die Gefahr des Dumping-Syndroms (Abb. 12.5). Bei extrem adipösen Patienten kann zur Senkung des Operationsrisikos die Schlauchmagenbildung in einem ersten Schritt vorgenommen werden.

Außerdem treffen im Ergebnis dieses Verfahrens der alimentäre Schenkel des Dünndarms (Nahrung führend) und der biliodigestive Abschnitt (Verdauungssäfte zuführend) erst ca. 50–100 cm vor dem Kolon zusammen, so dass eine sehr kurze Resorptionsstrecke für Fette und Kohlenhydrate resultiert.

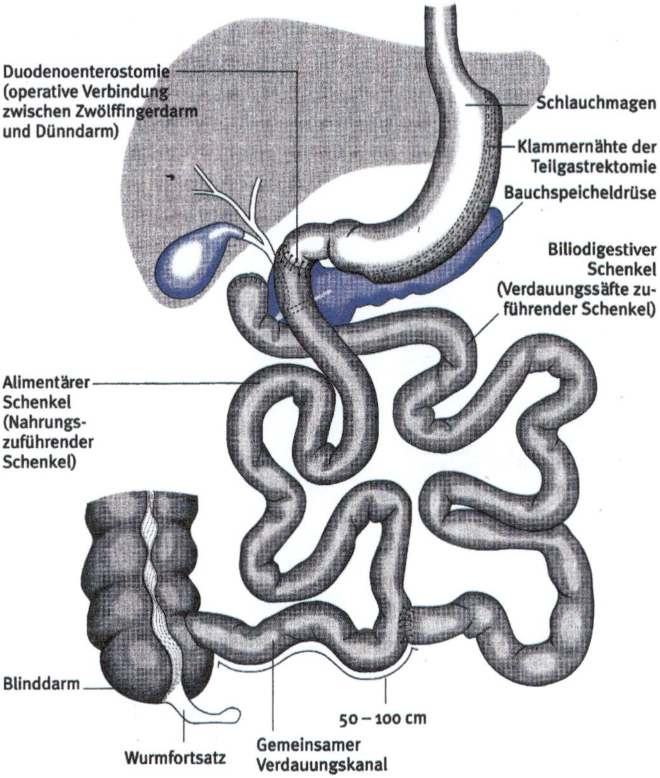

Abb. 12.5: BPD-DS (mit Schlauchmagen) (Abb. aus Weiner R et al.: Neue Chancen bei Adipositas: Magenband, Magenbypass und Magenschrittmacher. Stuttgart: MVS Medizinverlage 2002).

Indiziert ab einem BMI von 50 gehört sie mit der BPD zu den Techniken mit dem größten zu erwartenden Gewichtsverlust. Außerdem gilt die BPD-DS als die schwierigste und komplikationsreichste bariatrische Technik und wird heute, um die postoperativen Risiken zu minimieren, überwiegend laparoskopisch durchgeführt (DGAV-CAADIP 2010, Expertengruppe Metabolische Chirurgie 2010a, Weiner 2008, 2009).

Roux-Y-Magenbypass (RYGB/RYMBP)

Im Fall des ebenfalls vorzugsweise laparoskopisch durchgeführten Magenbypasses wird zunächst ein sehr kleiner Vormagen (Pouch) gebildet und vom restlichen Magen abgetrennt (Abb. 12.6). Der Dünndarm wird durchtrennt und der distale Anteil mit dem Pouch verbunden, während der proximale Abschnitt ca. 100–150 cm weiter wieder distal mit dem Dünndarm verbunden wird.

Dort trifft dann unter Umgehung (Bypass) fast des kompletten Magens und des Duodenums die Nahrung auf die Verdauungssäfte mit dem Resultat einer verkürzten Resorptionsstrecke. Der zu erwartende Übergewichtsverlust liegt bei 60–80 %.

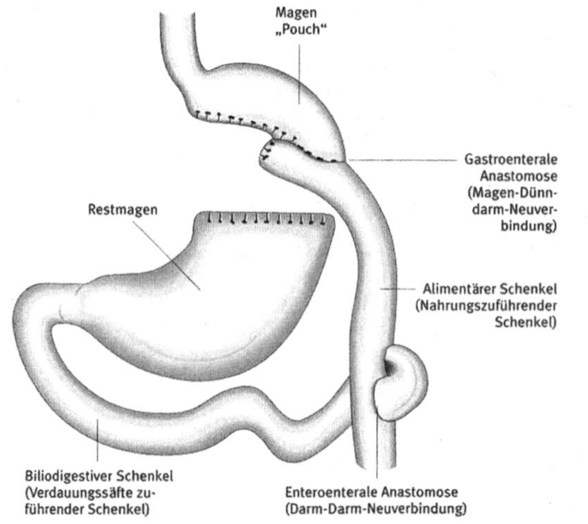

Abb. 12.6: Roux-Y Magenbypass (Abb. aus Weiner R et al.: Neue Chancen bei Adipositas: Magenband, Magenbypass und Magenschrittmacher. Stuttgart: MVS Medizinverlage 2002).

Erstmals in den 1960er Jahren beschrieben, ist der Roux-Y-Magenbypass heute nach mehreren Modifikationen der in den USA am häufigsten durchgeführte bariatrische Eingriff. Auch in Europa gewinnt er zunehmend an Bedeutung. Er gehört mit dem BPD-DS ebenfalls zu den kompliziertesten adipositaschirurgischen Eingriffen und hat bei einem perioperativen Risiko von ca. 5 % eine nur sehr geringe Langzeitkomplikationsrate. Zielgruppe sind Patienten mit einem BMI ab 40 und bei vorhandenen Komorbiditäten schon mit einem BMI ab 35 (DGAV-CAADIP 2010, Expertengruppe Metabolische Chirurgie 2010a, Weiner 2008, 2009).

12.3 Schwangerschaft nach bariatrischer Chirurgie – aktuelle Datenlage

Obwohl bariatrische Eingriffe bereits seit über 50 Jahren bekannt sind und durchgeführt werden, ist die Datenlage im Zusammenhang mit Schwangerschaft und Geburt spärlich. Denn es finden sich für den Zeitraum von 1982 bis August 2011 zu diesem Thema zwar 100 Publikationen, davon 30 Kohorten-Studien, 31 kontrollierte Fallstudien bzw. -serien und 39 Einzelfallberichte, jedoch liegen die jeweiligen durchschnittlichen Fallzahlen meist nur zwischen 10 und 100. Patientenzahlen von über 100 sind selten, von 300 oder 500 die Ausnahme und stammen dann aus einem retrospektiv betrachteten Datenpool medizinischer Behandlungszentren oder von Krankenversicherungen. Prospektiv angelegte Studien hingegen sind sehr selten, randomisierte kontrollierte Studien fehlen aufgrund der spezifischen Problematik bariatrischer Operationen bei Frauen mit (noch) latentem Kinderwunsch vollständig. Außerdem finden sich 32 Reviews, die in unterschiedlichem Umfang den jeweiligen Wissensstand zu verschiedenen oder nur einzelnen Themenbereichen zusammenfassen.

Darüber hinaus sind die Studien aufgrund des unterschiedlichen Designs oft nur schwer oder gar nicht miteinander zu vergleichen. Die Heterogenität bezieht sich vor allem auf die Auswahl und Größe der Kontrollgruppen, die Ausgangsparameter der untersuchten Patientinnen und die angewandten adipositas-chirurgischen Verfahren.

Dennoch lassen sich aufgrund der vorhandenen Daten einige Trends erkennen und so Aussagen und Hinweise von mehr oder weniger starkem Evidenzgrad in Bezug auf die bereits genannten Fragestellungen formulieren. In Tabelle 12.2 sind die dafür wesentlichen Kohorten-, Fallkontrollstudien und Fallserien zusammengefasst.

Tab. 12.3: Die wichtigsten Studien.

Autor	Studienart	Outcome	Fälle	Kontrollen	Verfahren
(Adami et al. 1992)	Fallserie	E	64		BPD(-DS)
(Bar-Zohar et al. 2006)	Fallserie	M	81		LAGB
(Bennett et al. 2010)	Kohort	M	585		gemischt
(Bilenka et al. 1995)	Kohort	M+F	14	18	VBG
(Cools et al. 2006)	Fallserie	E	9		BPD(-DS)
(Dao et al. 2006)	Kohort	E+M+K	34		RYMBP
(Deitel et al. 1988)	Kohort	M+K+F	9	274	VBG/gemischt
(Dixon et al. 2001)	Kohort	M+K	22	264	LAGB
(Dixon et al. 2005)	Kohort	M+K+E	79	61.000	LAGB
(Ducarme et al. 2007)	Fallkontrolle	M+K	13	414	LAGB
(Faintuch et al. 2009)	Fallkontrolle	M+K+N	14		RYMBP
(Friedman et al. 1989)	Fallserie	E	48		BPD(-DS)
(Friedman et al. 1995)	Kohort	M+K+E	152	77	BPD(-DS)
(Gerrits et al. 2003)	Fallserie	E	4		BPD(-DS)
(Haddow et al. 1986)	Fallserie	E	3		RYMBP
(Heinzen et al. 2006)	Kohort	M	22	700	gemischt
(Kral et al. 2006)	Kohort	M+K	79	34	BPD(-DS)
(Landsberger et al. 2006)	Kohort	M	19	38	RYMBP
(Lapolla et al. 2010)	Kohort	M+K	206	858	LAGB
(Marceau et al. 2004)	Kohort	K+E+F	251	1.577	BPD(-DS)
(Martin et al. 1988)	Fallserie	E	110		RYMBP
(Martin et al. 2000)	Kohort	M	23		LAGB
(Dell' Agnolo et al. 2011)	Kohort	M+K	32		gemischt
(Musella et al. 2011)	Fallserie	F	27		Magenballon
(Nomura et al. 2011)	Kohort	M	30		RYMBP
(Patel et al. 2008)	Fallkontrolle	M+K+E	26	254	RYMBP
(Printen u. Scott 1982)	Kohort	E	54		RYMBP
(Richards et al. 1987)	Fallkontrolle	M+K	57	57	RYMBP
(Santulli et al. 2010)	Kohort	M+K	24	240	RYMBP
(Sapre et al. 2009)	Kohort	M+K	25		RYMBP
(Sheiner et al. 2004)	Kohort	M+K+F	298	158912	gemischt
(Sheiner et al. 2006)	Kohort	F	28	7986	gemischt
(Sheiner et al. 2009)	Fallkontrolle	M+K	449		gemischt
(Sheiner et al. 2011)	Kohort	M+K	489		gemischt
(Skull et al. 2004)	Kohort	M	49	31	LAGB
(Stone et al. 2011)	Kohort	M+K	102		gemischt
(Teitelman et al. 2006)	Kohort	F	195	195	gemischt
(Wax et al. 2008b)	Kohort	M+K	52		RYMBP
(Wax et al. 2008a)	Kohort	M+K	38	76	RYMBP
(Weintraub et al. 2008)	Kohort	M+K	507	301	gemischt
(Weiss et al. 2001)	Kohort	M+K	7	215	LAGB
(Wittgrove et al. 1998)	Kohort	M+K+E	49	17	RYMBP

M, mütterliches Outcome; E, Ernährung betreffendes Outcome; K, kindliches Outcome; F, Fertilität betreffendes Outcome

12.4 Kontrazeption bei maximaler Gewichtsreduktion

Welche Kontrazeption ist der Patientin während der Phase der maximalen Gewichtsreduktion zu empfehlen? Wann ist der Zeitpunkt des Konzeptionsoptimums?

12.4.1 Kontrazeption

Die Beratung über Möglichkeiten der Kontrazeption muss bei Patientinnen im gebärfähigen Alter unbedingt Bestandteil der adipositas-chirurgischen Therapie und der peri- bzw. postoperativen Beratung sein (ACOG 2009). Denn die Schwangerschaftsraten sind besonders bei jungen Erwachsenen nach bariatrischen Operationen doppelt so hoch wie bei vergleichbaren Bevölkerungsgruppen (Roehrig et al. 2007). Der hohe Gewichtsverlust fördert die Sexualität u. a. in Bezug auf Libido, Frequenz und Erlebensqualität (Olafsdottir et al. 2006).

Die orale hormonelle Kontrazeption ist die häufigste und effizienteste Methode der Schwangerschaftsverhütung in den Industrieländern (Baird u. Glasier 1993). Gerade bei malabsorptiven Verfahren der Adipositaschirurgie muss die Verlässlichkeit dieser Methode jedoch in Frage gestellt werden, wie Leitlinien und Studien zeigen (ACOG 2009, Harris u. Barger 2010, Merhi 2009, 2007b). Hingegen kommen Paulen et al. (2010) in ihrem Review zu dem Schluss, dass nicht genügend belastbare Studien existieren, um ein substanzielles Absinken der Effektivität der oralen hormonellen Kontrazeption feststellen zu können (Paulen et al. 2010). Gerade deshalb müssen Patientinnen grundsätzlich über ein mögliches Versagen dieser Methode aufgeklärt werden und andere, z. B. Barrieremethoden, zur Steigerung der Sicherheit der Empfängnisverhütung empfohlen werden. Eine Übersicht der möglichen Methoden zur Kontrazeption zeigt Tabelle 12.4.

Tab. 12.4: Methoden der Kontrazeption, nach (Bolz 2010).

Methode der Kontrazeption	Kommentar
orales Kontrazeptivum, orales Gestagenpräparat	Resorptionsverlust, eingeschränkte kontrazeptive Sicherheit
transdermales Plaster	ab BMI >30 eingeschränkte kontrazeptive Sicherheit
transvaginales System	möglich, aber individuelles Thromboserisiko ggf. erhöht
subkutanes Gestagenimplantat	möglich, aber ggf. Appetitsteigerung
kupferhaltiges IUD	möglich, Infektionsrisiko erhöht
gestagenfreisetzendes IUD	möglich
Barrieremethoden, Kondom	möglich

Adipositas beeinträchtigt die Fertilität und die Ergebnisse nach IVF auf vielfache Weise negativ (Shah u. Ginsburg 2010). Aus diesem Grund ist Gewichtsverlust durch bariatrische Verfahren für nicht wenige Frauen, bei denen z. B. ein durch die Adipositas begünstigtes PCO-Syndrom besteht, oft die einzige Chance, schwanger zu werden. Theoretisch werden durch den Gewichtsverlust der Hyperinsulinismus vermindert, die Hyperandrogenämie und Zyklusstörungen dagegen verbessert (Harris u. Barger 2010). Die Datenlage zur Fertilität nach Adipositas-Chirurgie ist allerdings nicht eindeutig, jedoch spiegeln sich die positiven Effekte und somit eine höhere Konzeptionsrate überwiegend wieder (Shah u. Ginsburg 2010, Merhi 2009, Patel et al. 2007, Teitelman et al. 2006, Eid et al. 2005, Marceau et al. 2004, Martin et al. 2000, Bilenka et al. 1995, Deitel et al. 1988). Allerdings sollten bariatrische Operationen deshalb nicht primär zur Behandlung von Infertilität herangezogen werden (Merhi 2007a, ACOG 2009), weil sich ebenso Studien finden, die eine erhöhte Rate von Infertilitätsbehandlungen post-operativ aufzeigen (Sheiner et al. 2004, Sheiner et al. 2006).

12.4.2 Konzeptionsoptimum

Unabhängig davon, ob der Kinderwunsch schon vor dem chirurgischen Eingriff bestand oder erst post-operativ geäußert wird, stellt sich die Frage nach dem optimalen Zeitpunkt der Konzeption. Die neusten Leitlinien empfehlen, einen Zeitraum von mindestens 12–18 Monaten zwischen Operation und Konzeption abzuwarten (Mechanick et al. 2009, ACOG 2009). Damit soll vermieden werden, dass die Schwangerschaft in die Phase der maximalen Gewichtsreduktion fällt. Allerdings finden sich auch hier Studien, die diese Forderung nicht konkret unterstützen. Bei dem Vergleich von Schwangerschaften und deren Ausgang bei Frauen nach bariatrischen Eingriffen, die innerhalb eines Jahres konzipierten, zeigten sich hinsichtlich der mütterlichen und kindlichen Komplikationen, wie Bluthochdruck, Wachstumsverzögerung oder Frühgeburt, keine signifikanten Unterschiede gegenüber jenen Patientinnen, die später als ein Jahr postoperativ konzipierten (Karmon u. Sheiner 2008b). Wax et al. (2008) fanden bei der Unterscheidung, ob die Konzeption innerhalb eines Intervalls von 18 Monaten stattfand oder danach, ebenfalls keine signifikant schlechteren Werte für Gewichtszunahme während der Schwangerschaft, (primäre) Sectiorate, Geburtsverletzungen oder Infektionen (Wax et al. 2008b). Aufgrund der relativ kleinen Fallzahlen von weniger als 100, ist die Aussagekraft der Studien jedoch begrenzt. So kommen Maggard et al. (2008) zu dem Schluss, dass die Datenlage nicht ausreichend ist, um Empfehlungen zum optimalen Zeitpunkt für die Konzeption nach Adipositas-Chirurgie zu geben (Maggard et al. 2008). Eine aktuelle Studie aus dem Jahr 2011 verglich 104 Schwangerschaften innerhalb eines Jahres nach dem adipositas-chirurgischen Eingriff mit 385 Schwangerschaften mehr als ein Jahr post-operativ und fand keine signifikanten Unterschiede für SIH, GDM, angeborene Missbildungen oder chirurgische Komplikationen (Sheiner et al. 2011). Allerdings scheint es vernünftig, Patientinnen darauf hinzuweisen, eine Schwangerschaft nach adipositas-chirurgischen Operationen mindestens 12 Monate hinauszuzögern, um das Risiko ernährungsbedingter Mangelerscheinungen zu minimieren und den größtmöglichen Gewichtsverlust im

Sinne des Langzeiterfolges der bariatrischen Therapie zu unterstützen (Shah u. Ginsburg 2010, Harris u. Barger 2010).

12.5 Welche Risiken bestehen für die Mutter und das Kind?

Schwangerschaften nach bariatrischen Operationen bergen allgemein das Risiko für Fehlgeburten, Gestationsdiabetes (GDM), Präklampsie, schwangerschaftsinduzierte Hypertonie (SIH), mütterliche Gewichtszunahme und Kaiserschnittgeburten (Harris u. Barger 2010). Hinzu kommt die Gefahr von chirurgischen Komplikationen, deren Vorkommen mit etwa 5 % angegeben wird, sowohl für restriktive als auch malabsorptive Verfahren (Guelinckx et al. 2009). Die häufigsten hierbei, und noch dazu die schwerwiegendsten, sind intestinale Hernien. Darüber hinaus werden Darmobstruktionen, Magenbanderosionen oder -migrationen, Gallensteine, übermäßiges Schwangerschaftserbrechen (Hyperemesis gravidarum), schwere Anämien, Defizite an Kalzium, Folsäure, Vitamin D und B12 und Protein-Kalorien-Mangelernährung berichtet (Harris u. Barger 2010). Bei schwangeren Patientinnen mit Zustand nach Adipositas-Chirurgie, die unspezifische Beschwerden wie Übelkeit, Erbrechen oder Abdominalschmerzen angeben, müssen diese unbedingt und umgehend abgeklärt werden. Geschieht dies nicht oder verspätet, ist eine erhöhte kindliche (25 %) und mütterliche (15 %) Mortalität die Folge, wie eine Studie von 20 Fallberichten über chirurgische Komplikationen während einer Schwangerschaft nach vorausgegangenen bariatrischen Operationen zeigt (Maggard et al. 2008). Tabelle 12.5 listet auf, welche chirurgischen Komplikationen im Einzelnen auftraten.

Tab. 12.5: Chirurgische Komplikationen, nach (Maggard et al. 2008).

Chirurgische Komplikationen	Anzahl
Darmobstruktionen (davon interne Hernien)	14 (11)
Magenbandmigrationen	4
Magengeschwür	1
Heftklammernstriktur	1

12.5.1 Risiken für die Mutter

Aussagen zum Schwangerschaftsausgang nach Adipositas-Chirurgie können sich nur auf die Ergebnisse von relativ wenigen Fallkontrollstudien, kleinen Kohortenstudien und Fallserien stützen. Aktuelle Reviews kritisieren zudem eine mögliche Beeinflussung der Ergebnisse aufgrund nicht übereinstimmender Vergleichsgruppen, teilweise mangelhafter Nachbeobachtung oder fehlender Unterscheidung bezüglich der verschiedenen bariatrischen Verfahren (Guelinckx et al. 2009, Maggard et al. 2008). Dennoch deuten die Ergebnisse der Studien bis auf wenige Ausnahmen auf einen durchweg positiven Einfluss des chirurgisch induzierten Gewichtsverlusts auf den Ausgang der Schwangerschaften hin (Guelinckx et al. 2009, Maggard et al. 2008). Dies wird zudem durch die gut untersuchte und unstrittige Tatsache bekräftigt, dass die nicht behandelte Adipositas ein stark erhöhtes Risiko für Schwangerschaften in Bezug auf mütterliche und kindliche Komplikationen wie Fehlgeburt, GDM, SIH, frühzeitige Wehen bzw. Geburtseinleitung, Kaiserschnitt, Makrosomie, hereditäre Anomalien, postpartale Gewichtsretention und kindliches Übergewicht darstellt (Guelinckx et al. 2008). So erleiden schwangere Frauen, die übergewichtig sind, signifikant häufiger Komplikationen wie Spontanabort, GDM, SIH, Präklampsie, Makrosomie, Kaiserschnitt, auch in Verbindung mit hohem Blutverlust, Wundinfektionen und anästhesiologischen Schwierigkeiten (Stotland 2008).

Während die meisten Studien eine Senkung der Inzidenz für GDM, SIH und Präklampsie nach adipositas-chirurgischen Eingriffen zeigen (Richards et al. 1987, Deitel et al. 1988, Wittgrove et al. 1998, Dixon et al. 2001, Skull et al. 2004, Dixon et al. 2005, Dao et al. 2006, Ducarme et al. 2007), fanden Patel et al. (2008) diesbezüglich keine signifikanten Unterschiede innerhalb einer Gruppe mit RYMBP und den Vergleichsgruppen von Normalgewichtigen, Übergewichtigen und extrem Übergewichtigen (Patel et al. 2008). Sheiner et al. (2004) stellten zunächst sogar scheinbar signifikant höhere Inzidenzraten für chronische Hypertonie (5,4 % zu 1,7 %) und GDM (9,4 % zu 5,0 %) nach bariatrischer Chirurgie fest (Sheiner et al. 2004). Allerdings konnte diese Aussage einer nachträglichen Signifikanzprüfung aufgrund der geringen Fallzahl nicht standhalten. Für Fehlgeburten ist das Risiko sowohl nach restriktiven als auch malabsorptiven Verfahren nicht verändert (Merhi 2007a, Shah u. Ginsburg 2010).

12.5.2 Risiken für das Kind

Studien zu bestehenden Risiken für das Kind konzentrieren sich i. d. R. auf Frühgeburt, niedriges Geburtsgewicht, Makrosomie und perinatale Mortalität. Sheiner et al. (2009) fanden beim Vergleich von insgesamt 449 Schwangerschaften innerhalb der Gruppen der jeweiligen restriktiven, malabsorptiven bzw. gemischten Verfahren hierfür keine signifikanten Unterschiede und stellten somit fest, dass die verschiedenen Verfahren der bariatrischen Chirurgie keinen unterschiedlichen Einfluss auf den perinatalen Schwangerschaftsausgang haben (Sheiner et al. 2009). Aber auch beim Vergleich von 38 Schwangerschaften nach RYMBP mit 76 Schwangerschaften einer üblichen geburtshilflichen Population zeigten sich keine signifikanten Unterschiede bei Geburtsgewicht, Wachstumsverzögerung, Makrosomie, niedrigem Apgar-Score, notwendiger neonataler Intensivbetreuung oder kongenitalen Anomalien (Wax et al. 2008a).

Tab. 12.6: Einzelfallberichte über chirurgische Komplikationen.

Autor	Komplikation	Bariatrisches Verfahren	Maternales Outcome	Fetales Outcome
(Ahmed u. O'Malley 2006)	Dünndarmobstruktion mit interner Hernie	RYMBP	gut	gut
(Charles et al. 2005)	Dünndarmobstruktion mit interner Hernie	RYMBP	gut	letal
(Eerdekens et al. 2010)	5 Fälle intrakranieller Blutung	Magenband	gut	letal
	Fall 2	Magenband	gut	letal
	Fall 3	Magenband	gut	psych. Retard.
	Fall 4	BPD	gut	psych. Retard.
	Fall 5	BPD-DS	gut	letal
(Erez et al. 2004)	Akutes, perforiertes Magengeschwür		gut	gut
(Fountain et al. 2007)	Pankreatitis und ischämische Colitis	Magenband	gut	gut
(Gazzalle et al. 2010)	Dünndarmobstruktion mit interner Hernie	RYMBP	gut	gut
(Granstrom u. Backman 1990)	IUGR aufgrund Malnutrition	Magenband	gut	gut
(Graubard et al. 1988)	Dünndarmvolvulus	RYMBP	letal	letal
(Gurewitsch et al. 1996)	Anämie aufgrund Malnutrition	RYMBP	gut	gut
(Iavazzo et al. 2010)	IUGR aufgrund Malnutrition	RYMBP	gut	gut
(Iavazzo et al. 2010)	IUGR aufgrund Malnutrition	Magenband	gut	gut
(Iavazzo et al. 2010)	IUGR aufgrund Malnutrition	Magenband	gut	gut
(Kakarla et al. 2005)	Dünndarmobstruktion mit interner Hernie	RYMBP	gut	gut
(Kakarla et al. 2005)	Dünndarmobstruktion mit interner Hernie	RYMBP	gut	gut

Autor	Komplikation	Bariatrisches Verfahren	Maternales Outcome	Fetales Outcome
(Moore et al. 2004)	Dünndarmobstruktion mit interner Hernie	RYMBP	letal	letal
(Torres-Villalobos et al. 2009) (2 Fälle)	Dünndarmobstruktion mit interner Hernie	RYMBP	gut	gut
(van Mieghem et al. 2008)	intrakranielle Blutung aufgrund Malnutrition	Magenband	gut	letal
(Wang et al. 2007)	Dünndarmobstruktion mit interner Hernie	RYMBP	gut	gut
(Wax et al. 2007a)	Hypoglykämie	RYMBP	gut	gut
(Wax et al. 2007c)	Dünndarminvagination	RYMBP	gut	gut
(Loar et al. 2005)	Dünndarmobstruktion mit interner Hernie	RYMBP	letal	gut
(Baker u. Kothari 2005)	Dünndarmobstruktion mit interner Hernie	RYMBP	gut	gut
(Bellanger et al. 2006)	Dünndarmobstruktion mit interner Hernie	RYMBP	gut	gut

In einer aktuellen retrospektiven Analyse verglichen die Autoren die Schwangerschaftsergebnisse nach bariatrischen Operationen bei insgesamt 102 Patientinnen, von denen 52 zum Zeitpunkt der Konzeption noch adipös waren (BMI ≥ 30), wohingegen 50 Patientinnen schon so viel Gewicht verloren hatten, dass ihr BMI unter 30 lag (Stone et al. 2011). Es zeigte sich ein signifikanter Unterschied hinsichtlich der Sectiorate bei der adipösen (63,5 %) zur nicht adipösen Gruppe (36 %), während der Unterschied für die Entwicklung einer SIH zwischen den beiden Gruppen sich sogar als hochsignifikant herausstellte (36,5 % zu 8 %).

Wie auch die Ergebnisse der jüngsten Studien zeigen (Dell' Agnolo et al. 2011, Bebber et al. 2010, Bennett et al. 2010, Lapolla et al. 2010), lässt die insgesamt verfügbare Literatur zusammenfassend den Schluss zu, dass die Gefahr von Komplikationen bei Schwangerschaften nach Adipositas-Chirurgie sowohl für die Mutter als auch für das Kind geringer ist im Vergleich zu nicht operierten, adipösen Patientinnen, und dass sich das Risiko teilweise dem einer Normalpopulation nähert (Maggard et al. 2008, Guelinckx et al. 2009, Grundy et al. 2008, Karmon u. Sheiner 2008a, Weintraub et al. 2008, Abodeely et al. 2008). Darüber hinaus darf jedoch nicht außer Acht gelassen werden, dass es eine wachsende Zahl von Einzelfallberichten über lebensbedrohliche Komplikationen mit teils letalem Ausgang für Mutter und/oder Kind gibt. Tabelle 12.6 gibt hierzu eine Übersicht.

Intens ive Verlaufskontrollen und Untersuchungen durch ein multidisziplinäres Team erhöhen dabei die Chance auf eine erfolgreich verlaufende Schwangerschaft nach bariatrischer Chirurgie (Guelinckx et al. 2009).

12.6 Worauf ist in der Schwangerenbetreuung insbesondere zu achten?

Auch die rein restriktiven, aber insbesondere die gemischt malabsorptiven Verfahren bariatrischer Chirurgie verlangen per se eine regelmäßige, vor allem in der Phase des maximalen Gewichtsverlusts und auch darüber hinaus, lebenslange Kontrolle des Ernährungszustands und entsprechende Nahrungsergänzung zur Vermeidung von Mangelerscheinungen (Ziegler et al. 2009, Xanthakos 2009). Ist eine Schwangerschaft geplant oder bereits eingetreten, so ist die Bedeutung einer kontinuierlichen Vitamin-Supplementation zur Senkung des Risikos für Neuralrohrdefekte und schwere Anämien oder allgemeine Mangelerscheinungen umso größer (Harris u. Barger 2010). Dabei darf die Bedeutung einer verlässlichen Adhärenz der Patientinnen nicht unberücksichtigt bleiben. Studien zeigen hier stark variierende, teils ungenügende Compliance: Der Anteil von Frauen, die regelmäßig ihre verschriebenen Vitamine und Mineralien einnahmen, reichte von nur 33 % bis zu 60 % (Dalcanale et al. 2010, Dixon et al. 2005, Ledoux et al. 2006), bei nur einer Studie mit nahezu vollständiger Compliance (96 %) (Coupaye et al. 2009). Auch die Erfahrungen aus der täglichen Praxis zeigen, dass strikte Ernährungspläne mit konkreten Mengenangaben oft nur für begrenzte Zeit befolgt werden (Bräutigam 2012).

Grundsätzlich muss betont werden, dass es keine evidenz-basierten Richtlinien oder Konsensus Veröffentlichungen gibt, die sich ausschließlich mit der Nährstoffversorgung bei Schwangerschaften nach bariatrischen Operationen beschäftigen. Die Empfehlungen beziehen sich deshalb vorwiegend auf eine nicht schwangere bariatrische Population (Kominiarek 2010) oder auf Schwangere, die adipös sind (Briese 2010). Jedoch sind auch die den Teilbereich der spezifischen Vitaminversorgung nach Adipositas-Chirurgie betreffenden Leitlinien oft mangelhaft erforscht und überwiegend theoretisch (Beard et al. 2008).

12.6.2.1 Ernährungsberatung präkonzeptionell und während der Schwangerschaft

In der Regel sollten Patienten nach bariatrischen Verfahren bezüglich ihres postoperativ notwendigen Ernährungsverhaltens gut geschult sein. Allgemeine Empfehlungen lassen sich auch für die schwangere Patientin ggf. mit geringfügigen Änderungen formulieren (Woodard 2004):

- 3–5 kleine Mahlzeiten pro Tag
- langsam essen und ausreichend kauen

- keine Getränke 10 min vor und 90 min nach einer Mahlzeit
- alle Getränke sollen kalorienfrei sein
- möglichst breit gefächertes Nahrungsangebot
- überwiegend Proteine und komplexe Kohlenhydrate

Über die Menge der notwendigen Nahrung gilt für den Fall von Schwangerschaft, dass dem nun notwendigen Mehrbedarf an Grundumsatz Rechnung getragen werden muss. Dabei können exemplarisch die Werte für Normalgewichtige übernommen werden: zusätzlich 250–300 kcal pro Tag (Briese 2010). Liegen die Empfehlungen zur Nahrungsmenge nach Adipositas-Chirurgie zumeist leicht unter dem Grundumsatz eines Normalgewichtigen, sollte während einer Schwangerschaft dieser jedoch nicht unterschritten werden (Bräutigam 2012). In der Literatur werden Werte mit teilweise breitem Spielraum angegeben: 60–120 g Proteine täglich (Heber et al. 2010). Faintuch et al. ermittelten in einer Studie einen täglichen Energiebedarf von 1.800 kcal und 71 g (±17) Proteine als ausreichend für Schwangere nach Magenbypass (Faintuch et al. 2009). Das Maß der Gewichtszunahme oder auch -abnahme während der Schwangerschaft kann dabei individuell sehr unterschiedlich sein und wird insbesondere durch die zeitliche Differenz zwischen Operation und Konzeption bestimmt (Woodard 2004).

12.6.1 Supplementation von Mikronährstoffen

Tab. 12.7: Präkonzeptionelle Blutanalyse, nach (Poitou Bernert et al. 2007).

Präkonzeptionelle Blutanalyse
– Blutbild
– Eisen und Serum-Ferritin
– Vitamin B1, B6, B9 und B12
– Kalzium und Vitamin D
– Vitamin A und E
– Magnesium, Zink und Selen
– 24-Std. Iodausscheidung im Urin
– Albumin

Im Idealfall kann bei vorhandenem Kinderwunsch präkonzeptionell ein Serumtest zum Ausschluss von ernährungsbedingten Mängelzuständen veranlasst werden. Alternativ sollte dieser bei der ersten pränatalen Untersuchung vorgenommen werden (Wax et al. 2007b) und bei bestehenden Unterversorgungen sollte engmaschig kontrolliert werden, mindestens jedoch zu Beginn jedes Trimesters (ACOG 2009). Die zu untersuchenden Parameter sind in Tabelle 12.7 zusammengefasst. Zur Behandlung von präkonzeptionell bestehenden Mangelzuständen wird auf die entsprechende

Literatur verwiesen (Aills et al. 2008, Heber et al. 2010, Mechanick et al. 2009, Poitou Bernert et al. 2007, Xanthakos 2009).

Insbesondere die Versorgung mit Folsäure, Kalzium und Vitamin D, Eisen, Vitamin A und Vitamin B12 ist bei Schwangeren mit bariatrischen Voroperationen von Bedeutung und verlangt neben einer regelmäßigen Kontrolle eine sorgfältige Supplementation (DGAV-CAADIP 2010). Resultiert eine Hyperhomozysteinämie als Folge eines Mangels an Folsäure, Vitamin B12 oder anderer Spurenelemente, kann dies zu plazentaren Gefäßerkrankungen, Fruchttod oder fetalen Neuralrohrdefekten führen (Khong u. Hague 1999, Mathews et al. 2002, Nelen et al. 2000). Inwiefern die i. d. R. nach Adipositas-Chirurgie routinemäßig verordnete „blinde" Supplementation (siehe Tabelle 12.8) an die bevorstehende oder bereits eingetretene Schwangerschaft angepasst werden muss, soll im Folgenden für die einzelnen Parameter betrachtet werden.

Tab. 12.8: Routinesupplementation nach bariatrischen Operationen, nach (Mechanick et al. 2009).

Routinesupplementation nach bariatrischen Operationen	
Multivitamin	1–2 /d
Folsäure (Vitamin B_9)	400 µg /d (in Multivitamin enthalten)
Kalzium	1.200–2.000 mg /d
Vitamin D	400–800 I.E. /d
Eisen	40–65 mg /d
Vitamin B_{12}	≥ 350 µg /d oral oder 1.000 µg /m i. m. oder 3.000 µg alle 6 Wochen i. m. oder 500 µg wöchentlich nasal

Folsäure

Die Empfehlung zur Substitution von Folsäure lautet überwiegend 400 µg als tägliche Dosis (Aills et al. 2008, Mechanick et al. 2009, Poitou Bernert et al. 2007). In einem Fallbericht über eine fetale Myelomeningozele empfehlen die Autoren eine Tagesdosis von 4 mg Folsäure ab einem Monat präkonzeptionell, sowohl für Frauen nach vorausgegangener Schwangerschaft mit Neuralrohrdefekten, als auch für Frauen mit erhöhtem Risiko bedingt durch die Familienanamnese (Moliterno et al. 2008). Obwohl die Autoren aufzeigen, dass bei Studien mit einer Folsäuregabe in Höhe von 800 µg bei Schwangerschaften ohne Risiko keine Neuralrohrdefekte auftraten (Czeizel u. Dudas 1992), lauten die Empfehlungen in den USA weiterhin 400 µg Folsäuresubstitution für Schwangerschaften ohne besonderes Risiko (Cohen u. Robinson 2004).

In Deutschland hingegen hat sich überwiegend die Substitution von Folsäure in einer täglichen Dosis von 600–800 µg bereits 8–12 Wochen präkonzeptionell bis zum Ende des ersten Trimeons bei Schwangerschaften ohne besonderes Risiko für Neuralrohrdefekte bzw. 800–1.000 µg bei Adipositas durchgesetzt. Dagegen werden bei hohem Risiko – z. B. durch Zustand nach Schwangerschaft mit Neuralrohrdefekt, nach Konzeption in der Phase des maximalen Gewichtsverlusts oder bei Adipositas mit BMI > 35 – täglich 4–5 mg für einen Zeitraum von sowohl 12 Wochen prä- als auch postkonzeptionell empfohlen, im weiteren Verlauf der Schwangerschaft bis 4–6 Wochen post partum dann 0,4–1,0 mg täglich (Briese 2010, Briese et al. 2010).

Dabei sollte berücksichtigt werden, dass die Substitution effektiver ist, wenn zusätzlich die biologisch aktive und in quantitativer Hinsicht wichtigste Vitaminform 5-Methyltetrahydrofolat (5-MTHF) verwendet wird. Ein eventueller Enzympolymorphismus, der die Metabolisierung der Folsäure in die aktive Form behindert und bei jeder zweiten Frau vorliegt, kann somit vermieden werden (Bolz 2010).

Kalzium und Vitamin D

Bei Kalzium und Vitamin D gilt in Frankreich die Empfehlung zur Supplementation nur für den Fall eines bestehenden Defizits: Kalzium soll dann in einer Dosis von 1.000 mg und Vitamin D mit 10 µg (400 I.E.) täglich von Beginn der Schwangerschaft an substituiert werden. Alternativ werden für Vitamin D eine Gabe von 25 µg /d (1.000 I.E.) ab dem dritten Trimester oder eine einmalige Dosis von 2,5 mg (100.000 I.E.) im sechsten oder siebten Schwangerschaftsmonat empfohlen (Poitou Bernert et al. 2007).

Amerikanische Leitlinien geben ebenfalls eine tägliche Gabe von Kalzium (1.200–2.000 mg) und Vitamin D (10–20 µg bzw. 400–800 I.E.) vor, allerdings als Routinesubstitution unabhängig vom Versorgungsstatus (Mechanick et al. 2009).

Eisen

Auch für Eisen sehen die französischen Empfehlungen keine Substitution vor, solange kein Defizit besteht. Bei nachgewiesenem Eisenmangel reichen die Angaben von 30 bis 160 mg täglich (Poitou Bernert et al. 2007).

Eine Dosis von 40–65 mg /d geben die amerikanischen Leitlinien an, die bei bestehendem Mangel entsprechend zu erhöhen ist (Mechanick et al. 2009). Nach malabsorptiven Verfahren wie RYMBP werden wiederum höhere Dosen zur Supplementation empfohlen: täglich 200 mg Eisenfumarat plus 250 mg Vitamin C (Harris u. Barger 2010).

Vitamin A

Für Vitamin A wird eine Dosis von 700 µg (2.500 I.E.) pro Tag als ausreichend angegeben. Eine Überdosierung ist wegen der Gefahr von Fehlbildungen unbedingt zu vermeiden (Briese 2010, Poitou Bernert et al. 2007).

Vitamin B_{12}

Die Angaben für die Supplementation von Vitamin B_{12} variieren je nach Autor und Herkunft leicht: in Frankreich gelten 250 µg pro Tag als ausreichend (Poitou Bernert et al. 2007), Kominiarek (2010) empfiehlt unter Berufung auf amerikanischen Leitlinien ≥350 µg täglich oral zuzuführen (Mechanick et al. 2009), während nach malabsorptiven Verfahren wie RYMBP die Dosis auf 1.000 µg pro Tag erhöht werden sollte (Harris u. Barger 2010).

Die nachfolgende Tabelle 12.9 gibt eine Übersicht über die notwendige Supplementation bei Schwangerschaft nach bariatrischer Chirurgie:

Tab. 12.9: Postoperative Supplementation bei Schwangerschaft, nach (Woodard 2004).

Postoperative Supplementation bei Schwangerschaft		
Multivitamin pränatal	1–2/d	
Folsäure (insgesamt)	800–1.000 µg /d	bereits 8–12 Wo. präkonzeptionell
bei hohem Risiko	4–5 mg/d	12 Wochen perikonzeptionell, dann 1 mg/d
Kalzium	1200–2.000 mg /d	
Vitamin D	400–800 I.E. /d	
Eisen	40–65 (–200) mg /d	
Vitamin A	700 µg /d	
Vitamin B_{12}	≥ 350 µg /d oral	
	oder 1.000 µg /m i.m.	
	oder 3.000 µg alle 6 Wochen i. m.	
	oder 500 µg wöchentlich nasal	

Dumping-Syndrom

Weiterhin von Bedeutung für die Ernährungsberatung nicht nur von schwangeren Patientinnen, sondern Patienten allgemein nach Magenbypass-Operationen, ist das mögliche Auftreten des Dumping-Syndroms. Kommt es durch die fehlende Pylorusfunktion innerhalb von 15–30 min nach Nahrungsaufnahme zu einer sturzartigen Entleerung des nahezu unverdauten Mageninhaltes mit folgender Hyperosmolarität im Dünndarm, spricht man vom sogenannten Frühdumping. Die Hyperosmolarität zieht dann einen massiven Flüssigkeitseinstrom in den Dünndarm nach sich, der wiederum vasomotorische Störungen bis hin zum Kollaps hervorrufen kann. Weitere Symptome sind Übelkeit, Erbrechen, kolikartige Schmerzen und Müdigkeit. Das Spätdumping hingegen tritt etwa 2–3 Stunden postprandial auf. Ebenfalls durch die fehlende Pylorusfunktion kommt es zu einer schnellen Resorption von Glucose mit nachfolgender Hyperglykämie, die wiederum eine vermehrte Insulinausschüttung und infolgedessen eine gegenregulatorische Hypoglykämie bedingt. Symptome des Spätdumpings sind Hunger, Schwitzen, niedriger Blutdruck und Schwächegefühl. Es kann u. a. durch den Glucosetoleranztest zur Diagnose eines Gestationsdiabetes ausgelöst werden (Harris u. Barger 2010, Heber et al. 2010).

Chirurgische Komplikationen

Neben der sorgfältigen Versorgung mit Vitaminen und Spurenelementen ist ein weiterer Aspekt bei der Betreuung von Schwangeren nach bariatrischer Chirurgie zu beachten. In einer nicht geringen Anzahl von Einzelfällen wird über die Komplikation der internen Hernie als Folge von Dünndarmobstruktionen besonders nach RYMBP-Operationen berichtet. Werden diese nicht rechtzeitig diagnostiziert, kann der Ausgang letale Konsequenzen haben (Moore et al. 2004, Loar et al. 2005). Aus diesem Grund müssen unspezifische abdominale Beschwerden bei Schwangeren nach Adipositas-Chirurgie immer Anlass zur Konsultation eines bariatrischen Chirurgen sein, vor allem im Verlauf nach RYMBP (Wax et al. 2007b).

Darüber hinaus sind regelmäßige fetale Wachstumskontrollen in einem vierwöchigen Rhythmus angezeigt (Wax et al. 2007b).

12.7 Empfehlungen für Entbindung, Wochenbett und Nachsorge

12.7.1 Entbindungsmodus

Brost et al. (1997) fanden in einer Studie an 2929 Patientinnen, dass mit jedem bereits präkonzeptionell um eine Einheit erhöhten BMI die Sectiorate um 7 % steigt (Brost et al. 1997). Ebenso stellten die Autoren einen Anstieg der Sectioraten mit zunehmendem Alter der Patientinnen fest (Brost et al. 1997). Da Frauen nach bariatrischen Eingriffen durchschnittlich höhere BMI aufweisen und zum Zeitpunkt der Entbindung älter sind als nicht adipöse Vergleichspopulationen, erwartet man ebenfalls erhöhte Sectioraten (Karmon u. Sheiner 2008a). Demgemäß ermittelten Abodeely et al. (2008) aus einem Datenpool, dass bei 30,4 % der Patientinnen nach vorausgegangener Adipositas-Chirurgie eine Sectio vorgenommen wurde. Weitere Studien zeigten ebenso erhöhte Raten für Kaiserschnittgeburten nach bariatrischer Chirurgie (Dao et al. 2006, Patel et al. 2008, Richards et al. 1987, Sheiner et al. 2004, Weintraub et al. 2008, Wittgrove et al. 1998). Andere Autoren hingegen fanden Sectioraten, die ungefähr der Norm (20 %) entsprechen (Bar-Zohar et al. 2006, Marceau et al. 2004). Folgerichtig stellen Maggard et al. (2008) in ihrem Review fest, dass die Datenlage nicht einheitlich ist und aufgrund der großen Spanne der ermittelten Sectioraten keine zwingende Assoziation zwischen Adipositas-Chirurgie und nachfolgend erhöhtem Risiko für Kaiserschnittgeburten konstatiert werden kann (Maggard et al. 2008). Daher empfehlen Leitlinien, dass der Zustand nach bariatrischer Chirurgie per se nicht als alleinige Indikation für eine Sectio herangezogen werden sollte (ACOG 2009), insbesondere da keine physiologischen Gründe für das Durchführen von Sectiones nach adipositaschirurgischen Verfahren bekannten sind (ACOG 2009).

12.7.2 Wochenbett

Bezüglich des Wochenbettes gilt die Empfehlung, bei postpartalen Schmerzen keine nichtsteroidalen Antirheumatika zu verordnen, da die Gefahr von Ulzerationen aufgrund des verkleinerten Magenvolumens erhöht sein kann (Harris u. Barger 2010).

Verlängerte Geburtsphasen, vermehrter Wehenstress und erhöhte Kaiserschnittraten sind mitverantwortlich für eine verzögerte Laktogenese. Bei adipösen Wöchnerinnen führt eine Mamillenstimulation zu einer geringeren Prolaktinausschüttung. Auch sind Stillbereitschaft und Stilldauer verringert.

Stillen ist für Frauen nach bariatrischen Operationen grundsätzlich nicht kontraindiziert (Wax et al. 2007b). Jedoch muss besonders nach malabsorptiven Verfahren wie RYMBP die adäquate Versorgung der Mutter und somit des Kindes mit Mikronährstoffen sichergestellt und deshalb kontrolliert werden (Guelinckx et al. 2009). Die Empfehlungen zur Supplementation beziehen sich aus diesem Grund auch auf einen Zeitraum von mindestens 12 Wochen post partum bzw. solange gestillt wird. In der Literatur finden sich zwei Berichte über Vitamin B12-Mängel bei Mutter und Kind mit der Folge von Gedeihstörungen (Campbell et al. 2005, Grange u. Finlay 1994). Weiterhin wird die Gefahr einer möglichen Unterversorgung mit Vitamin D für das Kind im Zusammenhang mit einer unzureichenden Absorption von Kalzium bei der Mutter diskutiert. Um eine drohende postpartale Osteopenie der Mutter rechtzeitig zu erkennen und zu therapieren, wird eine Skelettszintigrafie sechs Monate nach Abstillen empfohlen (Harris u. Barger 2010).

Bei Adipositas ist im Wochenbett mit nachfolgenden Komplikationen häufiger zu rechnen:

40–60 % der Lungenembolien erfolgen post partum. Nach Sectio caesarea sollten Risiko-Patienten, z. B. Adipositas permagna, die Thromboseprophylaxe zu Hause fortsetzen, denn die stationäre Verweildauer liegt unabhängig vom Body-Mass-Index bei <4 Tagen (cave: silente TVT bei Adipositas).

- Thromboembolie (TVT)
- Endomyometritis
- Wundheilungsstörungen
- Harnweginfektionen
- Stressinkontinenz
- kein Ergometrin (Cave: Eklampsie bei Risikopatienten)

Die Trias Adipositas, neonatale Makrosomie und prolongierte Austreibungsperiode ist ein Risikofaktor für Stressinkontinenz im Wochenbett.

- postpartale Blutungsstörungen
- psychiatrische Erkrankungen (new-onset postpartum psychiatric disorders)

Bisher gibt es keine Untersuchungen hinsichtlich der Frage, ob Mütter, die sich vor der Geburt einer bariatrischen Operation unterzogen haben, ein erhöhtes Risiko für postpartale Depressionen aufweisen (Harris u. Barger 2010).

Eine generelle Empfehlung zur prophylaktischen Anwendung von niedermolekularem Heparin bei Adipositas besteht nicht. Die Nutzung von Antithrombosestrümpfen jedoch kann insbesondere auch bei Varikosis empfohlen werden.

12.7.3 Nachsorge

Bisher scheint es keine speziellen psychosozialen Nachsorgeprogramme für Mütter nach bariatrischen Operationen zu geben. Jedoch kann grundsätzlich die Beantragung einer Kur, in der Regel beim Rentenversicherungsträger, in Betracht gezogen werden.

Die Nachsorge zielt in erster Linie darauf ab, Komplikationen des metabolischen Syndroms zu vermeiden. Verschiedene Studien zeigen, dass die Diabetesprävalenz mit zunehmendem BMI stetig ansteigt. Adipositas und Diabetes sind herausragende Risikofaktoren für kardiovaskuläre Erkrankungen. Die Aussagekraft des BMI wird durch Messungen des Bauchumfangs und der Waist-to-Hip-Ratio sowie der Laborparameter Blutzucker, Triglyzeride und HDL-Cholesterin ergänzt. Besonders die dyslipidämischen Stigmata des metabolischen Syndroms (niedriges HDL und hohe Triglyzeride) korrelieren am stärksten mit vaskulären Ereignissen. Adipöse Frauen nach Gestationsdiabetes gelten als „Hochrisikogruppe“. Postpartal sind Untersuchungen zur Glucosetoleranz nach einem halben Jahr post partum sinnvoll. Obwohl sich bei der Mehrheit der Frauen mit Gestationsdiabetes nach der Geburt die Blutzuckerwerte normalisieren, entwickeln 35–60 % der ehemaligen Gestationsdiabetikerinnen im darauffolgenden Jahrzehnt einen manifesten Diabetes. Zu verzeichnen sind nicht selten frühzeitig Insulinresistenz, pankreatische Betazell-Sekretionsdefekte und subklinische Entzündungsreaktionen. Diese subklinischen Entzündungsreaktionen im viszeralen Fettgewebe sind pathogenetisch bedeutsam für das erhöhte kardiovaskuläre Risiko. Entscheidend für die Prävention ist eine kontrollierte Veränderung der Lebensweise.

Die Kontrollen umfassen die jährliche Evaluation der Glucosetoleranz. HbA1c und Nüchternglucose bleiben vor allem bei prädiabetischen Frauen lange normal, obwohl die 2h-postprandialenWerte schon deutlich über der Norm liegen. Das Erreichen und Aufrechterhalten des Normalgewichts bzw. eines „vertretbaren“ Übergewichts ist zentrale Maßnahme der Intervention. Bei Planung einer weiteren Schwangerschaft ist ggf. die bariatrische Chirurgie indiziert; präkonzeptionelle Folsäureprophylaxe! Bei eingetretener Schwangerschaft erfolgt dann ein 75-g-oGTT bereits im 1. Trimester und in 6-wöchentlichen Abständen, unbedingt aber zwischen 24+0 und 28+0 Schwangerschaftswochen.

12.8 Kasuistik

Nachfolgend wird über den Fall einer 27jährigen Patientin berichtet, die ca. zwei Monate nach einer laparoskopischen Anlage eines Roux-Y-Magenbypasses konzipierte. Nicht nur die bariatrische Operation, sondern insbesondere auch die Intensivschwangerenbetreuung (ISB) fand an der Universitätsfrauenklinik am Klinikum Südstadt der Hansestadt Rostock statt.

Zum Zeitpunkt der Operation im Oktober 2009 wog die Patientin seit bereits ca. 1,5 Jahren konstant 133 kg bei einer Körpergröße von 165 cm, so dass sich für den BMI ein Wert von 49 kg/m^2 ergab. Damit war auch ohne die im konkreten Fall vorliegenden Komorbiditäten Schlafapnoe-Syndrom und latenter Hypertonus die Indikation zur chirurgischen Therapie der Adipositas permagna gegeben. Die Patientin war seit ihrem dritten Lebensjahr übergewichtig und aus diesem Grund bis zum Zeitpunkt der bariatrischen Operation bereits mehrfach erfolglos stationär behandelt worden.

Adipositas-chirurgisches Verfahren:
- laparoskopischer Roux-Y-Magenbypass, Sekretkanal 50 cm, alimentärer Schenkel 150 cm, Pouch 20 ml

Allgemeine Anamnese:
- Adipositas III° ® BMI = 48,9 kg/m^2 zum Zeitpunkt der bariatrischen Operation
- latenter Hypertonus (keine medikamentöse Therapie)
- Schlafapnoe-Syndrom
- Nikotin positiv

Gynäkologische Anamnese:
- Z. n. Spontanpartus 2000 (gesunde Tochter), SIH.

Aktuelle Schwangerschaft war nicht geplant, kontrazeptive Probleme waren jedoch im Vorfeld der Operation bekannt und mit der Patientin besprochen worden:

Hormonelle Kontrazeptiva (Pflaster und orale K.) waren kontraindiziert, IUD bzw. Implantate fanden wegen finanzieller Probleme keine Anwendung.

Familienanamnese:
- Mutter Lippen-Kiefer-Gaumen-Spalte
- Vater Magenkarzinom und Thrombose
- Großmutter väterlicherseits Diabetes mellitus Typ 2
- Großvater väterlicherseits Arteriosklerose (Nikotin und Alkohol positiv)
- Schwägerin (Schwester des Kindsvaters) Down-Syndrom

Aufgrund der sehr frühen Konzeption nach bariatrischer Operation in Verbindung mit der ungünstigen Familienanamnese wurde von chirurgischer Seite zunächst die Empfehlung zum Schwangerschaftsabbruch diskutiert. Nach umfassender und sorgfältiger Aufklärung der Patientin war diese jedoch entschlossen, das Kind auszutragen. Nachfolgende Tabelle 12.10 zeigt eine Übersicht der wichtigsten Daten im Verlauf der Schwangerschaft. In Abbildung 12.7 wird der fetale Wachstumsverlauf anhand des Gewichts im Vergleich zu den Normkurven dargestellt.

Tab. 12.10: Schwangerschaftsverlauf.

Datum	Gewicht (kg)	Besonderes
20.10.2009 Magen-bypass-OP	133 (BMI = 48,9)	
04.02.2010 Erst-vorstellung ISB	105	Gewicht bei Konzeption ca. 107 kg
10.02.2010–9.+0 SSW		Patientin nimmt Orthomol natal ® umfangreiche Blutentnahme: Vit. B_{12} untere Norm, 25-OH-Vit. D Insuffizienz
22.02.2010–11. SSW		Befundbesprechung und Empfehlung: Vit. B_{12} regelmäßig s. c. aktuell 1000 I.E., Vit. D-Spiegel anheben (Frubiase Calcium forte 500), alle 4 Wochen Kontrolle Blutbild und Elektrolyte
10.03.2010–14. SSW	99	Empfehlung: Vit. B_{12} alle 3 Wochen, Frubiase Trinkampullen zweimal tgl.
08.04.2010–18. SSW	96	Sonografie unauffällig
03.05.2010–22. SSW	94	Sonografisches Fehlbildungsscreening unauffällig, Nikotin weiter positiv
31.05.2010–26. SSW		Sonografie und Dopplersonografie unauffällig
28.06.2010–30. SSW	89	Sonografie entspricht 29. SSW, Dopplersonografie unauffällig
26.07.2010–34. SSW	88	Sonografie entspricht 32. SSW, Dopplersonografie unauffällig, Nikotin negativ
23.08.2010–38. SSW		Sonografie entspricht 36. SSW, Dopplersonografie unauffällig
06.09.2010–39.+1 SSW	86 (BMI = 31,6)	Spontangeburt in PDA, Kind männlich, Gewicht: 3070 g (hypotroph < 10. Perzentile), Länge: 49 cm, KU: 35 cm, APGAR 9/9/10, NapH 7,32

Die Patientin verlor von der bariatrischen Operation bis zur Geburt, also über einen Zeitraum von weniger als 11 Monaten, insgesamt 47 kg an Gewicht, davon ca. 21 kg während der Schwangerschaft. Zum Zeitpunkt der Erstvorstellung in der ISB nahm die Patientin bereits ein Multivitaminpräparat. Umfangreiche Blutbilduntersuchungen ergaben jedoch einen Vitamin B12-Spiegel in der unteren Norm und eine

25-Hydroxy-Vitamin D-Insuffizienz. Trotz entsprechender Substitution konnte der Vitamin D-Spiegel im Verlauf der Schwangerschaft mit 4-wöchentlichen Kontrollen nie bis in den Zielbereich gehoben werden. Erst in der 34. SSW berichtete die Patientin, das Rauchen eingestellt zu haben.

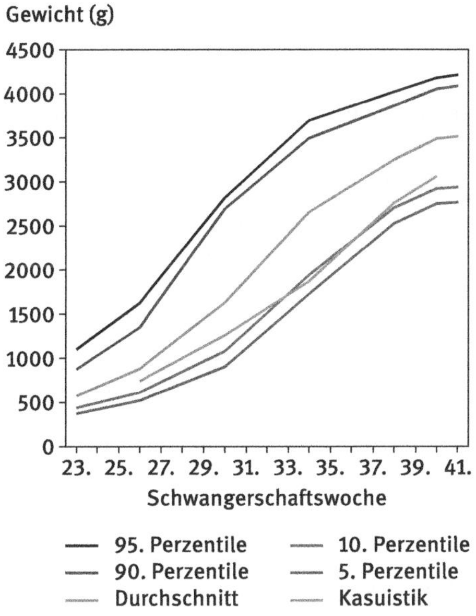

Abb. 12.7: fetaler Wachstumsverlauf.

Konzept für die Betreuung von Schwangeren nach bariatrischen Operationen nach (Bolz 2010):

1. frühzeitige Vorstellung der Patientin bzw. Schwangeren im Perinatalzentrum, idealerweise bei bestehendem Kinderwunsch schon präkonzeptionell
2. engmaschige intensivierte interdisziplinäre Schwangerenbetreuung (ambulanter Gynäkologe, Perinatalzentrum und Adipositas-Chirurgiezentrum). Die Konsultationszeitpunkte sollten so gelegt werden, dass die Schwangere alle zwei Wochen ärztlich gesehen wird.
3. I. Trimeon: Basislabor mit Blutbild, Elektrolyten, Transaminasen, Gerinnung Triglyzeriden, Cholesterol, Vitamine (B_{12}, A, D, E, K – zum Teil besondere Abnahmebedingungen, Lichtschutz für Vitamin K), Folsäure, Parathormon, Gesamteiweiß, Eisen, Ferritin, Transferrin, fT3, fT4, TSH, TPO, TRAK, 24-Std.-Sammelurin auf Eiweiß, Homocystein. Weitere Kontrollen auffälliger Parameter engmaschig, insbesondere bei Substitution.

4. EKG, Belastungs-EKG, Echokardiografie, evtl. Lungenfunktionsmessung (insbesondere bei Asthma-Patientinnen)
5. Langzeit-Blutdruckmessung, regelmäßige Blutdruck-Kontrollen, Schwangere zur Selbstmessung und Blutdruckkontrollführung motivieren.
6. Ausschluss eines Gestationsdiabetes durch 75-g-oGTT mit HOMA-Index bereits im I. Trimeon oder präkonzeptionell, Kontrolle einmal pro Trimeon ist ratsam. Cave: Dumping-Syndrom; ggf. intravenöse Glucosebelastung unter stationären Bedingungen ober Bestimmung mehrerer Blutzuckerwerte nüchtern und 1 Stunde nach den Mahlzeiten
7. Bei Adipositas ab BMI > 30 und Schwangerschaft liegt ein erhöhtes Thromboserisiko vor. Anwendung von NMH in prophylaktischer Dosis bleibt zu überprüfen.
8. evtl. Schilddrüsensonografie, bei Strumanachweis ggf. Vorstellung beim HNO-Arzt zum Ausschluss einer retrosternalen Struma (cave Intubationshindernis)
9. konsequente Substitution aller nachgewiesenen Defizite bzw. routinemäßige Supplementation! Besonders wichtig dabei sind:
   a) Folsäuresupplementation 800–1.000 µg /d: möglichst 8–12 Wochen präkonzeptionell und 4–6 Wochen post partum, bei hohem Risiko 4–5 mg /d bis 12. SSW, dann 1 mg /d (Z. n. Neuralrohrdefekt, Konzeption in der Phase des größten Gewichtsverlusts, BMI > 35)
   b) Kalzium, Substitution oral 1.200–2.000 mg /d
   c) Vitamin D, Substitution oral 400–800 I.E. /d
   d) Eisen, Substitution oral oder i. v. (bei intravenöser Substitution ist Eisensaccharose das Mittel der Wahl) Dosis: 40–65 (–200) mg /d
   e) Vitamin A, Substitution oral 700 µg /d
   f) Vitamin B_{12}, Substitution s. c., i. m. oder i. v., Dosis 1000 µg zweimal/Woche über zwei Wochen, dann wöchentlich regelmäßige Blutbildkontrollen notwendig

12.9 Zusammenfassung

12.9.1 Aktuelle Datenlage

Die Datenlage zum Thema Schwangerschaft nach bariatrischer Chirurgie ist relativ begrenzt und vor allem aufgrund geringer Fallzahlen oft von nur niedrigem Evidenzgrad. Dennoch sind klare Tendenzen zu erkennen und lassen sich Handlungsempfehlungen formulieren.

Kontrazeption und Zeitpunkt der Konzeption

Auch wenn die aktuellen Empfehlungen lauten, einen Zeitraum von mindestens 12–18 Monaten vom adipositas-chirurgischen Eingriff bis zur Konzeption einzuhalten,

nehmen Schwangerschaften, die geplant oder ungewollt vorher eintreten, durch entsprechende Sorgfalt bei der Betreuung nicht selten einen positiven Verlauf.
Vor allem während der Phase des maximalen Gewichtsverlusts ist den Patientinnen die mögliche Unwirksamkeit hormoneller Kontrakonzeptionsmethoden zu verdeutlichen und deshalb auf andere Möglichkeiten hinzuweisen.

Risiken für Mutter und Kind

Der Schwangerschaftsausgang bei ehemals oder noch adipösen Patientinnen kann durch vorausgegangene bariatrische Operationen im Vergleich zu Nichtoperierten sowohl für die Mutter als auch für das Kind verbessert werden. Dabei muss beachtet werden, dass bedingt durch die bariatrischen Verfahren vereinzelt neue chirurgische Risiken und Komplikationen mit zum Teil nicht unerheblichem Folgen auftreten können. Allgemein besteht aber für Schwangerschaften nach Adipositas-Chirurgie das mütterliche Risiko für Fehlgeburten, Gestationsdiabetes, Präklampsie, schwangerschaftsinduzierte Hypertonie, starke mütterliche Gewichtszunahme und Kaiserschnittgeburten. Risiken für das Kind liegen in Frühgeburt, niedrigem Geburtsgewicht, Makrosomie und perinataler Mortalität. Diese Risiken und Komplikationen können jedoch durch intensive Verlaufskontrollen und adäquate Betreuung durch ein multidisziplinäres Team so weit reduziert werden, dass ein überwiegend positiver Einfluss bariatrischer Verfahren auf nachfolgende Schwangerschaften konstatiert werden kann.

Ernährungsberatung

Neben möglichen chirurgischen Komplikationen und deren frühestmöglicher Diagnose und Behandlung durch bariatrische Chirurgen, ist vor allem eine ausreichende Versorgung mit Vitaminen und Spurenelementen der Patientinnen zu beachten. Insbesondere die sorgfältige Supplementation von Folsäure, Kalzium/Vitamin D, Vitamin A, Vitamin B12 und Eisen ist sicherzustellen. Engmaschige Kontrollen und eine ausreichende Adhärenz sind hierfür Voraussetzung. Bedingt durch die mangelhafte Datenlage variieren die Empfehlungen hier je nach Autor und dessen Herkunftsland.

Entbindung und Wochenbett

Bei der Entbindung von Schwangeren nach vorausgegangener bariatrischer Chirurgie ist nicht zwingend mit der Notwendigkeit einer Sectio zu rechnen. Zwar deuten die Ergebnisse einiger Studien auf erhöhte Sectioraten hin, die Literatur insgesamt ist jedoch uneinheitlich. Daher gilt die Empfehlung, dass der Zustand nach Adipositas-Chirurgie keine alleinige Indikation zur Schnittentbindung ist, auch weil i. d. R. keine physiologischen Gründe als Folge der bariatrischen Verfahren vorliegen.

Stillen ist für Frauen grundsätzlich erlaubt. Allerdings gilt es auch hier, die Kontrolle und Versorgung mit Nährstoffen in ausreichender Weise sicherzustellen. Vitamin B12 und Vitamin D sind dabei von besonderer Bedeutung.

Spezielle psychosoziale Angebote für Mütter nach bariatrischer Chirurgie existieren bisher nicht.

12.10 Literatur

Abodeely A, Roye GD, Harrington DT, Cioffi WG. Pregnancy outcomes after bariatric surgery: maternal, fetal, and infant implications. Surg Obes Relat Dis 2008; 4(3): 464–471.

ACOG. The American College of Obstetricians and Gynecologists practice bulletin no. 105: bariatric surgery and pregnancy. Obstet Gynecol 2009; 113(6): 1405–1413.

Adami GF, Friedman D, Cuneo S, Cuneo G, Marinari G, Gandolfo P, Scopinaro N. Intravenous nutritional support in pregnancy. Experience following biliopancreatic diversion. Clin Nutr 1992; 11(2): 106–109.

Adams TD, Gress RE, Smith SC, Halverson RC, Simper SC, Rosamond WD, Lamonte MJ, Am Stroup, Hunt SC. Long-term mortality after gastric bypass surgery. N Engl J Med 2007; 357(8): 753–761.

Ahmed AR, O'Malley W. Internal hernia with Roux loop obstruction during pregnancy after gastric bypass surgery. Obes Surg 2006; 16(9): 1246–1248.

Aills L, Blankenship J, Buffington C, Furtado M, Parrott J. ASMBS Allied Health Nutritional Guidelines for the Surgical Weight Loss Patient. Surg Obes Relat Dis 2008; 4 (5 Suppl): S73–108.

Baird DT, Glasier AF. Hormonal contraception. N Engl J Med 1993; 328(21): 1543–1549.

Baker MT, Kothari SN. Successful surgical treatment of a pregnancy-induced Petersen's hernia after laparoscopic gastric bypass. Surg Obes Relat Dis 2005; 1(5): 506–508.

Bar-Zohar D, Azem F, Klausner J, Abu-Abeid S. Pregnancy after laparoscopic adjustable gastric banding: perinatal outcome is favorable also for women with relatively high gestational weight gain. Surg Endosc 2006; 20(10): 1580–1583.

Beard JH, Bell RL, Duffy AJ. Reproductive Considerations and Pregnancy after Bariatric Surgery: Current Evidence and Recommendations. Obes Surg 2008; 18(8): 1023–1027.

Bebber FE, Rizzolli J, Casagrande DS, Rodrigues MT, Padoin AV, Mottin CC, Repetto G. Pregnancy after Bariatric Surgery: 39 Pregnancies Follow-up in a Multidisciplinary Team. Obes Surg, 2010.

Bellanger DE, Ruiz JF, Solar K. Small bowel obstruction complicating pregnancy after laparoscopic gastric bypass. Surg Obes Relat Dis 2006; 2(4): 490–492.

Bennett WL, Gilson MM, Jamshidi R, Burke AE, Segal JB, Steele KE, Makary MA, Clark JM. Impact of bariatric surgery on hypertensive disorders in pregnancy: retrospective analysis of insurance claims data. BMJ 2010; 340 (apr13 1): c1662.

Bilenka B, Ben-Shlomo I, Cozacov C, Gold CH, Zohar S. Fertility, miscarriage and pregnancy after vertical banded gastroplasty operation for morbid obesity. Acta Obstet Gynecol Scand 1995; 74(1): 42–44.

Bockelbrink A, Stöber Y, Roll S, Vauth C, Willich SN, Greiner W. Medizinische und ökonomische Beurteilung der bariatrischen Chirurgie (Adipositaschirurgie) gegenüber konservativen Strategien bei erwachsenen Patienten mit morbider Adipositas, Köln, 2008.

Bolz M. Schwangerschaft nach vorausgegangener bariatrischer Chirurgie. GYN Praktische Gynäkologie 2010; (15): 337–341.

Bräutigam U. Persönliche Mitteilung am 03.02.2012, unveröffentlicht.

Briese V. Ernährungsberatung in der Schwangerschaft. De Gruyter, Berlin/New York (2010).

Briese V; Bolz M; Reimer T: Krankheiten in der Schwangerschaft. Handbuch der Diagnosen von A–Z. De Gruyter, Berlin, 2010.

Brost BC, Goldenberg RL, Mercer BM, Iams JD, Meis PJ, Moawad AH, Newman RB, Miodovnik M, Caritis SN, Thurnau GR, Bottoms SF, Das A, McNellis D. The Preterm Prediction Study: association of cesarean delivery with increases in maternal weight and body mass index. Am J Obstet Gynecol 1997; 177(2): 333–337; discussion 337–341.

Buchwald H, Avidor Y, Braunwald E, Jensen MD, Pories W, Fahrbach K, Schoelles K. Bariatric surgery: a systematic review and meta-analysis. JAMA 2004; 292(14): 1724–1737.

Buchwald H, Estok R, Fahrbach K, Banel D, Jensen MD, Pories WJ, Bantle JP, Sledge I. Weight and type 2 diabetes after bariatric surgery: systematic review and meta-analysis. Am J Med 2009; 122(3): 248–256.e5.

Burgmer R, Petersen I, Burgmer M, Zwaan M de, Am Wolf, Herpertz S. Psychological outcome two years after restrictive bariatric surgery. Obes Surg 2007; 17(6): 785–791.

Campbell CD, Ganesh J, Ficicioglu C. Two newborns with nutritional vitamin B12 deficiency: challenges in newborn screening for vitamin B12 deficiency. Haematologica 2005; 90 (12 Suppl): ECR45.

Charles A, Domingo S, Goldfadden A, Fader J, Lampmann R, Mazzeo R. Small bowel ischemia after Roux-en-Y gastric bypass complicated by pregnancy: a case report. Am Surg 2005; 71(3): 231–234.

Cohen A, Robinson S. Myelomeningocele and myelocystocele. In: Winn HR (Hrsg.). Youmans Neurological Surgery (ed. 5). Saunders, Philadelphia, 2004, 3215–3228.

Cools M, Duval EL, Jespers A. Adverse neonatal outcome after maternal biliopancreatic diversion operation: report of nine cases. Eur J Pediatr 2006; 165(3): 199–202.

Coupaye M, Puchaux K, Bogard C, Msika S, Jouet P, Clerici C, Larger E, Ledoux S. Nutritional consequences of adjustable gastric banding and gastric bypass: a 1-year prospective study. Obes Surg 2009; 19(1): 56–65.

Czeizel AE, Dudas I. Prevention of the first occurrence of neural-tube defects by periconceptional vitamin supplementation. N Engl J Med 1992; 327(26): 1832–1835.

DAG. Evidenzbasierte Leitlinie der Deutschen Adipositas-Gesellschaft: Prävention und Therapie der Adipositas. AWMF-Leitlinien-Register Nr. 050/001, 2007.

Dalcanale L, Oliveira CP, Faintuch J, Nogueira MA, Rondo P, Lima VM, Mendonca S, Pajecki D, Mancini M, Carrilho FJ. Long-term nutritional outcome after gastric bypass. Obes Surg 2010; 20(2): 181–187.

Dao T, Kuhn J, Ehme RD, Fisher T, McCarty T. Pregnancy outcomes after gastric-bypass surgery. The American Journal of Surgery 2006; 192(6): 762–766.

Deitel M, Stone E, Kassam HA, Wilk EJ, Sutherland DJ. Gynecologic-obstetric changes after loss of massive excess weight following bariatric surgery. J Am Coll Nutr 1988; 7(2): 147–153.

Dell' Agnolo CM, Carvalho MD, Pelloso SM. Pregnancy After Bariatric Surgery: Implications for Mother and Newborn. Obes Surg 2011, 21(6): 699–706.

Despres JP, Lemieux I, Prud'homme D. Treatment of obesity: need to focus on high risk abdominally obese patients. BMJ 2001; 322(7288): 716–720.

DGAV-CAADIP: Deutsche Gesellschaft für Allgemein-und Viszeralchirurgie-Chirurgische Arbeitsgemeinschaft für Adipositastherapie. S3-Leitlinie der Chirurgie der Adipositas. AWMF-Leitlinien-Register Nr. 088/001, 2010.

Dixon JB, Dixon ME, O'Brien PE. Pregnancy after Lap-Band surgery: management of the band to achieve healthy weight outcomes. Obes Surg 2001; 11(1): 59–65.

Dixon JB, Dixon ME, O'Brien PE. Birth outcomes in obese women after laparoscopic adjustable gastric banding. Obstet Gynecol2005; 106 (5 Pt 1): 965–972.

Ducarme G, Revaux A, Rodrigues A, Aissaoui F, Pharisien I, Uzan M. Obstetric outcome following laparoscopic adjustable gastric banding. International Journal of Gynecology & Obstetrics 2007; 98(3): 244–247.

Eerdekens A, Debeer A, Hoey G, Borger C, Sachar V, Guelinckx I, Devlieger R, Hanssens M, Vanhole C. Maternal bariatric surgery: adverse outcomes in neonates. Eur J Pediatr 2010; 169(2): 191–196.

Eid GM, Cottam D. R., Velcu LM, Mattar SG, Korytkowski MT, Gosman G, Hindi P, Schauer PR. Effective treatment of polycystic ovarian syndrome with Roux-en-Y gastric bypass. Surg Obes Relat Dis 2005; 1(2): 77–80.

Erez O, Maymon E, Mazor M. Acute gastric ulcer perforation in a 35 weeks' nulliparous patient with gastric banding. Am J Obstet Gynecol 2004; 191(5): 1721–1722.

European Association for the Study of Obesity (Hrsg.): Guidelines for the management of obesity in adults, 2002.

Expertengruppe Metabolische Chirurgie: Methoden der Adipositas-Chirurgie 2010, www.expertengruppe-mbc.de.

Expertengruppe Metabolische Chirurgie: Adipositas-Chirurgie 2010, www.expertengruppe-mbc.de.

Expertengruppe Metabolische Chirurgie: Adipositas in Deutschland 2010, www.expertengruppe-mbc.de.

Faintuch J, Dias MCG, Souza Fazio E, Oliveira FCBM de, Nomura RMY, Zugaib M, Cecconello I. Pregnancy Nutritional Indices and Birth Weight After Roux-en-Y Gastric Bypass. Obes Surg 2009; 19(5): 583–589.

Flum DR, Belle SH, King WC, Wahed AS, Berk P, Chapman W, Pories W, Courcoulas A, McCloskey C, Mitchell J, Patterson E, Pomp A, Staten MA, Yanovski SZ, Thirlby R, Wolfe B. Perioperative safety in the longitudinal assessment of bariatric surgery. N Engl J Med 2009; 361(5): 445–454.

Fontaine KR, Redden DT, Wang C, Westfall AO, Allison DB. Years of life lost due to obesity. JAMA 2003; 289(2): 187–193.

Fountain RA, King J, Blackwelder L. Successful Pregnancy Following Partial Pancreatectomy After Complications From a Laparoscopic Adjustable Gastric Banding. Journal of Obstetric, Gynecologic, & Neonatal Nursing 2007; 36(5): 457–463.

Friedman D, Semino G, Gianetta Eea. Aspects of pregnancy following biliopancreatic diversion. Int J Obes (Lond) 1982; 13: 599.

Friedman D, Cuneo S, Valenzano M, Marinari GM, Adami GF, Gianetta E, Traverso E, Scopinaro N. Pregnancies in an 18-Year Follow-up after Biliopancreatic Diversion. Obes Surg 1995; 5(3): 308–313.

Gazzalle A, Braun D, Cavazzola LT, Wendt LR, Navarini D, Azevedo Fauri M, Vitola SP. Late Intestinal Obstruction due to an Intestinal Volvulus in a Pregnant Patient with a Previous Roux-en-Y Gastric Bypass. Obes Surg 2010; 20(12): 1740–1742.

Gerrits EG, Ceulemans R, van Hee R, Hendrickx L, Totte E. Contraceptive treatment after biliopancreatic diversion needs consensus. Obes Surg 2003; 13(3): 378–382.

Grange DK, Finlay JL. Nutritional vitamin B12 deficiency in a breastfed infant following maternal gastric bypass. Pediatr Hematol Oncol 1994; 11(3): 311–318.

Granstrom L, Backman L. Fetal growth retardation after gastric banding. Acta Obstet Gynecol Scand 2990; 69(6): 533–536.

Graubard Z, Graham KM, Schein M. Small-bowel obstruction in pregnancy after Scopinaro weight reduction operation. A case report. S Afr Med J 1988; 73(2): 127–128.

Grundy MA, Woodcock S, Attwood SE. The surgical management of obesity in young women: consideration of the mother's and baby's health before, during, and after pregnancy. Surg Endosc 2008; 22(10): 2107–2116.

Guelinckx I, Devlieger R, Beckers K, Vansant G. Maternal obesity: pregnancy complications, gestational weight gain and nutrition. Obes Rev 2008; 9(2): 140–150.

Guelinckx I, Devlieger R, Vansant G. Reproductive outcome after bariatric surgery: a critical review. Human Reproduction Update 2009, 15(2): 189–201.

Gurewitsch ED, Smith-Levitin M, Mack J. Pregnancy following gastric bypass surgery for morbid obesity. Obstet Gynecol 1996; 88 (4 Pt 2): 658–661.

Haddow JE, Hill LE, Kloza EM, Thanhauser D. Neural tube defects after gastric bypass: Originally published as Volume 1, Issue 8493. The Lancet 1986; 327(8493): 1330.

Harris AA, Barger MK. Specialized care for women pregnant after bariatric surgery. J Midwifery Womens Health 2010; 55(6): 529–539.

Hauner H, Bramlage P, Lösch C, et al. Übergewicht, Adipositas und erhöhter Taillenumfang: Regionale Prävalenzunterschiede in der hausärztlichen Versorgung. Dtsch Ärztebl 2008; 105: 827–833.

Heber D; Greenway FL; Kaplan LM; Livingston E; Salvador J; Still C: Endocrine and nutritional management of the post-bariatric surgery patient: an Endocrine Society Clinical Practice Guideline. J Clin Endocrinol Metab 2010; 95(11): 4823–4843.

Heinzen M, Ismail M, Ahn J. Perinatal outcomes in women with a history of bariatric surgery. American Journal of Obstetrics and Gynecology 2006; 195 (6, Supplement): S208.

Helmert U, Schorb F. Übergewicht und Adipositas: Fakten zur neuen deutschen Präventions-Debatte. 2007.

Iavazzo C, Ntziora F, Rousos I, Paschalinopoulos D. Complications in pregnancy after bariatric surgery. Arch Gynecol Obstet 2010; 282(2): 225–227.

IQWiG (Hrsg.): Institut für Qualität und Wirtschaftlichkeit im Gesundheitswesen: Leitlinienrecherche und -bewertung für ein DMP-Modul Adipositas. Abschlussbericht, V06–06 Version 1.0, Siegburg, 2009.

Kakarla N, Dailey C, Marino T, Shikora SA, Chelmow D. Pregnancy After Gastric Bypass Surgery and Internal Hernia Formation. Obstetrics & Gynecology 2005; 105 (Supplement): 1195–1198.

Karmon A, Sheiner E. Pregnancy after bariatric surgery: a comprehensive review. Arch Gynecol Obstet 2008; 277(5): 381–388.

Karmon A, Sheiner E. Timing of gestation after bariatric surgery: should women delay pregnancy for at least 1 postoperative year? Am J Perinatol 2008; 25(6): 331–333.

Khong TY, Hague WM. The placenta in maternal hyperhomocysteinaemia. Br J Obstet Gynaecol 1999; 106(3): 273–278.

Knowler WC, Fowler SE, Hamman RF, Christophi CA, Hoffman HJ, Brenneman AT, Brown-Friday JO, Goldberg R, Venditti E, Nathan DM. 10-year follow-up of diabetes incidence and weight loss in the Diabetes Prevention Program Outcomes Study. Lancet 2009; 374(9702): 1677–1686.

Koletzko B, Girardet JP, Klish W, Tabacco O. Obesity in children and adolescents worldwide: current views and future directions–Working Group Report of the First World Congress of Pediatric Gastroenterology, Hepatology, and Nutrition. J Pediatr Gastroenterol Nutr 2002; 35 Suppl (2): S205–212.

Kominiarek MA. Pregnancy after bariatric surgery. Obstet Gynecol Clin North Am 2010; 37(2): 305–320.

Kral JG, Biron S, Simard S, Hould F, Lebel S, Marceau S, Marceau P. Large maternal weight loss from obesity surgery prevents transmission of obesity to children who were followed for 2 to 18 years. Pediatrics 2006; 118(6): e1644–1649.

Kushner RF. Roadmaps for clinical practice: Case Studies in Disease Prevention and Health Promotion, Chicago, 2003.

Landsberger E, Ankrah Y, Segal-Isaacson C, Gurewitsch E, Levine L, Einstein F, Chazotte C. Should severely obese women complete childbearing prior to undergoing bariatric surgery? American Journal of Obstetrics and Gynecology 2006; 195 (6, Supplement): S93.

Lapolla A, Marangon M, Dalfrà MG, Segato G, Luca M, Fedele D, Favretti F, Enzi G, Busetto L. Pregnancy Outcome in Morbidly Obese Women Before and After Laparoscopic Gastric Banding. Obes Surg 2010; 20(9): 1251–1257.

Lean ME, Han TS, Morrison CE. Waist circumference as a measure for indicating need for weight management. BMJ 1995; 311(6998): 158–161.

Ledoux S, Msika S, Moussa F, Larger E, Boudou P, Salomon L, Roy C, Clerici C. Comparison of nutritional consequences of conventional therapy of obesity, adjustable gastric banding, and gastric bypass. Obes Surg 2006; 16(8): 1041–1049.

Loar PV3, Sanchez-Ramos L, Kaunitz A. M., Kerwin AJ, Diaz J. Maternal death caused by midgut volvulus after bariatric surgery. Am J Obstet Gynecol 2005; 193(5): 1748–1749.

Maggard MA; Yermilov I; Li Z; Maglione M; Newberry S; Suttorp M; Hilton L; Santry HP; Morton JM; Livingston EH; Shekelle PG: Pregnancy and fertility following bariatric surgery: a systematic review. JAMA 2008, 300(19): 2286–2296.

Marceau P; Kaufman D; Biron S; Hould FS; Lebel S; Marceau S; Kral JG: Outcome of pregnancies after biliopancreatic diversion. Obes Surg 2004; 14(3): 318–324.

Martin L, Chavez GF, Adams MJJR, Mason EE, Hanson JW, Haddow JE, Currier RW. Gastric bypass surgery as maternal risk factor for neural tube defects: Originally published as Volume 1, Issue 8586. The Lancet 1988; 331(8586): 640–641.

Martin LF, Finigan KM, Nolan TE. Pregnancy after adjustable gastric banding. Obstet Gynecol 2000; 95 (6 Pt 1): 927–930.

Mathews TJ, Honein MA, Erickson JD. Spina bifida and anencephaly prevalence–United States, 1991–2001. MMWR Recomm Rep 51 2002; (RR-13): 9–11.

Max Rubner-Institut (Hrsg.): Nationale Verzehrstudie II: Ergebnisbericht, Teil 1, Tab. A6, S.129, 2008.

Mechanick JI, Kushner RF, Sugerman HJ, Gonzalez-Campoy JM, Collazo-Clavell ML, Spitz AF, Apovian CM, Livingston EH, Brolin R, Sarwer DB, Anderson WA, Dixon J, Guven S. American Association of Clinical Endocrinologists, The Obesity Society, and American Society for Metabolic & Bariatric Surgery medical guidelines for clinical practice for the perioperative nutritional, metabolic, and nonsurgical support of the bariatric surgery patient. Obesity (Silver Spring) 2009; 17 Suppl 1): S1–70.

Merhi ZO. Weight loss by bariatric surgery and subsequent fertility. Fertil Steril 2007; 87(2): 430–432.

Merhi ZO. Challenging oral contraception after weight loss by bariatric surgery. Gynecol Obstet Invest 2007; 64(2): 100–102.

Merhi ZO. Impact of bariatric surgery on female reproduction. Fertil Steril 2009, 92(5): 1501–1508.

Moliterno JA, DiLuna ML, Sood S, Roberts KE, Duncan CC. Gastric bypass: a risk factor for neural tube defects? Case report. J Neurosurg Pediatr 2008; 1(5): 406–409.

Moore KA, Ouyang DW, Whang EE. Maternal and fetal deaths after gastric bypass surgery for morbid obesity. N Engl J Med 2004; 351(7): 721–722.

Musella M, Milone M, Bellini M, Fernandez MES, Fernandez LMS, Leongito M, Milone F. The potential role of intragastric balloon in the treatment of obese-related infertility: personal experience. Obes Surg 2011; 21(4): 426–430.

Neel JV. The 'Thrifty Genotype' in 1998. Nutrition Reviews 1999; 57(5): 2–9.

Nelen WL, Blom HJ, Steegers EA, den Heijer M, Eskes TK. Hyperhomocysteinemia and recurrent early pregnancy loss: a meta-analysis. Fertil Steril 2000; 74(6): 1196–1199.

Nomura RMY, Dias MCG, Igai AMK, Paiva LV, Zugaib M. Anemia During Pregnancy after Silastic Ring Roux-en-Y Gastric Bypass: Influence of Time to Conception. Obes Surg., 2011

Olafsdottir AS, Skuladottir GV, Thorsdottir I, Hauksson A, Steingrimsdottir L. Maternal diet in early and late pregnancy in relation to weight gain. Int J Obes (Lond) 2006; 30(3): 492–499.

Orth WS, Madan AK, Taddeucci RJ, Coday M, Tichansky DS. Support group meeting attendance is associated with better weight loss. Obes Surg 2008; 18(4): 391–394.

Patel JA, Colella JJ, Esaka E, Patel NA, Thomas RL. Improvement in infertility and pregnancy outcomes after weight loss surgery. Med Clin North Am 2007; 91(3): 515–528, xiii.

Patel JA, Patel NA, Thomas RL, Nelms JK, Colella JJ. Pregnancy outcomes after laparoscopic Roux-en-Y gastric bypass. Surg Obes Relat Dis 2008; 4(1): 39–45.

Paulen ME; Zapata LB; Cansino C; Curtis KM; Jamieson DJ: Contraceptive use among women with a history of bariatric surgery: a systematic review. Contraception 2010; 82(1): 86–94.

Pi-Sunyer FX. Medical hazards of obesity. Ann Intern Med 1993; 119 (7 Pt 2): 655–660.

Poitou Bernert C, Ciangura C, Coupaye M, Czernichow S, Bouillot JL, Basdevant A. Nutritional deficiency after gastric bypass: diagnosis, prevention and treatment. Diabetes & Metabolism 2007; 33(1): 13–24.

Printen KJ, Scott D. Pregnancy following gastric bypass for the treatment of morbid obesity. Am Surg 1982; 48(8): 363–365.

Rasheid S, Banasiak M, Gallagher SF, Lipska A, Kaba S, Ventimiglia D, Anderson WM, Murr MM. Gastric bypass is an effective treatment for obstructive sleep apnea in patients with clinically significant obesity. Obes Surg 2003, 13(1): 58–61.

Richards DS; Miller DK; Goodman GN: Pregnancy after gastric bypass for morbid obesity. J Reprod Med 1987; 32(3): 172–176.

Roehrig HR, Xanthakos SA, Sweeney J, Zeller MH, Inge TH. Pregnancy after gastric bypass surgery in adolescents. Obes Surg 2007; 17(7): 873–877.

Santulli P, Mandelbrot L, Facchiano E, Dussaux C, Ceccaldi PF, Ledoux S, Msika S. Obstetrical and Neonatal Outcomes of Pregnancies following Gastric Bypass Surgery: A Retrospective Cohort Study in a French Referral Centre. Obes Surg 2010; 20(11): 1501–1508.

Sapre N, Munting K, Pandita A, Stubbs R. Pregnancy following gastric bypass surgery: what is the expected course and outcome? N Z Med J 2009; 122(1306): 33–42.

Shah DK, Ginsburg ES. Bariatric surgery and fertility. Current Opinion in Obstetrics and Gynecology 2010; 22(3): 248–254.

Sheiner E, Levy A, Silverberg D, Menes TS, Levy I, Katz M, Mazor M. Pregnancy after bariatric surgery is not associated with adverse perinatal outcome. American Journal of Obstetrics and Gynecology 2004; 190(5): 1335–1340.

Sheiner E, Menes TS, Silverberg D, Abramowicz JS, Levy I, Katz M, Mazor M, Levy A. Pregnancy outcome of patients with gestational diabetes mellitus following bariatric surgery. American Journal of Obstetrics and Gynecology 2006; 194(2): 431–435.

Sheiner E, Balaban E, Dreiher J, Levi I, Levy A. Pregnancy Outcome in Patients Following Different Types of Bariatric Surgeries. Obes Surg 2009; 19(9): 1286–1292.

Sheiner E, Edri A, Balaban E, Levi I, Aricha-Tamir B. Pregnancy outcome of patients who conceive during or after the first year following bariatric surgery. American Journal of Obstetrics and Gynecology 2011; 204(1): 50.e1–6.

Sjostrom L, Lindroos AK, Peltonen M, Torgerson J, Bouchard C, Carlsson B, Dahlgren S, Larsson B, Narbro K, Sjostrom CD, Sullivan M, Wedel H. Lifestyle, diabetes, and cardiovascular risk factors 10 years after bariatric surgery. N Engl J Med 2004; 351(26): 2683–2693.

Sjostrom L, Narbro K, Sjostrom CD, Karason K, Larsson B, Wedel H, Lystig T, Sullivan M, Bouchard C, Carlsson B, Bengtsson C, Dahlgren S, Gummesson A, Jacobson P, Karlsson J, Lindroos AK, Lonroth H, Naslund I, Olbers T, Stenlof K, Torgerson J, Agren G, Carlsson LM. Effects of bariatric surgery on mortality in Swedish obese subjects. N Engl J Med 2007; 357(8): 741–752.

Skull AJ, Slater GH, Duncombe JE, Fielding GA. Laparoscopic adjustable banding in pregnancy: safety, patient tolerance and effect on obesity-related pregnancy outcomes. Obes Surg 2004; 14(2): 230–235.

Song Z, Reinhardt K, Buzdon M, Liao P. Association between support group attendance and weight loss after Roux-en-Y gastric bypass. Surg Obes Relat Dis 2008; 4(2): 100–103.

Statistisches Bundesamt Deutschland (Hrsg.): Mikrozensus 2003, 2004.

Stone RA, Huffman J, Istwan N, Desch C, Rhea D, Stanziano G, Joy S. Pregnancy Outcomes Following Bariatric Surgery. J Womens Health (Larchmt) 2011.

Stotland NE. Obesity and pregnancy. BMJ 2008; (337): a2450.

Teitelman M, Grotegut CA, Williams NN, Lewis JD. The impact of bariatric surgery on menstrual patterns. Obes Surg 2006; 16(11): 1457–1463.

Torquati A, Wright K, Melvin W, Richards W. Effect of gastric bypass operation on Framingham and actual risk of cardiovascular events in class II to III obesity. J Am Coll Surg 2007; 204(5): 776–782; discussion 782–783.

Torres-Villalobos GM, Kellogg TA, Leslie DB, Antanavicius G, Andrade RS, Slusarek B, Prosen TL, Ikramuddin S. Small Bowel Obstruction and Internal Hernias during Pregnancy after Gastric Bypass Surgery. Obes Surg 2009; 19(7): 944–950.

van Mieghem T, van Schoubroeck D, Depiere M, Debeer A, Hanssens M. Fetal Cerebral Hemorrhage Caused by Vitamin K Deficiency After Complicated Bariatric Surgery. Obstetrics & Gynecology 2009; 112 (2, Part 2): 434–436.

Wang CB, Hsieh CC, Chen CH, Lin YH, Lee CY, Tseng CJ. Strangulation of upper jejunum in subsequent pregnancy following gastric bypass surgery. Taiwan J Obstet Gynecol 2007; 46(3): 267–271.

Wax JR, Heersink D, Pinette MG, Cartin A, Blackstone J. Symptomatic hypoglycemia complicating pregnancy following Roux-en-Y gastric bypass surgery. Obes Surg 2007; 17(5): 698–700.

Wax JR, Pinette MG, Cartin A, Blackstone J. Female reproductive issues following bariatric surgery. Obstet Gynecol Surv 2007; 62(9): 595–604.

Wax JR, Wolff R, Cobean R, Pinette MG, Blackstone J, Cartin A. Intussusception complicating pregnancy following laparoscopic Roux-en-Y gastric bypass. Obes Surg 2007; 17(7): 977–979.

Wax JR, Cartin A, Wolff R, Lepich S, Pinette MG, Blackstone J. Pregnancy Following Gastric Bypass Surgery for Morbid Obesity: Maternal and Neonatal Outcomes. Obes Surg 2008; 18(5): 540–544.

Wax JR, Cartin A, Wolff R, Lepich S, Pinette MG, Blackstone J. Pregnancy Following Gastric Bypass for Morbid Obesity: Effect of Surgery-to-Conception Interval on Maternal and Neonatal Outcomes. Obes Surg 2008; 18(12): 1517–1521.

Weiner R. Adipositas-chirurgische Therapieprinzipien. Chirurg 2008; (79): 826–836.

Weiner R. Adipositaschirurgie: Operationstechnik – Komplikationsmanagement – Nachsorge. Urban & Fischer, München, 2009.

Weintraub M, Sundaresan PR, Madan M, Schuster B, Balder A, Lasagna L. Long-term weight control study I-VII. Clin Pharmacol Ther 1992; (51): 586–641.

Weintraub A, Levy A, Levi I, Mazor M, Wiznitzer A, Sheiner E. Effect of bariatric surgery on pregnancy outcome. International Journal of Gynecology & Obstetrics 2008; 103(3): 246–251.

Weiss HG, Nehoda H, Labeck B, Hourmont K, Marth C, Aigner F. Pregnancies after adjustable gastric banding. Obes Surg 2001; 11(3): 303–306.

Whitlock G, Lewington S, Sherliker P, Clarke R, Emberson J, Halsey J, Qizilbash N, Collins R, Peto R. Body-mass index and cause-specific mortality in 900 000 adults: collaborative analyses of 57 prospective studies. Lancet 2009; 373(9669): 1083–1096.

WHO (Hrsg.) Obesity: preventing and managing the global epidemic, Genf, 2000.

Wittgrove AC, Jester L, Wittgrove P, Clark GW. Pregnancy following gastric bypass for morbid obesity. Obes Surg 1998; 8(4): 461–464; discussion 465–466.

Woodard CB. Pregnancy following bariatric surgery. J Perinat Neonatal Nurs 2004; 18(4): 329–340.

Xanthakos SA. Nutritional deficiencies in obesity and after bariatric surgery. Pediatr Clin North Am 2009; 56(5): 1105–1121.

Ziegler O, Sirveaux MA, Brunaud L, Reibel N, Quilliot D. Medical follow up after bariatric surgery: nutritional and drug issues. General recommendations for the prevention and treatment of nutritional deficiencies. Diabetes Metab 2009; 35 (6 Pt 2): 544–557.

13 Adipositas-Sport in der Schwangerschaft

Adipositas, Diabetes mellitus und Herz-Kreislauf-Erkrankungen sind ganz wesentlich durch Bewegungsmangel und falsche Ernährung verursacht. Erkenntnisse zum Gestationsdiabetes zeigten, dass Bewegungsprogramme eine sinnvolle Ergänzung zu einer medikamentösen Therapie sind. Bisher erfolgte die Umsetzung lediglich in Modellprojekten.

Ernährungsumstellung, moderate Gewichtszunahme in der Schwangerschaft, Schulung und Bewegung sind auch die vier Säulen einer Adipositasbehandlung in der Schwangerschaft. Primär sollten wir als minimales Ziel die Empfehlungen der WHO auch für die Schwangerschaft formulieren: aktive Bewegung 2,5 Stunden pro Woche. Optimale Intensität, Dauer und Frequenz sind nicht ausreichend definiert. Kurzzeitige Intensitätssteigerungen sind wahrscheinlich für die Konditionierung sehr gut geeignet. Wenn wir Menschen mit Adipositas in Bewegung bringen wollen, müssen die einzelnen Probanden sehr genau betrachtet, z. B. hinsichtlich Alter, Geschlecht, Lebensumstände etc., und individuell in Bewegungskonzepte einbezogen werden. Diejenigen, die Sport- und Bewegungsprogramme besonders nötig haben, sind meist körperlich nicht in der Lage oder unmotiviert, um in Bewegungsprogramme integriert zu werden. Auch psychologische Barrieren, basierend auf Scham und Schuldgefühlen, gilt es zu überwinden. Auf diesem Gedanken aufbauend, ist es erforderlich, eine Bewegungstherapie zu „individualisieren“. Das bedeutet einen enormen Aufwand für die Schwangerenberatung. Auch ist der zeitliche Rahmen sehr begrenzt. Konkrete Bewegungsprogramme (beispielsweise erarbeitete Disease Management Programme) sind nur für die Anleitung tauglich. Die eigentliche Therapie ist dann ein psychosomatisches Problem mit dem Ziel der Verhaltensänderung. Dabei ist mit jedem einzelnen Patienten zu klären, welcher Sport und welche Bewegung zu ihm passt und vor allem gewährleistet werden kann. Für Schwangere, die noch nie über eine Verhaltensänderung nachgedacht haben, ist ein konkret vorgegebenes Bewegungsprogramm wahrscheinlich gar nicht das Richtige. Für Schwangere, die bereits die Absicht hatten, etwas zu ändern, ist es wahrscheinlich genau richtig.

In der Schwangerschaft ist es von besonderer Bedeutung, kurzfristige Konzepte und Ziele zu formulieren. Die Patientinnen sollen erfahren, dass sich „aktive Selbsthilfe“ lohnt. Diese Erkenntnis ist dann auch die Basis für postpartale Erfolgsaussichten mit dem Ziel der Vermeidung des metabolischen Syndroms. Neben wöchentlichen Aufzeichnungen zur Ernährung ist ein Bewegungsprotokoll hilfreich. Es sollten Angaben zur Bewegungsart, zur Zeitdauer und zur Intensität enthalten sein.

Ganzheitlicher Ansatz zur Bewegungstherapie in der Schwangerschaft:

- Aufklärung über mütterliche und fetale Risiken, einschließlich fetale Programmierung – Motivation: Sport „für mein Kind“
- Hinterfragung und Änderung des Lebensstils
- Bewegungsschulung: Belastungsintensität und Aktivierung des Stoffwechsels

- Überwindung von Scham und Schuldgefühlen
- Partnerberatung

Bereits ein vier- bis sechswöchiges Programm führt zu positiven Ergebnissen: Für tägliche Trainingseinheiten geeignet sind „schnelles“ Gehen, Aqua-Gymnastik, Schwimmen, der Schwangerschaft angepasste Gymnastik. Besonders wichtig sind begleitende Aufklärung und diätetischen Maßnahmen (Erbs et al. 2013). Basisempfehlung sollte sein: eine halbe Stunde Sport pro Tag. Folgende Ziele können bereits nach vier Wochen erreicht werden:
- Verminderung der Insulinresistenz
- Verminderung der Gefahr eines Gestationsdiabetes
- Verringerung der Blutzuckerspitzen nach Glucosebelastung
- Absenkung der LDL-C-Werte sowie des Gesamtcholesterins
- Absenkung des C-reaktivem Proteins
- Verringerung der Adipozytokin-Werte
- Verbesserung der endothelialen Dysfunktion
- Verbesserung der kardiopulmonalen Belastbarkeit

Tab. 13.1: Welche Sportart ist wann geeignet?

Schwangerschaftswoche	**1–13**	**14–26**	**27–40**
Schwimmen	++	++	++
Aquagymnastik	++	++	++
Walking	++	++	++
Wandern (< 2500 m)	++	++	++

Schlussfolgerungen auf Grund physiologischer Veränderungen in der Schwangerschaft:
- Berücksichtigung kardiovaskulärer Veränderungen in Ruhephasen und bei
- körperlicher Aktivität – Kontrolle der Herzfrequenz
- Verminderung des venösen Rückstroms infolge orthostatischer Hypotension beachten
- längere Pausen zwischen den Übungen einhalten
- gleichmäßige Bewegungsabläufe bevorzugen, z. B. Walking, Radfahren, Schwimmen, Skilanglauf, Wandern, „Soft“-Gymnastik mit Leichtgewichten, Aqua-Gymnastik bei 28–30 °C (Hartmann et al. 2001), (siehe Tab. 13.1)
- Sportarten mit Sturz- und Verletzungsgefahr vermeiden (z. B. Fuß-, Hand- und Volleyball, Hockey, Skating, Ski-Abfahrt, Reiten)
- ungeeignet sind auch Kraftausdauer, Intervall-, Kraft- und Schnellkrafttraining
- verboten sind Tauchen (Dekompressionsgefahr für Mutter und Kind), Höhentraining > 2500 m, Wettkampfsport
- Belastungsgrenzen noch unklar; Herzfrequenz < 140/min (Bauer et al. 2010)

- Fahrradergometer – Belastungsgrenze 50 Watt; max. 75 Watt (eigene Empfehlung)
- 30 Minuten moderates Training pro Tag auch für Schwangere
- kein intensiver Ausdauersport in der Schwangerschaft
- übliche Gymnastik, vorwiegend in aufrechter Körperhaltung und in Rückenlage vermeiden; alternativ – Gymnastik in Seitenlage (Takito et al. 2010)

Im NELIP (Nutrition and Exercise Lifestyle Intervention Program) empfehlen Mottola et al. (2010) bei Schwangeren mit einem prägraviden BMI > 25 kg/m^2 eine tägliche Energieaufnahme von ca. 2000 kcal in Kombination mit einem Trainingsprogramm: drei- bis viermal pro Woche Walking mit einem Schrittzähler unter Beachtung einer mittleren Herzfrequenz. Die durchschnittliche Gewichtszunahme betrug 6,8 kg in der Schwangerschaft. Bei Adipositas ist Laufen ungeeignet. Die Spitzenbelastung für die Gelenke beträgt das Fünffache des Körpergewichts, im Vergleich dazu das 1,3-Fache des Körpergewichts bei Walking.

Nach eigener Empfehlung bevorzugen wir folgendes Vorgehen:
- Geh- oder Walking-Test auf einer 100 m Strecke
- Kreislaufkontrolle (Puls, ggf. Blutdruck) bei Start und Ziel
- Auswahl einer geeigneten Ausgangsgeschwindigkeit für halbstündiges Gehtraining
- 100 m Kontrollgang nach 2 Wochen
- nach Möglichkeit Steigerung der Geschwindigkeit bei Geh- oder Walking-Test auf einer 100 m Strecke; Alternative: Gehstreckenverlängerung
- Alternativen: Ergometertraining mit Kontrolle der Herzfrequenz, geführte Wanderungen (Terraintraining)

Geh- oder Walking-Test sind mit folgenden Geschwindigkeiten nach eingeschätzter Belastbarkeit möglich:
- 2 km/h = 3 min/100 m
- 3 km/h = 2 min/100 m
- 4 km/h = 1 : 30 min/100 m
- 5 km/h = 1 : 12 min/100 m
- 6 km/h = 1 min/100 m
- 7 km/h = 51 sec/100 m

Bei morbider Adipositas empfehlen wir das Training auf dem Fahrradergometer. Es können niedrige Intensitäten in kurzen Intervallen reproduzierbar eingestellt werden. Weiterhin bieten exakte Kontrollen von Herzfrequenz, Rhythmus und Blutdruck Vorteile. Nach kurzen Belastungsphasen von 10–30 sec erfolgen Erholungszeiten von 60 sec über ca. 12–15 Zyklen.

Kontraindikationen für eine sportliche Aktivität in der Schwangerschaft sind zu beachten:
- Blutungen in der Schwangerschaft, drohende Frühgeburt, Cerclage
- Anämie (Hb-Wert <6,5 mmol/l)

- Mehrlingsschwangerschaft
- Hydramnion
- Präeklampsie
- Plazentaanomalien, z.B. Placenta praevia
- grippale Infekte (verlängerte Rekonvaleszenz in der Schwangerschaft)
- fetale Wachstumsrestriktion in der gegenwärtigen Schwangerschaft
- ausgeprägte Hyperthyreose

Bei bestehenden Risikofaktoren für eine Frühgeburt, z. B. Zustand nach Frühgeburt, ist eine Restriktion der körperlichen Aktivität zu empfehlen.

Interdisziplinäre Entscheidungen sind z. B. notwendig bei:
- Herzerkrankungen, Hypertonie
- Nephropathie
- Lungenerkrankungen
- Adipositas permagna
- orthopädischen Erkrankungen
- Epilepsie

Welche Warnsymptome sind unbedingt zu beachten? Es sind Symptome
- der drohenden Frühgeburt,
- einer Thrombose bzw. Thrombophlebitis,
- kardiopulmonale Symptome.
- Kopfschmerzen können eine Präeklampsie ankündigen.

Entsprechend einer Studie von Melzer et al. (2009) wirkt sich eine moderate körperliche Aktivität von >30 Minuten pro Tag nicht nur vorteilhaft auf die mütterliche Fitness, sondern auch auf einige geburtshilfliche Parameter aus:
- Vermeidung von exzessiven Gewichtszunahmen in der Schwangerschaft
- Verkürzung der Austreibungsperiode um 40 %
- geringere Rate an operativen Entbindungen

Neuere Studien weisen darauf hin, dass der zusätzliche Energieverbrauch durch körperliche Aktivität (KA) bei einem Minium von 16 METs pro Woche oder besser bei 28 METs wöchentlich und die Intensität der KA bei >60 % der Herzfrequenz-Reserve liegen sollten.

MET: Angabe des Energieumsatzes auf der Grundlage einer Sauerstoffaufnahme von 3,5 ml/kg; Körpergewicht = 1 MET.

Herzfrequenz-Reserve: individuell maximal erreichbare Herzfrequenz.

Diesen Studienergebnissen folgend, sind schwangerschaftsbedingte Risiken wie Gestationsdiabetes, Bluthochdruck, Präeklampsie verglichen mit körperlich weniger aktiven Frauen reduziert.

Schwangere können je nach Fitness unterschiedliche Trainingsumfänge und Intensitäten (s. Tabelle 13.2) wählen (Zavorsky).

Tab. 13.2: Fitnesstraining für Schwangere.

Leichte Intensität	**2,5 METs <10,4 ml/kg/min**	**3,2 km/Stunde gehen**	**6,4–11,2 Std/ Woche**	**16 minimale– 28 maximale METs**
Moderate Intensität	3–6 METs 10,5–21 ml/kg/min	4,8 km/Stunde Walking	4,5 Std/Woche 9,0 Std/Woche	16 minimale– 28 maximale METs
Anstrengende Intensität	6–7 METs >21 ml/kg/min	7,2 km/Stunde Walking 8,0 km/Stunde Jogging oder Fahrradergometer	4,0 Std/Woche 3,5 Std/Woche 4,7 Std/Woche	28 METs 28 METs

Bereits vor der Schwangerschaft ausgeübte sportliche Aktivitäten können beibehalten werden. Wettkampfsport ist nicht empfohlen.

„Nebenwirkung" Seitenstechen

Im Rahmen zunehmender Trainingsbelastungen sind unangenehme Seitenstiche, oft verbunden mit Schulterschmerzen, Begleiter und bedürfen einer medizinischen Beratung und Behandlung, um Trainingsprogramme fortsetzen zu können (Atkins et al. 2010). Seitenstechen ist häufiger mit einem hohen BMI assoziiert (Muir 2009). Sowohl beim Gehen und Laufen als auch beim Schwimmen und Radfahren können Seitenstiche auftreten. Wegen dieser lästigen Beschwerden und insbesondere aus Unkenntnis werden Bewegungsprogramme leider abgebrochen. Es handelt sich um plötzlich auftretende, krampfartige abdominale Schmerzen, zumeist im oberen Quadranten sowohl links– als auch häufiger rechtsseitig. Es handelt sich um Zwerchfellkrämpfe infolge „viszeraler Ligamentbelastungen" (visceral ligament stress). Besonders rasche Anfangsbelastungen überfordern das Zwerchfell. Eine Fehlhaltung der Wirbelsäule (Hyperlordose oder Kyphose) begünstigt das Auftreten von Seitenstichen; ebenso muskuloskeletale Fehlhaltungen (Spitznagle und Sahrmann 2011). Zur Diagnostik hilfreich sind Bewegungs- bzw. Laufbandanalysen.

Vermeidbare Ursachen

- Sauerstoffmangel durch zu intensives Training
- fehlerhaftes oder mangelhaftes Aufwärmen
- Obstipation, Meteorismus
- schwache Bauchmuskulatur
- falsche Atemtechnik

Seitenstechen (Seitenstiche), Prävention und einfache Behandlungsmaßnahmen (Pauwels 2012, Waterman u. Kapur 2012):

- im Stand aus der Hüfte nach vorne unten beugen und gleichzeitiges Anspannen der Bauchmuskeln

- durch gespitzte Lippen ein größeres Atemvolumen ein– und ausatmen
- Atemübungen erhöhen die Dehnbarkeit der Bänder im Bauchraum.
- Bauchatmung in Rückenlage mit angestellten Beinen trainieren; dabei Hände abwechselnd auf Bauch, untere Rippen und zur Seite lagern
- beim Laufen in den Bauch atmen und nicht nur in den Brustkorb
- Hauptproblem bei längeren Belastungen: Ernährung, bis zu drei Stunden vor dem Laufen nichts essen oder nur leicht verdauliche Nahrungsmittel (z. B. Toast oder Obst)
- hypertone Trinklösungen meiden
- häufigere kleine Trainingseinheiten senken die Frequenz der Schmerzepisoden

Maximalkrafttraining sollte vermieden werden, weill durch einen erhöhten intraabdominalen Druck möglicherweise die uterine Perfusion reduziert wird. Das potentiell erhöhte Verletzungsrisiko scheint bei schwangeren Athletinnen wegen der trainingsbedingt besseren Koordination und erhöhten Muskelkraft im Vergleich zu Nichtsportlerinnen vermindert.

Einige Sportarten sind für Mutter und Kind besonders günstig. Dazu zählen Radfahren, Wandern, Walking, Jogging, Nordic Walking, Skilanglauf und Gymnastik. Einige Fakten sind zu beachten. Sportliche Aktivitäten sollten höhenangepasst erfolgen. Radfahren in der Ebene entlastet die Wirbelsäule, weil das Gewicht auf dem Rad lastet.

Schwimmen eignet sich besonders für Schwangere mit Ödemneigung. Im Wasser wird durch den hydrostatischen Druck eine Umverteilung von Wasser aus dem extravasalen Raum und den oberflächlichen Wenen in die großen Venen bewirkt. Das intravasale Volumen steigt an. Infolgedessen wird die Diurese forciert und die Ödeme werden somit ausgeschwemmt. Beim Schwimmen werden darüber hinaus die Gelenke entlastet. Die Infektionsgefahr ist nicht erhöht. Die Wassertemperatur sollte nicht unter 20 °C und nicht über 33 °C liegen (Korsten-Reck).

Der Geburtsverlauf ist bei (Leistungs-)Sportlerinnen nicht prinzipiell protrahiert. Die Austreibungsphase kann verlängert sein, in der Regel ist aber die Eröffnungsphase verkürzt.

Wenn eine stillende Wöchnerin sehr intensiv Sport treibt, muss unbedingt die tägliche Trinkmenge gesteigert werden. Anderenfalls kommt es zum Milchrückgang, weil die durch das Schwitzen verlorene Flüssigkeit bei der Laktation fehlt. Erschöpfende körperliche Belastung kann über die Laktatazidose zu einer Ansäuerung der Muttermilch führen.

Fit vor und in der Schwangerschaft bedeutet auch Fitness nach der Schwangerschaft und im Wochenbett. Das subjektive Gefühl der Schwangeren ist dabei entscheidend und entlastet aus juristischen Gründen alle anderen Beteiligten.

13.1 Literatur

Atkins JM, Taylor JC, Kane SF. Acute and overuse injuries of the abdomen and groin in athletes. Curr Sports Med Rep. 2010; 9: 115–120.

Bauer PW, Broman CL, Pivarnik JM. Exercise and pregnancy knowledge among healthcare providers. J Womens Health (Larchmt). 2010;19:335–341.

Briese V. Ernährungsberatung in der Schwangerschaft. Verlag de Gruyter, Berlin, 2010.

Davenport MH, Sopper MM. Nutrition and exercise prevent excess weight gain in overweight pregnant women. Med Sci Sports Exerc. 2010; 42: 265–272.

Erbs et al., Exercise training in children with obesity: impact on risk factor profile, metabolic parameters, inflammatory activation, adipocytocine expression and endogenous regeneration. Abstract V848. Clin Res Cardiol 102, Suppl 1, 2013; Abstracts of the 79th Annual Meeting of the German Cardiac Society. April 3–6, 2013. Mannheim, Germany

Hartmann S, Kölble N, Rake A, Bung P, Huch A, Huch R. „Aqua-Fit" in der Schwangerschaft: Maternale und fetale hämodynamische Reaktionen bei einem Trainingsprogramm im Wasser. Geburtsh Frauenheilk 2001; 12: 977–982.

Korsten-Reck U, Wanke E. Schwangerschaft und Sport. DGSP. Dezember 2011.

Melzer K, Schutz Y, Soehnchen N, Othenin-Girard V, Martinez de Tejada B, Irion O, Boulvain M, Kayser B. Effects of recommended levels of physical activity on pregnancy outcomes. Am J Obstet Gynecol. 2010; 202: 266. e1–6.

Mottola MF, Giroux I, Gratton R, Hammond JA, Hanley A, Harris S, McManus R,Muir B. Exercise related transient abdominal pain: a case report and review of the literature. J Can Chiropr Assoc. 2009; 53: 251–260.

Pauwels N. Towards evidence based emergency medicine: Best BETs from the Manchester Royal Infirmary. BET 1: Is exercise-related transient abdominal pain (stitch) while running preventable? Emerg Med J. 2012; 29: 930–931. doi: 10.1136/emermed-2012–201952.2.

Schwangerschaft und Sport. Deutsche Zeitung für Sportmedizin 2009; 60: 117–121

Spitznagle TM, Sahrmann S. Diagnosis and treatment of 2 adolescent female athletes with transient abdominal pain during running. J Sport Rehabil. 2011; 20: 228–249.

Takito MY, Benício MH. Physical activity during pregnancy and fetal outcomes: a case-control study. Rev Saude Publica. 2010; 44:90–101.

Waterman JJ, Kapur R. Upper gastrointestinal issues in athletes. Curr Sports Med Rep. 2012; 11: 99–104.

Zavorsky GS, Longo LD. Exercise guidelines in pregnancy: mew perspectives. Sprots Med 2011; 41: 345–360.

14 Therapiekonzepte bei Adipositas und Schwangerschaft

14.1 Ernährung

Die Aufnahme von Nahrung gehört zu den fundamentalen Merkmalen des Lebens. Im Verlauf der Evolution hat sich allein der Mensch durch die enorme Vielfalt der Erschließung von Nahrungsquellen und der Verarbeitung von Nahrungsmitteln einen entscheidenden Entwicklungs- und Überlebensvorteil verschaffen können.

Zu Urzeiten waren gut entwickelte Sinnesreize wie Sehen, Riechen, Schmecken und Tasten die Grundlage der Entscheidung zur Aufnahme der Nahrung. Heute wird unser Nahrungsangebot vor allem stark durch eine global agierende Lebensmittelindustrie mit kommerziellen Netzwerken, begleitet von ausgefeilter Werbung, gesteuert. Was von diesem Angebot auf unseren Tisch gelangt, ist geprägt von persönlichen Vorlieben, traditionellen Werten und als Ergebnis unserer konditionierten Ernährungs-Entwicklung sowie im Einklang mit den eingegangenen sozialen Beziehungen zu sehen. Darüber hinaus bestimmt das zur Verfügung stehende finanzielle Budget die Nahrungszusammensetzung.

Das Verständnis der Wurzeln, Entwicklung und Beeinflussung unseres Essverhaltens wird durch die Kenntnis der jeweiligen aktuellen Lebensumstände vervollständigt. Alles dies ist die Grundlage beim Erstellen von Ernährungsempfehlungen.

Für **adipöse Schwangere** existieren keine evidenzbasierten besonderen Ernährungspläne. Die Beratung der Patientin muss angelehnt an die Ernährungsempfehlungen für Schwangere unter Berücksichtigung der erkennbaren und diagnostizierbaren Begleiterkrankungen erfolgen. Neben der Adipositas sind das Störungen des Glucose- oder Fettstoffwechsels und Herz-Kreislauferkrankungen.

Aus den Bausteinen der einzelnen zu berücksichtigenden Komponenten ist eine individuelle Strategie für die Frau anzuregen. Notwendig dazu müssen Kenntnisse über die Entstehung von Referenzwerten, Schätzwerten, Empfehlungen vorhanden sein, ebenso wie Kenntnisse über die relevanten Makro- und Mikronährstoffe.

Die folgenden Seiten geben darüber einen grundsätzlichen Überblick und sind bewusst leichtverständlich aufgearbeitet, um ein möglichst breites Leserpublikum anzusprechen.

14.2 Historie

Erstmalig in den USA während des 2. Weltkrieges wurden Empfehlungen zur Versorgung der Bevölkerung mit Vitaminen, Eiweiß, Calcium, Eisen und zu dem

Bedarf an Nahrungsenergie veröffentlicht. Nachfolgend fand 1950 der Energie- und Eiweißbedarf für Menschen in der Dritten Welt im Rahmen der Arbeit der Food and Agriculture Organization (FAO) der World Health Organization (WHO) Beachtung.

Nach Gründung der Deutschen Gesellschaft für Ernährung (DGE) 1953 wurden vom DGE-Ausschuss 1956 erstmalig in Deutschland „Empfehlungen für die wünschenswerte Höhe der Nährstoffzufuhr“ herausgegeben und in den folgenden Jahren aktualisiert.

Im Jahr 2000 gelang es im Konsens mit der DGE, der Schweizerischen Gesellschaft für Ernährungsforschung (SGE) und der Schweizerischen Vereinigung für Ernährung (SVE) sowie der Österreichischen Gesellschaft für Ernährung (ÖGE) „Referenzwerte für die Nährstoffzufuhr“ im deutschsprachigen Raum gemeinsam zu veröffentlichen. Nach der international üblichen Länderkennzeichnung werden diese Empfehlungen unter der Bezeichnung D-A-CH Referenzwerte seitdem verwendet (siehe Abb. 14.1). Aus dem 16-seitigen Band von 1956 sind im Jahr 2012 (1. Auflage, 4. korrigierter Nachdruck) 251 Seiten geworden.

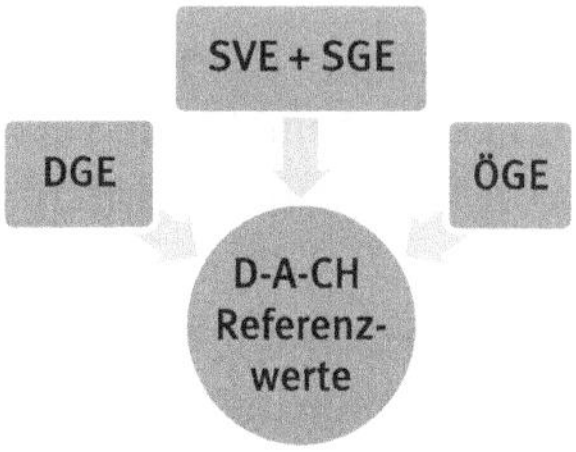

Abb. 14.1: Entwicklung der D-A-CH Referenzwerte. Quelle: Adam, O. „Ernährungsmedizin in der Praxis“,Loseblattsammlung, Spitta-Verlag, Balingen.

14.3 Begriffe

Durchschnittlicher Bedarf: benötigte Menge an Energie oder eines Nährstoffs zur Gewährleistung aller Funktionen eines Organismus. Dabei werden neben der Detektion von Minimalmengen auch die Speicherkapazitäten bei verschiedenen Nährstoffen, die relative Bioverfügbarkeit und präventive Aspekte berücksichtigt. Bei einer angenommenen Normalverteilung nach Gauß'scher Kurve deckt der durchschnittliche Bedarf an einem Nährstoff bei 50 % der Personen den Bedarf an diesem untersuchten Nährstoff, bei 50 % aber auch nicht. Der experimentell ermittelte Wert kann jeweils nur für eine kleine definierte Bevölkerungsgruppe angegeben werden, da er einer Vielzahl von Einflussfaktoren (Alter, Geschlecht, körperlicher und psychischer

Belastung, Klimazonen, Ernährungs- und Gesundheitszustand, genetische Merkmale, besondere Lebensumstände etc.) unterliegt.

Referenzwerte: Maß für die Zufuhr von Nahrungsmitteln, ausgehend vom durchschnittlichen Bedarf gesunder Personen. Die Zufuhr eines essentiellen Nährstoffs oder einer Energiemenge nach Referenzwert soll bei 97,5 % der Menschen einer bestimmten Population den Bedarf decken. Dazu wird zum durchschnittlichen Bedarf noch die zweifache Standardabweichung als Zuschlag verwendet. Innerhalb dieses Bereichs wäre unter der Annahme der Normalverteilung der Population der Bedarf gedeckt. Referenzwerte gibt es nur für gesunde Personengruppen. Unter Berücksichtigung der Bioverfügbarkeit sollen Referenzwerte nicht täglich, sondern über 7 bis 14-tägige Intervalle als Durchschnittszahlen/-mengen bei der Nahrungszufuhr dienen (siehe Abb. 14.2).

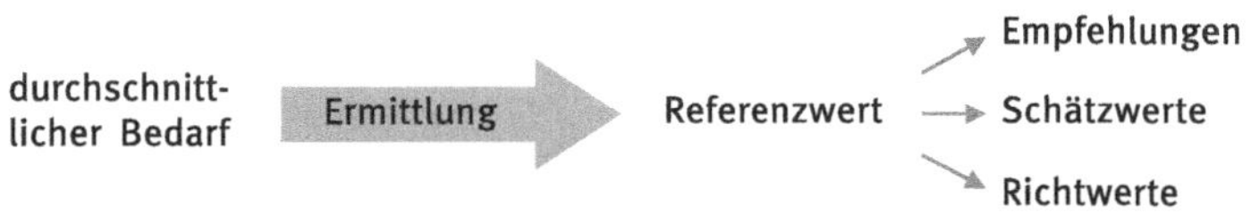

Abb. 14.2: Entstehung von Referenzwerten, Empfehlungen, Schätzwerten und Richtwerten.

Empfehlungen: liegen vor für Eiweiß, essentielle Fettsäuren, die Mehrzahl der Vitamine, einige Mengenelemente („Blutsalze“) und die Spurenelemente Eisen, Jod und Zink. Vom experimentell ermittelten, durchschnittlichen Bedarf ausgehend wird ein Sicherheitszuschlag von plus 2 Standardabweichungen (oder + 20–30 %) eingeräumt mit dem Ziel, den Bedarf nahezu aller gesunder Individuen einer Gruppe zu gewährleisten. Empfehlungen haben die größte Aussagekraft.

Schätzwerte: Ist der durchschnittliche Bedarf nur ungenau bekannt, werden Schätzwerte nach indirekten Kriterien, mehr oder weniger bekannten Messdaten oder Verzehrstudien und nach Nichtauftreten von Mangelsymptomen in Experimenten geschlussfolgert. Zum Beispiel werden Bedarfsdaten für Säuglinge aus Analysen untersuchter Muttermilch gewonnen. Für Schätzwerte wird meist ein Bereich angegeben, der innerhalb dieser Grenzen die gesundheitliche Unbedenklichkeit beinhaltet. Beispiel: Selen.

Richtwerte: Ist der durchschnittliche Bedarf nicht genau benennbar, sind Richtwerte als Orientierungshilfen für die maximale (z. B. Cholesterin, Speisesalz, Alkohol, Gesamtenergiemenge, Fette, Kohlenhydrate) oder minimale (z. B. Ballaststoffe, Wasser, Fluorid) Versorgung im Hinblick auf gesundheitlich mögliche Folgen angegeben.

14.4 Berechnungsgrundlagen

14.4.1 Energie

Der Gesamtenergiebedarf setzt sich aus den Einzelkomponenten Grundumsatz, Thermogenese und leistungsabhängige Energie summarisch zusammen.

i Gesamtenergiebedarf = Grundumsatz + Thermogenese + leistungsabhängige Energie

Grundumsatz: bezeichnet als Basiswert den Energiebedarf in kompletter physischer und psychischer Entspannung bei ausgeglichener Körpertemperatur. Er nimmt ca. ab dem 20. Lebensjahr mit zunehmendem Alter ab und ist z. B. abhängig von genetischen Faktoren, Geschlecht, Konstitutionstyp und der Gesamtstoffwechselsituation (erhöhter Grundumsatz z. B. bei Hyperthyreose, chronisch inflammatorischen Erkrankungen wie Rheuma, niedrigerer Grundumsatz z. B. bei Schilddrüsenunterfunktion).

Thermogenese: beträgt ca. 10 % des täglichen Energiebedarfs und wird dem Verbrauch von Energie nach Nahrungsaufnahme zugerechnet.

Leistungsabhängige Energie: Dieser Bedarf ist individuell besonders variabel und nach bestimmten Beruf- und Freizeitaktivitäten klassifiziert. Nach dem Vielfachen des Basis-Grundumsatz finden sich PAL (*physical activity level*)-Werte tabellarisch geordnet zur Berechnung des durchschnittlichen täglichen Energiebedarfs. So finden sich bei Landwirten oder Leistungssportlern z. B. PAL-Werte für die leistungsabhängige Energie von 2,0–2,4 (d. h. das 2 bis 2,4-Fache des Grundumsatzes ist die leistungsabhängige Energie) und bei Büroangestellten ein PAL-Wert von 1,4–1,5. Freizeitsport von täglich 30–60 min erhöht den PAL-Wert um 0,3 Einheiten des Grundumsatzes.

14.4.2 Zielgewicht

Vereinfacht und in der Praxis leichter zu handhaben ist die Berechnung der individuell benötigten Energiezufuhr nach Zielgewicht (innerhalb des normalen BMI 20–25 kg/m^2) und geschätztem Energiebedarf. Verschiedene Konstitutionen (athletisch, leptosom, pyknisch) spiegeln die Varianzbreite innerhalb des BMI wider.

Da der Taillenumfang die Menge des ungünstigen visceralen Fettdepots besser widerspiegelt als der BMI, wird bei Nichtschwangeren ein Taillenumfang bis 80 cm als normal bezeichnet. Ab einem Umfang von >88 cm steigt das Risiko für metabolische Erkrankungen. Einen ähnlichen Ansatz bietet das Verhältnis von Taillenumfang zu Hüftumfang (Waist-to-Hip-Ratio). Dieses sollte bei Nichtschwangeren

< 0,85 betragen. In der Schwangerschaft können bei zunehmendem Leibesumfang diese Parameter nicht zielführend sein, hier ist sinnvollerweise der BMI anzuwenden.

Zielgewicht: ergibt sich aus dem Quadrat der Körpergröße × 20–25 kg/m² Dabei stellt die 20 den unteren BMI-Zielbereich dar, ein BMI von 25 wäre z. B. bei einer übergewichtigen oder adipösen Patientin das wünschenswerte Ziel innerhalb des Normbereichs.

Beispiel:

Patientin 1,80 m	Zielgewicht = (1,80 m × 1,80 m) × 20 kg/m² (–25kg/m²)
	Zielgewicht = 3,24 m² × 20 kg/m²(–25 kg/m²)
	Zielgewicht = 65–81kg
oder: Patientin 1,70 m	Zielgewicht: 58–72kg
oder: Patientin 1,60 m	Zielgewicht: 51–64kg

14.4.3 Geschätzter Energiebedarf

Geschätzter Energiebedarf:

Grundumsatz:	24 kcal/kg KG (Körpergewicht)
leichte körperliche Arbeit:	30 kcal/kg KG
mittelschwere körperliche Arbeit:	35 kcal/kg KG
schwere körperliche Arbeit:	40 kcal/kg KG

14.4.4 Individuelle Energiezufuhr

Individuelle Energiezufuhr = Zielgewicht × geschätzter Energiebedarf

Beispiel: Pat. 1,80 m + leichte körperliche Arbeit:

65 (–81) kg × 30 kcal/kg = 1.950 (–2.430) kcal/d

oder: Pat. 1,70 m + leichte körperliche Arbeit:

58 (-72) kg × 30 kcal/kg = 1.740 (–2.160) kcal/d

oder: Pat. 1,60 m + mittelschwere körperliche Arbeit:

51 (-64) kg × 35 kcal/kg= 1.785 (–2.240) kcal/d

In der **Schwangerschaft** erhöht sich ab dem 4. Schwangerschaftsmonat (13./14. SSW) die empfohlene Energiezufuhr um ca. + 250–260 kcal/Tag. Das entspricht etwa dem Verzehr eines Käsebrotes oder eines kleinen fettarmen Fruchtjoghurt (150 g) + einer Banane.

In der **Stillzeit** liegt (bei ausschließlichem Stillen = Vollstillen) der tägliche Energiemehrbedarf bei ca. 500 kcal/Tag. Ein Kilogramm Körperfett entspricht ca. 7.000 kcal, somit verbraucht der Körper in 14 Tagen Vollstillen etwa 1 kg der angelegten Fettreserven, wenn die zusätzliche Energie nicht zugeführt wird.

Aktuell in Diskussion ist eine Anhebung der wünschenswerten BMI-Bereiche ab dem 35. Lebensjahr um die Zahl 1 pro Lebensdekade. (35.–44. Lebensjahr: BMI 21–26 kg/m^2, 45.–54. Lebensjahr: BMI 22–27kg/m^2 usw.)

Die folgende Tabelle 14.1 zeigt den Zielgewichtsbereich (BMI 20–25 kg/m^2) bezogen auf die Körpergröße der Patientin. In der jeweiligen Spalte findet der Leser danach einen Anhaltspunkt für die durchschnittlich benötigte und maximale Energiezufuhr in Abhängigkeit von der Körpergröße der Schwangeren, bezogen auf den Bedarf bei leichter körperlicher Arbeit. Der zusätzlich benötigte Energiemehrbedarf von täglich 260 kcal ab dem vierten Schwangerschaftsmonat ist nicht mit berechnet. Gerade bei adipösen Schwangeren sollte nicht über den maximalen Energiebedarf hinaus geplant werden.

Tab. 14.1: Ermittlung des durchschnittlichen und maximalen täglichen Energiebedarfs bei leichter körperlicher Arbeit in Abhängigkeit von der Körpergrößedem BMI der Schwangeren.

Körpergröße in m	Zielgewicht in kg bei BMI von 20 kg/m^2	Zielgewicht in kg bei BMI von 25 kg/m^2	Durchschnittlicher täglicher Energiebedarf in kcal bei leichter körperlicher Arbeit und BMI von 22 kg/m^2	Maximaler täglicher Energiebedarf in kcal bei leichter körperlicher Arbeit und BMI von 25 kg/m^2
1,50	45	56	1.485 (+260 ab 13.SSW)	1.680
1,51	45–46	57	1.505	1.710
1,52	46	58	1.525	1.740
1,53	47	58–59	1.545	1.755
1,54	47	59	1.565	1.770
1,55	48	60	1.585	1.800
1,56	48–49	61	1.600	1.830
1,57	49	62	1.625	1.860
1,58	50	62–63	1.650	1.875
1,59	51	63	1.670	1.890
1,60	51	64	1.690	1.920
1,61	52	65	1.710 (+260 ab 13.SSW)	1.950
1,62	52	56–66	1.730	1.965
1,63	53	66	1.750	1.980
1,64	54	67	1.775	2.010
1,65	54	68	1.795	2.040
1,66	55	69	1.815	2.070
1,67	56	70	1.840	2.100
1,68	56	70–71	1.860	2.115
1,69	57	71–72	1.890	2.145
1,70	58	72	1.910	2.160

Körpergröße in m	Zielgewicht in kg bei BMI von 20 kg/m²	Zielgewicht in kg bei BMI von 25 kg/m²	Durchschnittlicher täglicher Energiebedarf in kcal bei leichter körperlicher Arbeit und BMI von 22 kg/m²	Maximaler täglicher Energiebedarf in kcal bei leichter körperlicher Arbeit und BMI von 25 kg/m²
1,71	58	73	1.930 (+260 ab 13.SSW)	2.190
1,72	59	74	1.955	2.220
1,73	60	75	1.975	2.250
1,74	61	76	2.000	2.280
1,75	61	76–77	2.020	2.295
1,76	62	77–78	2.045	2.325
1,77	63	78	2.065	2.340
1.78	63	79	2.090	2.370
1.79	64	80	2.115	2.400
1,80	65	81	2.140	2.430
1,81	66	82	2.165 (+260 ab 13.SSW)	2.460
1,82	66	83	2.185	2.490
1,83	67	84	2.210	2.520
1,84	68	84–85	2.230	2.535
1,85	68	85–86	2.260	2.565
1,86	69	86–87	2.285	2.595
1,87	70	87–88	2.310	2.625
1,88	71	88	2.330	2.640
1,89	71	89	2.360	2.670
1,90	72	90	2.380	2.700

Energiezufuhr bei adipösen Schwangeren

Systematische evidenzbasierte Untersuchungen für die ausreichende Energiezufuhr adipöser Schwangerer existieren nicht, so dass Schlussfolgerungen dazu nur aus der Gruppe gravider Adipöser mit Gestationsdiabetes herangezogen werden können. Orientierend reichen zur optimalen täglichen Energieversorgung von übergewichtigen Schwangeren 24 kcal/kg Körpergewicht, bei Adipösen sogar nur täglich 12–18 kcal/kg Körpergewicht. Dabei gilt als grobe Richtgröße, dass 1600–1800 kcal/d nicht unterschritten werden und der Proteinanteil dann mindestens 60–80 g am Tag betragen sollte. Der Körpergröße und dem Konstitutionstyp wird dabei jedoch nicht Rechnung getragen. Um eine übermäßige Ketonkörperbildung quantitativ abschätzen zu können, eignet sich die Messung der Ketonkörperausscheidung im Morgenurin ein- bis zweimal/Woche mittels Urinsticks. Dabei weist ein zweifach oder dreifach positives Vorhandensein auf eine zu hohe Ketonkörperproduktion hin und die Ernährungsstrategie muss angepasst werden.

Als Vorschlag kann folgende Tabelle 14.2 gelten:

Tab. 14.2: Ermittlung des täglichen Energiebedarfs bei leichter körperlicher Arbeit in Abhängigkeit von der Körpergröße übergewichtiger und adipöser Schwangeren.

Körpergröße in m	Durchschnittlicher täglicher Energiebedarf mit 24 kcal bei leichter körperlicher Arbeit und BMI von 28 kg/m^2 Übergewicht	Durchschnittlicher täglicher Energiebedarf mit 15 kcal bei leichter körperlicher Arbeit und BMI von 33 kg/m^2 Adipositas
1,50	1.512	1.115
1,51	1.532	1.130
1,52	1.552	1.145
1,53	1.573	1.160
1,54	1.594	1.175
1,55	1.614	1.190
1,56	1.635	1.205
1,57	1.656	1.220
1,58	1.678	1.235
1,59	1.699	1.250
1,60	1.720	1.265
1,61	1.742	1.285
1,62	1.764	1.300
1,63	1.785	1.315
1,64	1.807	1.330
1,65	1.830	1.347
1,66	1.852	1.365
1,67	1.874	1.380
1,68	1.897	1.400
1,69	1.919	1.415
1,70	1.942	1.430
1,71	1.965	1.445
1,72	1.988	1.465
1,73	2.011	1.480
1,74	2.034	1.500
1,75	2.058	1.515
1,76	2.082	1.535
1,77	2.105	1.550
1.78	2.130	1.570
1.79	2.153	1.585
1,80	2.177	1.600

Körpergröße in m	Durchschnittlicher täglicher Energiebedarf mit 24 kcal bei leichter körperlicher Arbeit und BMI von 28 kg/m² Übergewicht	Durchschnittlicher täglicher Energiebedarf mit 15 kcal bei leichter körperlicher Arbeit und BMI von 33 kg/m² Adipositas
1,81	2.200	1.620
1,82	2.225	1.640
1,83	2.250	1.660
1,84	2.275	1.675
1,85	2.300	1.695
1,86	2.325	1.712
1,87	2.350	1.730
1,88	2.375	1.750
1,89	2.400	1.770
1,90	2.425	1.790

Diese vorgeschlagenen Energiemengen stellen gerade bei adipösen Patientinnen eine enorme Herausforderung dar und sind nur schrittweise umsetzbar. Die Nahrungsrestriktion muss wiederholt thematisiert werden und die Sorge der Schwangeren im Hinblick auf die ausreichende Versorgung des wachsenden Kindes ernstgenommen und eingeordnet werden.

Als Überwachungsmöglichkeit des maternalen Stoffwechsels gilt das Auftreten von Ketonkörpern im Urin. Solange keine Ketonkörper nachgewiesen werden, ist die reduzierte Nahrungsmenge mütterlicherseits für den Feten unbedenklich.

14.5 Energiegehalt der Nährstoffe

Kohlenhydrate: ca. 4 kcal/g
Eiweiß: ca. 4kcal/g
Fett: ca. 9kcal/g
(Alkohol: ca. 7kcal/g, in der Schwangerschaft unbedingt vermeiden!)

14.6 Makro- und Mikronährstoffe

Das empfohlene Verhältnis der **Makronährstoffe, Kohlenhydrate 50 %: Eiweiße 20 %: Fette 30 %,** begünstigt eine ausgewogene Versorgung des Organismus. Dieses Verhältnis der Nährstoffempfehlungen gilt auch in der Schwangerschaft.

Mikronährstoffe sind Vitamine und Mineralstoffe. Die Mineralstoffe werden bezüglich der Ernährungsphysiologie in Mengenelemente (Natrium, Chlor, Kalium, Kal zium, Phosphor, Magnesium = die „Blutsalze“) und in Spurenelemente (z. B. Eisen, Jod, Selen, Zink, Kupfer...) eingeteilt.

14.7 Kohlenhydrate, Ballaststoffe, Glykämischer Index, Süßkraft

Kohlenhydrate (Mehrfachzucker, Stärke = Kette von Glucosemolekülen) stellen prozentual den höchsten Anteil der täglichen Energiezufuhr dar, sie sind der wichtigste Energielieferant für die Zellen. Das Gehirn benötigt z. B. täglich ca. 100 g Glucose.

Eine Mindestmenge von 140 g Glucose/d sollte nicht auf Dauer unterschritten werden, da dann die Gluconeogenese aus glucoplastischen Aminosäuren forciert wird. Die Maximalmenge ergibt sich je nach Körpergröße und angestrebtem BMI in Abhängigkeit vom Energiebedarf. Kohlenhydrate finden sich z. B. in Getreideprodukten, Obst, Gemüse und als Haushaltszucker. Unterschieden werden Polysaccharide und Mono-/Disaccharide.

Polysaccharide enthalten neben der Stärke auch notwendige Ballaststoffe und sind wegen ihrer meist pflanzlichen Herkunft auch reich an essentiellen Mikronährstoffen. Deshalb sollten vor allem Polysaccharide konsumiert werde.

Mono-/Disaccharide (Einfach-/ Zweifachzucker) sind als Haushaltszucker (Saccharose) vielen Lebensmitteln industriell zugesetzt. Sie enthalten keine essentiellen (lebensnotwendigen) Nährstoffe. Das Disaccharid Lactose (aus Galactose und Glucose) macht ca. 10 % des täglichen Kohlenhydratkonsums aus. Fruchtzucker (Fruktose) gehört zu den Monosacchariden und führt in größeren Mengen über einen langen Zeitraum konsumiert nach aktuellen Daten zu einer höheren Inzidenz an nichtalkoholtoxischer Fettleber.

Polysaccharide = empfehlenswert	Mono-/Disaccharide = weniger empfehlenswert
– alle Vollkornprodukte (Vollkornbrot, Vollkornnudeln, Vollkornreis)	– Fruchtsäfte mit und ohne Zuckerzusatz
– Kartoffeln	– Sirup, Honig
– Hülsenfrüchte	– alle Süßigkeiten
– Getreide	– Traubenzucker
	– Rüben- und Rohrzucker
	– Produkte mit Auszugmehl: Weizenbrötchen, Weizenbrot, Kuchen

Einen weiteren Teil der verzehrten Kohlenhydratmenge stellt die tierische Stärke Glykogen (in Leber und Muskulatur enthalten) dar. Die verfügbare Kohlenhydratspeicherkapazität beträgt im Menschen abhängig vom Trainingszustand (der körperlichen Leistungsfähigkeit) ca. 300–400 mg Glykogen.

Broteinheiten (BE) sind ein Maß in der Berechnung der Kohlenhydratmenge. 10–12 g Kohlenhydrate entsprechen einer BE. Eine BE entspricht 12 g Glucose. Diabetiker planen meistens die Kohlenhydratmenge einer Mahlzeit nach BE. Verbraucherfreundliche Produkte enthalten die BE- Angaben der Lebensmittel.

Ballaststoffe spielen eine wichtige Rolle für den Transport der Nahrung durch den Darmtrakt. Vor allem in den Zellwänden von Pflanzen finden sich Polysaccharide (Zellulosefasern), die für den Menschen unverdaulich sind, die Bindung von Wasser im Nahrungsbrei und den Abtransport von schädlichen Stoffen jedoch befördern. Auch für das Einsetzen des Sättigungsgefühls während der Mahlzeit ist ballaststoffreiche Kost vorteilhaft. Ballaststoffe sind z. B. in allen Vollkorngetreiden, Kleieprodukten, Hülsenfrüchten, Nüssen, Artischocken, Trockenfrüchten enthalten.

Empfohlen werden auch in Schwangerschaft und Stillzeit 30 g Ballaststoffe pro Tag nach Leitlinien der Deutschen Gesellschaft für Ernährung.

Bei Obstipationsbeschwerden, Sigmadivertikulose oder Diabetes mellitus kann auch eine Zufuhr von 40 g/d und mehr sinnvoll sein. Der durchschnittliche Ballaststoffanteil liegt in Deutschland bei ca. 20 g/d. Wenn eine ballaststoffreiche Kost angestrebt werden soll, ist auf eine langsame Umstellung zur Vermeidung von Magen-Darmbeschwerden und die ausreichende Flüssigkeitszufuhr zu achten. (Siehe auch Tab. 14.13)

---

30 g Ballaststoffe etwa* enthalten in:
5–6 Scheiben Vollkornbrot
300 g Artischockengemüse
150 g Schwarzwurzeln
60 g Kichererbsen getrocknet
100 g Aprikosen getrocknet + 30 g Leinsamen
300 g Haferflocken
60 g Weizenkleie
Tagesration z. B. 2 Scheiben Vollkornbrot + 50 g Haferflocken + 2 Äpfel + 1 Portion Gemüse + 1Portion Kartoffeln + 1 Handvoll Nüsse/Trockenobst

---

* Angaben unterliegen produktionstechnischen und anbauvariablen Schwankungen

14.7.1 Glykämischer Index (GI)

Der Glykämische Index (GI) kohlenhydratreicher Lebensmittel beschreibt den unterschiedlichen Verlauf des postprandialen Blutzuckeranstiegs. Im Vergleich der definierten Menge von 50 g Kohlenhydrate pro jeweiligem Lebensmittel fallen starke Schwankungen auf. Ungünstig ist ein steiler und anhaltend hoher Anstieg der Blutglucose nach der Mahlzeit, wie häufig nach Verzehr mono- und disaccharidhaltiger Nahrungsmittel. Der steile Anstieg des Blutzuckers wirkt sich besonders ungünstig bei Schwangerschaften mit Gestationsdiabetes aus. Polysaccharide mit hohem Ballaststoffanteil bewirken dagegen eher den langsamen Blutzuckeranstieg und weisen einen niedrigen glykämischen Index auf. (siehe Abb. 14.3) Diese Einteilung lässt sich jedoch nicht pauschal übertragen.

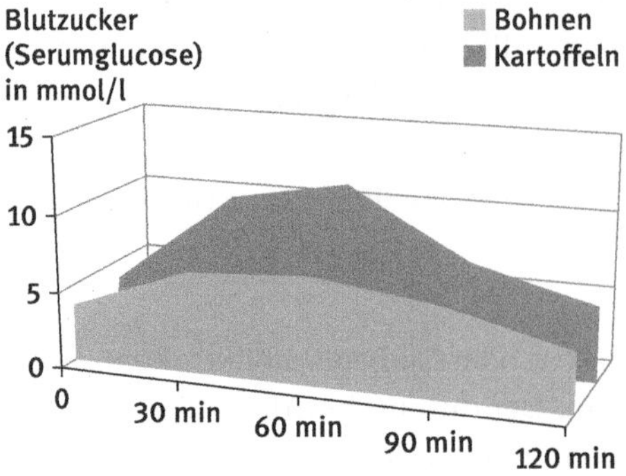

Abb. 14.3: Die farbige Fläche unter der jeweiligen Kurve stellt den glykämischen Index dar. Der Blutglukosespiegel steigt nach dem Verzehr von 50 g Kohlenhydraten (KH) aus Kartoffeln höher als nach 50 g KH aus Bohnen (stark vereinfachte Darstellung). Die zugeführte Energiemenge aber ist rechnerisch bei beiden Lebensmitteln gleich.

Je nach Zusammensetzung der Mahlzeit, den Anbaubedingungen des Produktes und der technologischen Verarbeitung des Lebensmittels, aber auch in Abhängigkeit von den physiologischen Voraussetzungen der Testperson (Essgeschwindigkeit, Anzahl der Mahlzeiten/Tag) kann der GI der untersuchten Nahrung erheblich schwanken. Seine Bedeutung ist deshalb bei Fachleuten umstritten. Zum Verständnis der Ernährungsphysiologie, bei der Behandlung von Diabetikern und in der Betreuung von Sportlern spielt die Kenntnis des GI jedoch eine Rolle. Als Konzept zur Reduktion des Körpergewichts taugt der glykämische Index allein nicht.

Wird der GI von 50 g Kohlenhydrate auf eine Portion des Lebensmittels umgerechnet, ergibt sich die **Glykämische Last**.

14.7.2 Süßkraft

Die Süßkraft von Stoffen ist eine dimensionslose, an Probanden getestete Geschmacksgröße im Vergleich der Süße von Haushaltszucker Saccharose (= Süßkraft 1). Die folgende Tabelle 14.3 gibt einen Überblick über häufig verwendete Süßungsmittel.

Durch die höhere Süßkraft der künstlichen Süßungsmittel Cyclamat und Aspartam werden nur Bruchteile der Menge natürlicher „Süßmacher“ wie Honig oder Haushaltszucker verwendet. Dies ist neben der Einsparung an kcal vor allem im Hinblick auf die Zahngesundheit von Vorteil, da alle natürlichen Süßungsmittel kariogen wirken. Dagegen wird häufig ein „Heißhunger“ auf Süßes nach Verzehr von Lebensmitteln mit Süßstoffen beschrieben, infolgedessen doch zuckerhaltige Nahrung konsumiert wird (Energiekompensation). In den Ernährungsempfehlungen für Diabetiker spielen spezielle süßstoffhaltige Lebensmittel keine Rolle mehr.

Tab. 14.3: Süßkraft verschiedener Produkte.

Süßungsmittel	**Süßkraft**
Milchzucker	0,2
Sorbit	0,4–0,5
Glukose	0,5
Traubenzucker	0,7–0,8
Haushaltszucker/Rohrzucker	1
Fruktose	1,2
Honig	1,2
Cyclamat	30–50
Aspartam	200
Stevia	250–300

Zudem stehen künstliche Süßungsmittel (z. B. Aspartam) im Verdacht, neben Kopfschmerzen oder Migräne auch die Inzidenz von Krebs zu erhöhen. Studien, die den Verdacht schüren oder versuchen zu widerlegen, werden immer wieder publiziert. Deshalb ist eine Neubewertung des Verzehrrisikos innerhalb der aktuell akzeptablen Tageshöchstmenge von Aspartam (40 mg/kg KG/ pro Tag) durch die FDA (Food and Drug Administration) der USA 2013 geplant.

Eine Einschränkung der Bewertungsmöglichkeit ergibt sich aus den schwierigen Testbedingungen bei Nahrungsmitteln, die prospektiv randomisiert an großen Populationen über Jahre (oder Jahrzehnte) nicht durchführbar sind und die individuellen Eigenschaften und Umgebungsbedingungen sowie weitere Einflussgrößen Einzelner dabei komplett vernachlässigen.

In **Schwangerschaft** und **Stillzeit** gibt es aktuell keine Hinweise für Verzehrbeschränkungen bei künstlichen Süßungsmitteln.

Fazit: Nutzt man Süßungsmittel natürlichen Ursprungs in begrenztem Umfang, ergeben sich keinerlei Gesundheitsrisiken. i

Ausnahme: Honig Kindern erst nach dem 1. Lebensjahr anbieten. Mit dem Honig können Sporen von Clostridium botulinum aufgenommen werden. Durch die besonderen Bedingungen im Darm eines Säuglings reifen diese Sporen dort aus und bilden ein hitzelabiles, aber sehr starkes Neurotoxin, welches mengenabhängig durch Atemlähmung letal wirkt. (Vorkommen durch Aufklärung sehr selten.) Das Erhitzen der Nahrung tötet Clostridien ab.

14.8 Proteine

Aminosäuren sind die Grundbausteine der Proteine und werden hauptsächlich zum Aufbau körpereigener Substanzen (DNA, Zellbaustoffe, Plasmaproteine, Enzyme, Muskelaufbau und -umbau) benötigt. Essentielle Aminosäuren kann der Körper nicht oder nicht ausreichend selbst synthetisieren. Sie müssen deshalb regelmäßig als tierisches oder pflanzliches Protein zugeführt werden (Tabelle 14.4).

Nach D-A-CH-Empfehlung soll die tägliche Proteinzufuhr bei 0,8 g/kg Körpergewicht (KG) liegen (ca. 56 g/d bei 70 kg Gewicht). Im Sprachgebrauch genutzt wird auch die **biologische Wertigkeit** des Eiweißes. Biologisch hochwertiges Protein liefert einen hohen Anteil gut im menschlichen Körper verwertbarer Aminosäuren. Nicht nur tierisches Protein, sondern auch pflanzliches in Hülsenfrüchten (Bohnen, Soja) erfüllt dieses Kriterium. In Deutschland liegt die tatsächliche, nach Verzehrstudien ermittelte tägliche Proteinaufnahme ca. bei 1,3 g/kg KG. In diesem Sinn spielt die Qualität (pflanzlich/tierisch) des Proteins nur eine untergeordnete Rolle. Dem besonderen Bedarf durch Wachstum und Entwicklung wird bei Kindern und Jugendlichen Rechnung getragen. Hier werden 1,5 g/kg KG (4. Lebensmonat) bis 0,9 g/kg KG (4–15 Jahre) empfohlen.

Tab. 14.4: Tierisches und pflanzliches Protein.

Tierisches Eiweiß enthalten in	Pflanzliches Eiweiß enthalten in
magerem Fleisch	Vollkornbrot
magerem Fisch	Soja
Milch	Kartoffeln
Milchprodukten	Nüssen
Eier	gering in Obst

Die kurzfristig verfügbaren Aminosäuredepots im Körper betragen nur ca. 45 g. Bei Überdosierung von Protein kann es zu vermehrten Fäulnisprozessen im Darm (Verdauungsbeschwerden) und bei Prädisposition unter purinreicher (zellkernreicher = Innereien, Haut) Nahrung zum Gichtanfall kommen. Limitationen in der Proteinzufuhr sind bei Patienten mit Niereninsuffizienz zu beachten. Bei diesen Patienten gilt zusätzlich vorrangig pflanzliche vor tierischer Proteinzufuhr. Einen Überblick über den Proteingehalt verschiedener Nahrungsmittel gibt Tabelle 14.5.

Tab. 14.5: Eiweißgehalt verschiedener Lebensmittel.

100 g Lebensmittel	Eiweiß in g (pauschal)
Fleisch	20
Fisch	15–20
Wurst	15
Käse	18–28
Camembert	16
Ei	12–14
Brot, normal	8–10
Eiweißbrot	18–25
Kuchen	8–10
Nudeln, ungekocht	14
Kichererbsen	12
Rosenkohl	4
Gemüse (Kohl, Karotten, Salat)	1–2
Kartoffeln	2
Soja	5
Quark, mager (laktosefrei)	13
Joghurt, 3,8 % Fett	4

In der Schwangerschaft gelten naturgemäß höhere Mengen der Proteinzufuhr als empfohlen. Ab dem 4. Schwangerschaftsmonat (13./14. SSW) steigt der Mehrbedarf um 22 % auf ca. 1 g/kg KG (bei einer Schwangeren von 70 kg also ca. 70 g Eiweiß/d). Angepasst an das Wachstum des Säuglings erhöht sich in der Stillzeit der Mehrbedarf an Eiweiß um ca. 30 % auf 1,2 g/kg KG (entspricht bei 70 kg Gewicht der Stillenden ca. 84 g Eiweiß/d).

14.9 Fett

14.9.1 Überblick

Fette haben den höchsten biologischen Brennwert pro g der Nahrung und sind damit ein wichtiger Energielieferant für den Organismus. Als Reserve können Fette nahezu unbegrenzt im Körper gespeichert werden. Hat die Evolution hier eine „Sicherheit" als Überlebensgarant in Mangelzeiten hervorgebracht, ist die Fähigkeit zum Anlegen dieser Notration in heutiger Zeit epidemiologisch katastrophal. Weltweit nimmt die Anzahl übergewichtiger und adipöser Menschen zu. In Deutschland haben inzwischen nur noch geschätzt 47 % der Bevölkerung Normalgewicht. 23 % der Deutschen leiden an Adipositas (BMI>30 kg/m^2), davon 1 Million mit einem BMI >40 kg/m^2.

Die aktuell gültigen Empfehlungen beziffern den Gesamtfettanteil der Nahrung auf 30 % der Energiezufuhr. Als Faustregel gilt: Ein Drittel der Fettzufuhr beruht auf dem sichtbar verwendeten Streichfett (Margarine, Butter), ein Drittel findet sich sichtbar in der Nahrung (Fettanteil in Wurst, Fleisch, Fisch), ein weiteres Drittel ist „unsichtbar“ in der Nahrung enthalten (Joghurt, Saucen, Süßigkeiten).

Bei Schwangeren und Stillenden kann/darf der Anteil des Fettes an der Nahrung bis zu 35 % der Gesamtenergie betragen. Das entspricht ca. 80 g Fett (= 720 kcal) pro Tag.

Eine Reduktion von Kohlenhydraten im Rahmen von Diäten führt zwangsläufig zu einer Steigerung an Fetten oder Proteinen. Solche Diäten sind mit Blick auf die Gesamtenergiemenge kritisch zu hinterfragen.

14.9.2 Triglyceride

Fette bestehen vor allem aus einem Gemisch verschiedener Triglyceride (= Fettsäuren und Glycerin). Essentielle Fettsäuren sind in Phospholipiden Bestandteil der Zellmembranen und Mitochondrien und werden zur Prostaglandinsynthese (unentbehrliche lokale chemische Botenstoffe) im ganzen Körper benötigt. **Fettsäuren** kommen in gesättigter sowie **einfach und mehrfach ungesättigter Form** vor. Bestimmte essentielle Fettsäuren kann der Körper nicht selbst herstellen, die wichtigste davon ist die mehrfach ungesättigte Linolsäure.

14.9.3 Gesättigte Fettsäuren

Gesättigte Fettsäuren sind chemisch eine homologe Kette ohne Doppelbindungen zwischen den C-Atomen und kommen vor allem als tierische Fette weitverbreitet vor. So sind gesättigte Fette vor allem im Milchfett (Butter, Käse) und im Depotfett/Körperfett von Tieren (Säugetiere und Fische) zu finden, auch in Pflanzenölen (Kokosöl) und Pflanzensamen (Nüsse). Fettsäuren sind vom Körper nur schwer zu verstoffwechseln und bei hohem Verzehr epidemiologisch vor allem mit einer höheren Rate an Fettstoffwechselstörungen und damit an Gefäßerkrankungen verbunden, so dass ein maßvoller Umgang empfohlen wird. Vorkommen in: fetter Wurst, fettem Fleisch, Chips, Sahne, Fertigprodukten, Schmalz, Süßigkeiten z. B. mit Schokolade, Pralinen.

14.9.4 Einfach ungesättigte Fettsäuren

Einfach ungesättigte Fettsäuren besitzen mindestens eine Doppelbindung (in cis-Konfiguration) zwischen benachbarten C-Atomen. Diese Fettsäuren kommen im Depot- und Milchfett von Tieren vor, aber auch in Pflanzenölen wie Olivenöl, Korianderöl, Rapsöl, Senföl, Avocadoöl.

14.9.5 Mehrfach ungesättigte Fettsäuren

Mehrfach ungesättigte Fettsäuren (engl. PUFA, polyunsaturated fatty acids) haben an mehreren verschiedenen Stellen Doppelbindungen (in cis-Konfiguration) zwischen den C-Atomen. Einige mehrfach ungesättigte Fettsäuren sind für den Menschen essentiell. Ihre Bezeichnung ergibt sich aus der Stelle der Doppelbindung, z. B. die Ω-3-Fettsäure α-Linolensäure oder die Ω-6-Fettsäure Linolsäure.

- Ω-3-Fettsäure α-Linolensäure enthalten in Leinöl, Rapsöl, Walnußöl, Sojaöl, Hanföl
- Ω-6-Fettsäure Linolsäure enthalten in Distelöl, Sonnenblumenöl,Traubenkernöl

Besondere Bedeutung in der Schwangerschaft hat die langkettige tierische mehrfach ungesättigte Fettsäure **Docosahexaensäure (DHA)**, auch LC-PUFA (long chain polyunsaturated fatty acids), die vor allem in Fischölen vorkommt, aber vom Körper auch selbst synthetisiert werden kann. Ausgangspunkt für DHA ist die α-Linolensäure. DHA ist in der Schwangerschaft für die Entwicklung des fetalen Gehirns und die Netzhautbildung im Auge wichtig. Täglich 200 mg/d sollen deshalb in der Schwangerschaft aufgenommen werden. Diese Menge ist in Supplementationspräparaten ab dem vierten Schwangerschaftsmonat erhältlich.

In den letzten Jahren ist zunehmend das Verhältnis der mehrfach ungesättigten Fettsäuren Ω-6 und Ω-3 in den Blickpunkt gerückt. Besonders Arachidonsäure und Eicosapentaensäure und deren Wirkungen im Stoffwechsel werden erforscht. **Arachidonsäure** kann als tierische **Ω-6-Fettsäure** primär aufgenommen oder bedarfsweise aus Linolsäure im Körper gebildet werden. Arachidonsäure stimuliert die Immunabwehr über pro-entzündliche Mechanismen. Fehlt sie, sind epidemiologisch häufiger Infektionskrankheiten zu finden. Ein Überangebot hingegen ist mit erhöhter Inzidenz an Allergien, Rheuma, Schuppenflechte, Arteriosklerose und bösartigen Erkrankungen behaftet.

Die **Ω-3-Fettsäure** α-Linolensäure ist der Ausgangspunkt für die Bildung der **Eicosapentaensäure** – dem anti-entzündlichen Gegenspieler der Arachidonsäure. Die Bildung beider wichtiger, langkettiger, mehrfach ungesättigter Fettsäuren im Organismus geschieht über denselben Enzymkomplex. Dabei wird vorrangig immer zuerst Arachidonsäure gebildet – evolutionsbiologisch war die Proinflammation zur Akutreaktion immer primär schnell notwendig gewesen. Erst nachrangig wird Eicosapentaensäure gebildet.

Interessant und dazu passend ist auch, dass Arachidonsäure aus tierischer Nahrung zu 90 % resorbiert und in die Zellen transportiert wird, α-Linolensäure dagegen nur zu 5 %. Ein gleichzeitiger Verzehr beider Fettsäuren bevorteilt die Aufnahme von Arachidonsäure.

Nach Verzehrstudien ist heute in den Industrienationen ein Ω-6: Ω-3 Fettsäuren-Verhältnis von 10 (–20):1 erfassbar. Damit wird viel proinflammatorische Arachidonsäure verzehrt. Für eine Balance im Immunsystem ist ein Ω-6: Ω-3 Fettsäuren-Verhältnis von 5:1 und darunter anzustreben (siehe Abb. 14.4).

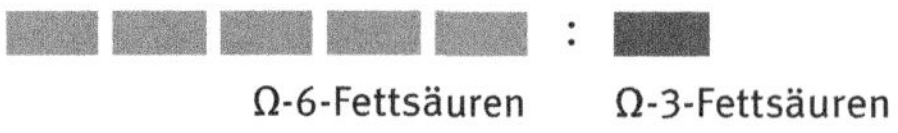

Abb. 14.4: wünschenswertes Verhältnis der Ω-6- zu den Ω-3-Fettsäuren.

---

i In der Schwangerschaft begünstigt eine ausreichende Versorgung mit den Ω-3-Fettsäuren DHA (Docosahexaensäure) und EPA (Eikosapentaensäure) die neurologische Entwicklung des Feten und trägt zur Prävention von Frühgeburten bei. Die Einnahme von 200 mg DHA/d in der Schwangerschaft wird deshalb von frauen- und kinderärztlichen Fachgesellschaften empfohlen.

14.9.6 Trans-Fettsäuren

Trans-Fettsäuren sind ungesättigte Fettsäuren mit trans-Konfiguration. Im Depotfett und der Milch von Wiederkäuern können sie natürlich vorhanden sein. Vor allem entstehen sie jedoch durch technologische Verarbeitung von Fetten/Ölen, z. B. durch Erhitzen von Ölen >130 °C beim Braten oder der Herstellung (**der Härtung**) von Margarine. Bestimmte Erkrankungen (Fettstoffwechselstörungen, koronare Herzkrankheit) werden epidemiologisch mit einer erhöhten trans-Fettsäuren-Aufnahme assoziiert. Weltweit wird deshalb an einer Verringerung des Anteils von gehärteten Fetten in der Nahrung gearbeitet. Bei einer durchschnittlichen Energiezufuhr von 2.000 kcal sollte der Anteil der trans-Fettsäuren nur maximal 2 g/d betragen. Vorsicht ist daher bei Blätterteigprodukten, Eiscreme, Backwaren (Kekse!), Pommes frites, Kartoffelchips, Fertigprodukten („Tütensuppen") geboten – die Angabe: „enthält gehärtete Fette/Öle" muss auf Lebensmitteln kenntlich gemacht werden. Positive Wirkungen im Organismus sind nicht bekannt.

14.9.7 Cholesterin

Cholesterin (Synonym: Cholesterol) gehört chemisch zu den polyzyklischen Alkoholen. Es ist im Grundgerüst ein Steroid und damit Ausgangspunkt für die Synthese von Hormonen (siehe Abb. 14.5) und Gallensäuren.

Als stabilisierendes Substrat in den Zellwänden und als Bestandteil von Transportvorgängen durch die Zellwand ist Cholesterin lebensnotwendig. Daher kann der Körper es zum überwiegenden Teil selbst synthetisieren und nur ein geringer Anteil (geschätzt ca. 10 %) ist durch die Nahrungsaufnahme variabel. Transportiert werden die wasserunlöslichen Cholesterinmoleküle verestert mit Fettsäuren durch die Transportproteine VLDL, LDL, HDL und Lipoprotein (a), die im Laborverfahren durch die unterschiedlichen Dichten klassifiziert wurden. Hohe Cholesterinanteile enthalten Eier, fettes Fleisch, Innereien (Leber von Schwein, Rind, Kalb) fette Wurst und Butter.

Östradiol
Molare Masse: 272,39 g/mol
Summenformel: $C_{18}H_{24}O_2$

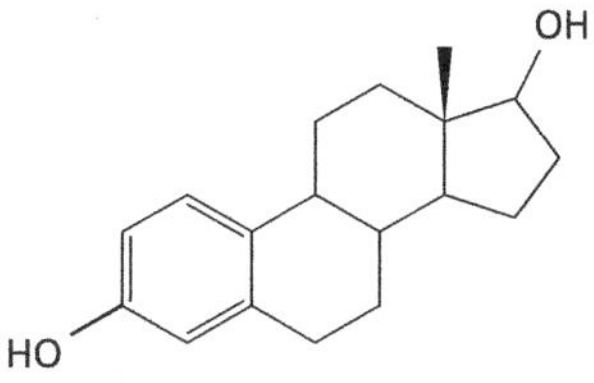

Abb. 14.5: Strukturformel des Hormons Östradiol.

D-A-CH-Richtwerte für die Fettsäurenzusammensetzung (Prozentangaben beziehen sich auf den Gesamtenergiegehalt der Nahrung):
- langkettig gesättigte Fettsäuren 7–10 %
- einfach ungesättigte Fettsäuren 10–13 %
- mehrfach ungesättigte Fettsäuren 7–10 %
- dabei ist das Verhältnis Ω-6-Fettsäure (Linolsäure): Ω-3-Fettsäure (α-Linolensäure) von 5:1 und darunter günstig
- ungesättigte Trans-Fettsäuren <1 %
- Cholesterinzufuhr bis 300 mg/d

Eine kleine Auswahl von Fettsäuregehalten in Nahrungsmitteln ist in Tabelle 14.6 aufgeführt.

Tab. 14.6: Fett- und Energiewerte unterschiedlicher Lebensmittel.

Lebensmittel	Fett in 100 g	Gesättigte Fettsäuren in g	Einfach ungesättigte Fettsäuren in g	Mehrfach ungesättigte Fettsäuren in g/davon Ω-3-Fettsäuren in g	Energiewert in kcal pro 100 mg
Räucherlachs	11,2	2,7	5,7	2,8 / 1,5	758
Forellenfilet	5	1,3	1,6	2,1 / 1,4	124
Studentenfutter	36	36	22	7,7 / k. A.	536

Angaben nach Produktinformationen, k. A. = keine Angaben

14.10 Flüssigkeitszufuhr

Ohne Berücksichtigung der Fettdepots besteht der menschliche Körper zu etwa 75 % aus Wasser. Dieser Anteil bleibt erstaunlich konstant. Verliert der Organismus Wasser, entsteht Durst. Die notwendige, sehr variable Flüssigkeitszufuhr ergibt sich neben dem täglichen Grundbedarf auch aus der körperlichen Aktivität (Schwitzen), der umgebenden Temperatur und dem Salzgehalt der Nahrung.

Je nach Schweißproduktion werden 20–45 ml Wasser/kg Körpergewicht berechnet. Der Durchschnittswert für die Wasserbilanz einer Person von 70 kg Körpergewicht beträgt mindestens 1.750 ml Wasser am Tag. Dabei beträgt die Trinkmenge 650 ml, der Wasseranteil der Nahrung 750 ml und etwa 350 ml das Oxidationswasser. Wird mehr konsumiert, erhöht sich die Wasserausscheidung über die Niere. Bei Nieren- oder Herzerkrankungen kann Wasser als Ödem im Körper zurückgehalten werden. In der Schwangerschaft treten, besonders im letzten Drittel, durch venöse Gefäßbelastungen der Beine in Folge des wachsenden Uterus häufig Unterschenkelödeme auf. Entlastung bringen die Hochlagerung der Füße oder das Tragen von Kompressionstrümpfen. Eine Einschränkung der Trinkmenge unter 1,5 l pro Tag sollte dabei nicht erfolgen. Aus Trinkstudien bekannt ist eine physische Leistungsminderung ab 2 % (durchschnittlich 700 ml) Wassermangel und eine kognitive Einschränkung ab 1 % (durchschnittlich 350 ml) Wassermangel bei einer 70 kg schweren Person.

Die notwendige Trinkmenge von 1,5 l pro Tag wird am sinnvollsten auf mehrere Portionen verteilt. Aus Gründen der Zahngesundheit wird jedoch ein schluckweises Trinken über den Tag verteilt nicht dauerhaft empfohlen. Lässt es die Magenkapazität bei fortschreitender Schwangerschaft noch zu, können 300 ml zeitnah hintereinander getrunken werden. Vorrangig Wasser und ungesüßte (Kräuter)-Tees fungieren am besten als Durstlöscher. Softdrinks, Säfte, auch Saftschorlen und fettreiche Milchgetränke, sind hinsichtlich der Energiebilanz ungünstig und sollten Ausnahmen bleiben. Kaffee in kleinen Mengen (z. B. 1–2 kleine Tassen/Tag) schadet in der Schwangerschaft nicht.

14.11 Vitamine

Vitamine sind lebenswichtige organische Verbindungen, die der Körper selbst nicht oder nicht in ausreichender Menge synthetisieren kann. Ihre regelmäßige Zufuhr ist notwendig, da bei Unterversorgung Vitaminmangelerkrankungen auftreten können. Eine durch unkontrollierte eigene Supplementation erreichte Überversorgung ist ebenso wenig sinnvoll und kann für einzelne Vitamine sogar schädlich sein.

Prinzipiell werden wasserlösliche (alle B-Vitamine und Vitamin C) und die fettlöslichen Vitamine E, D, K und A („EDeKA") unterschieden. In Nahrungsmitteln pflanzlicher und tierischer Herkunft lassen sich abhängig vom Verarbeitungsgrad, der Lagerung, den Anbau- oder Produktionsbedingungen variable Mengen verschiedener Vitamine nachweisen.

14.11.1 Folsäure

Tab. 14.7: Folatgehalte verschiedener Lebensmittel.

Lebensmittel	Folatgehalt in µg pro 100 g des Lebensmittel	Energiegehalt in kcal pro 100 g des Lebensmittel
Weizenkeime	520	312
Haferflocken	87	366
Roggenschrot	78	290
Vollkornbrötchen 1 Stück	34	220
Vollkornkeks	24	411
Napfkuchen	60	480
Cornflakes mit Vitaminzusatz	170	367
Petersilienwurzel jeweils 50 g	500	
Meerrettich	240	
Feldsalat	145	
Zuckererbse	80	
Grünkohl	47	
Tomate	45	
Spinat	36	
Rosenkohl	45	
Petersilienblatt jeweils 5 g	149	
Pfefferminze	110	
Schnittlauch	50	598
Sesamsamen jeweils 10 g	90	420
Haselnuss	56	232
Sonnenblumenkerne	36	
Tomatenmark	35	
Mungobohnen	980	560
Kichererbsen	567	520
Sojabohnen	480	646
Weiße Bohnen	312	490
Sauerkirsche	75	
Süßkirsche	52	
Erdbeere	47	
Weintraube	43	
Camembert (30 % Fett) jeweils 30 g	85	216
Weichkäse (25 % Fett)	95	177
Frühstücksei 1Stück	60	145
Kalbsleber jeweils 125 g	240	130
Schweineleber	136	131

Anmerkung: Im Hinblick auf mögliche Infektionen mit Listerien (Listeria monocytogenes) sollte bei unbekanntem Infektionsstatus Rohmilchkäse (Weichkäse) in der Schwangerschaft vermieden werden. Der Verzehr von Leber ist mit einer übermäßigen Retinolaufnahme (Vitamin A) verbunden und stellt bei häufigem Genuss in der Frühschwangerschaft ein Risiko für Fehlbildungen dar.

Eine besondere Rolle in der Schwangerschaft kommt der Folsäure, dem wasserlöslichen Vitamin der B-Gruppe, zu. Folsäure beinhaltet etwa 100 verschiedene Verbindungen einer Stoffgruppe. Dazu gehören die reine, synthetisch hergestellte Folsäure (PGA = Pteroylmonoglutaminsäure) und Folate aus der Nahrung (Mono- und Polyglutamate, folatwirksame Stoffe). Die stabilste Form ist die Folsäure, sie wird zu 90 % im Darm absorbiert, die durchschnittliche Aufnahme von Nahrungsfolat beträgt 50 %. Die Instabilität der Folate und die Zubereitung von Speisen (Wässerung, Erhitzung) bedingen nach Verzehrstudien einen Folsäuremangel mit nur ca. 200 µg Gesamtfolsäureaufnahme/d in der Normalpopulation. Während einer Schwangerschaft scheinen hohe Östrogenspiegel hemmend auf die Folsäureabsorption zu wirken und tragen weiter zur ungenügenden Versorgung bei.

Folsäure ist wichtiger Bestandteil des Zellstoffwechsels und obligat für die Bildung der roten Blutkörperchen. Funktionell bilden Folsäure und Vitamin B_{12} z. B. im Aminosäurestoffwechsel (Homocystein) eine Einheit. Der Mangel an Folsäure ist in der **Schwangerschaft** mit einer erhöhten Rate an Neuralrohrdefekten (Spina bifida, „offener Rücken") und Lippen-, Kiefer-, Gaumenspalten verbunden. Wird gezielt substituiert, kann das Auftreten dieser Fehlbildungen deutlich reduziert werden.

i Bereits präkonzeptionell (etwa vier Wochen vor einer geplanten Schwangerschaft) soll die Folsäureaufnahme nach DGE-Empfehlung auf mindestens 600 µg/d gesteigert werden. In bestimmten Risikokonstellationen (z. B. nach Geburt eines Kindes mit Neuralrohrdefekt) ist eine tägliche Folsäuregabe von 4 mg bereits ab erneutem Kinderwunsch zu realisieren. Eine Überdosierung mit >5 mg/d gilt wegen Hinweisen auf höhere Inzidenzen von kindlichem Asthma als kontraindiziert. In der Stillzeit werden ebenfalls 600 µg Folsäure pro Tag empfohlen.

Die Aufklärung über eine ausreichende Folsäureversorgung bei Frauen im gebärfähigen Alter ist Aufgabe des Frauenarztes. Dennoch besteht weiterhin eine Lücke bei der optimalen Umsetzung der Empfehlungen. Dies gilt vor allem für die ungeplanten Schwangerschaften.

Folat kommt in pflanzlichen und tierischen Lebensmitteln vor. Ein Auszug bietet die folgende Tabelle 14.7 (aus Briese V. Ernährungsberatung in der Schwangerschaft, de Gruyter Verlag, 2010).

14.11.2 B-Vitamine

Die weiteren B-Vitamine sind mit empfohlener täglicher Zufuhr in der Schwangerschaft in Tab. 14.8 aufgeführt.

Tab. 14.8: Vorkommen und Bedeutung der B-Vitamine.

Vitamin	Menge pro Tag	Vorkommen	Bedeutung
B1 (Thiamin)	1,4 mg	Leber, Vollkornprodukte, Schweinefleisch, Weizenkeime, Erbsen, 100 g Schinken = 0,8 mg B1, eine mittlere Kartoffel = 0,24 mg B1	Coenzym im Energiestoffwechsel, Funktion im Metabolismus von Neurotransmittern bei Mangel Encephalopathie, Beri-Beri-Erkrankung (z. B. durch hohen Alkoholkonsum oder Tee- bzw. Kaffeegenuss)
B2 (Riboflavin)	1,5 mg	Milchprodukte, Ei, Fisch, Spinat, Hülsenfrüchte	Bestandteil der Flavinenzyme, für Zellstoffwechsel und Wachstum bei Mangel ungenügendes kindliches Wachstum
B6 (Pyridoxin)	2 mg (bis 5 mg)	Kalbsleber 100 g = 0,9 mg B6, weniger in Geflügel, Fisch, Getreide, Hülsenfrüchten, Kohl, Kartoffeln, Bananen	Coenzym verschiedener Enzymgruppen, Synthese von Neurotransmittern und der Myelinscheide an Nerven, Bildung von Hämoglobin Mangel: Anämie, Reizbarkeit, Kopfschmerzen Überdosierung bei >500 mg/d neurologische Störungen
B_{12} (Cobalamin)	3–5 µg	wird nur von Mikroorganismen synthetisiert (100 g Kalbsleber = 60µg, Niere, Fleisch, Fisch, Hühnerei 1 µg, Milch, Käse), fehlt in pflanzlichen Produkten	wichtig bei Blutbildung, Folsäuremetabolismus, im Stoffwechsel der Nervenzellen und der Zellentwicklung Mangel: Anämie, Müdigkeit, Depressionen, Hyperhomocysteinämie Überdosierung nicht bekannt.
Niacin (= Nikotinsäure und Nikotinamid)	17 mg NÄ (Niacin-Äquivalente)	Fleisch, Fisch, Milch, Brot, Käse (Tryptophan ist Vorstufe des Niacin)	im Stoffwechsel (Atmung, Energie, Steroidsynthese) sehr bedeutsam, Bestandteil von etwa 200 Dehydrogenasen Mangel: bei einseitiger Ernährung (nur Mais) oder Alkoholismus, chronischer Leberzirrhose und chronischen Durchfallerkrankungen: Dermatitis, Diarrhoe, Demenz, Pellagra

14.11.3 Vitamin C

Das wasserlösliche Vitamin C (= L-Ascorbinsäure) kommt vor allem in Obst und Gemüse vor und ist hauptsächlich als Antioxidans bekannt. Daneben fördert Vitamin C die Eisenresorption aus dem Darm, spielt eine Rolle im Cholesterinabbau, in der Entgiftung der Leber, in der Kollagenproduktion und der Synthese von Neurotransmittern. In Deutschland liegt bei ausgewogener Ernährung kein Vitamin-C- Mangel vor, eine Supplementation in Stresssituationen (zum Beispiel bei Erkältungen) kann das Krankheitsintervall jedoch verkürzen. Durchschnittlich 150 mg reichen in der **Schwangerschaft** für die Versorgung des Organismus aus.

Ein schwerer **Mangel** an Vitamin C war in historischer Zeit bei Seefahrern als Skorbut bekannt. Heute tritt lediglich bei schweren Nahrungsmittelallergien, Essstörungen oder chronisch entzündlichen Darmerkrankungen insgesamt selten diese Hypovitaminose in Form von Zahnfleischbluten, Sehstörungen oder Infektanfälligkeit auf. Müdigkeit, Leistungsschwäche, Wundheilungsstörungen und Depressionen werden bei subklinischem Mangel beschrieben.

Überdosierungen von mehr als 3 g pro Tag L-Ascorbinsäure können negative Folgen für den Fetus haben. Bei Einnahme von gerinnungshemmenden Mitteln kann deren Wirkung durch eine hohe Zufuhr von Vitamin C herabgesetzt werden. Reich an Vitamin C sind z. B. Acerola, Sanddorn, schwarze Johannisbeere, Paprika, Brokkoli und Grünkohl.

14.11.4 Fettlösliche Vitamine

Einen Überblick über die empfohlene Zufuhr der fettlöslichen Vitamine in der Schwangerschaft zeigt Tabelle 14.9.

Tab. 14.9: Vorkommen und Bedeutung der fettlöslichen Vitamine.

Vitamin	Menge pro Tag	Vorkommen	Bedeutung
A (Retinol)	maximal 1,5 mg Retinol-Äquivalent (=5.000 IE) ab 4. Monat bei kontinuierlicher Überdosierung Fehlbildungen möglich	Leber, Milchfett, Spinat, Karotten, Fisch 100 g Leber = 50.000 –100.000 IE Vit.A.	wesentlich für alle Hautzellen, den Sehvorgang, Entwicklung des Zentralnervensystems, Wachstum, Funktion der roten Blutkörperchen
Provitamin A ß-Carotin	2–6 mg Folgen von Überdosierung in Schwangerschaft nicht bekannt	Tomaten, Grünkohl, Spinat, Mais, Karotten, Feldsalat	Vorstufe von Vitamin A, antioxidative Funktion im Zusammenwirken mit anderen Antioxydantien
D3 (Cholecalciferol)	20 µg (= 800IE), maximal 4.000 IE/d bei nachgewiesenem Mangel Mangel: ungenügende Knochenmineralisierung Überdosierung: Kalziumablagerung in Geweben. Arterien, Muskel, Augen, Hirn, Gelenken (irreversibel), neurologische Symptome	fetter Fisch (Hering, Makrele), Leber, Butter, Eigelb, Milch, Hartkäse endogene Synthese aus Provitamin in der Haut durch photochemische Reaktion	Regulation des Kalzium- und Phosphatplasmaspiegels, damit wichtige Rolle bei der Mineralisierung des Knochen, Unterstützung der Leukozytenaktivität bei Infektionen

Vitamin	Menge pro Tag	Vorkommen	Bedeutung
E (Tocopherol-Gruppe) α-Tocopherol mit höchster biologischer Wertigkeit	15 mg α-Tocopherol Folgen von Überdosierung nicht bekannt Wechselwirkungen mit gerinnungshemmenden Medikamenten, Mangel: selten	Pflanzenöle (Weizenkeimöl, Sonnenblumenöl, Maiskeimöl), Mandeln, Pinienkerne, Haselnüsse	Antioxidationsmittel, Hemmung der Thrombozytenaggregation, Bestandteil der Zellmembran, schützt mehrfach ungesättigte Fettsäuren vor Oxidation, dabei wird es selbst zu wenig reaktivem Radikal, Mangel nur bei chronischer Pankreatitis, chronischer Hepatitis, chronischer Cholestase, Alkoholismus
K (4 verschiedene Vitamere: K1 Phyllochinon, K2 Menachinon, K3 Menadion, K4 Menadiol)	60–80 µg Überdosierung nicht bekannt Mangel: Blutungsneigung, gestörter Knochenaufbau	Grüngemüse (Spinat, Grünkohl, Brokkoli), Rindsleber, grüner Tee, Hühnerei, Butter	Beteiligung an Synthese von Gerinnungsfaktoren, besonders von Prothrombin, (auch von Faktor VII, IX, X) wichtig für Wirksamkeit von Osteocalcin Osteoporose-Prävention

14.12 Mineralstoffe

Mineralstoffe im Körper des Menschen werden eingeteilt in
- Mengenelemente
- Spurenelemente
- Ultraspurenelemente

14.12.1 Mengenelemente

Die Mengenelemente Natrium, Chlor, Kalium, Kalzium, Phosphat und Magnesium sind auch als „Blutsalze“ den meisten Menschen geläufig. Sie sind essentiell für den Organismus und werden über Regulationsmechanismen im physiologischen Bereich konstant gehalten. Die genau benötigte Tagesmenge ist nicht für alle Mengenelemente bekannt. Deshalb werden für Natrium, Kalium und Chlorid Schätzwerte angegeben.

Natrium und **Chlor** werden als Haushaltssalz Natriumchlorid in Deutschland übermäßig zugeführt. Nach Verzehrstudien beträgt die durchschnittliche tägliche Salzaufnahme 8–9 g, mit 5–6 g pro Tag wäre nach DGE-Mitteilung eine ausreichende Versorgung gewährleistet. Die tägliche minimale Natriumzufuhr für Jugendliche und Erwachsene beträgt 550 mg, für Chlorid 830 mg.

1 g Speisesalz (NaCl) entspricht 391 mg Natrium und 603 mg Chlorid. Die Aufnahme von 1,5 g Speisesalz stellt die minimal benötigte Menge für den menschlichen Organismus dar. Eine zusätzliche Natriumzufuhr ist bei hoher sportlicher Aktivität oder wetterbedingt bei hohen Temperaturen und erhöhter Schwitzrate erforderlich. Pro Liter Schweiß gehen circa 500 mg Natrium verloren, das entspricht 1,5 g Speisesalz.

Weitaus problematischer ist jedoch in unseren Klimazonen die überhöhte Salzaufnahme zu sehen. Eine Zunahme kardiovaskulärer Erkrankungen und die höheren Hypertonieraten stellen Folgen einer fortdauernd übermäßigen Salzzufuhr dar. NaCl gilt dabei als unabhängiger kardiovaskulärer Risikofaktor. Weltweit werden deshalb Programme und Aufklärungskampangen zur Reduktion des Salzverzehrs initiiert. Etiketten auf Lebensmitteln sollen neben Angaben des Brennwertes und des Gehaltes an Zucker und Fetten auch auf den Salzgehalt (bezogen auf die Maximalmenge von 6 g pro Tag) hinweisen. Sehr salzhaltig können Brot, Käse, Senf, Wurstprodukte und Fertigprodukte sein. Ein Salzgehalt >1,5 g pro 100 g Lebensmittel ist sehr hoch. Fertigprodukte beinhalten etwa 1 g NaCl pro 100 g Essen.

Eine salzarme Küche nutzt vielfältig Kräuter für die geschmackliche Vielfalt. Wenn eine Umstellung der Ernährungsgewohnheiten geplant ist, sollte man bedenken, dass eine Zeit von etwa 30 Tagen notwendig ist, bis sich die Geschmacksrezeptoren „umgestellt" haben.

Günstig ist für die Entwicklung von Gewohnheiten eine salzreduzierte Zubereitung der Speisen von Kindheit an. Folge kann bei konsequenter Anwendung die hohe geschmackliche Salzempfindlichkeit beim Essen in öffentlichen Gaststätten oder Betriebskantinen sein. Vor einer Bestellung im Restaurant ist die Bitte um salzarmes Kochen sinnvoll und möglich.

---

i In der Schwangerschaft ist keine erhöhte Salzzufuhr notwendig. Zwischen 3 und 6 g Salz pro Tag sind ausreichend. Liegt ein chronischer Hypertonus vor, reichen 3 g Salz aus.

Kalium hat seine hauptsächliche Bedeutung in der intrazellulären Flüssigkeitsregulation, der Aufrechterhaltung des osmotischen Drucks in der Zelle, der Reizleitung, Muskelkontraktion und Glykogenresynthese.

---

i Die empfohlene Zufuhr von Kalium beträgt mindestens 2000 mg/d, eine gesonderte Empfehlung für Schwangere findet sich nicht.

Bei Mangel werden Kreislaufschwäche, Schwindel, Müdigkeit und Herzrhythmusstörungen benannt. Aber auch Überdosierungen verursachen kardiale Arrhythmien. Kalium findet sich reichlich in Hülsenfrüchten, Trockenobst, Nüssen, Obst, Gemüse, Kartoffeln und Kakao (siehe Tab. 14.10).

Tab. 14.10: Kaliumgehalt verschiedener Lebensmittel.

Lebensmittel	Kalium in mg
125 g (1 Stück) Orange	180
1 Banane	Ca. 500
100 g Linsen	810
150 g Fleisch	300
200 g Kartoffeln	700

Besonderes Augenmerk erfordern Patientinnen mit gestörter Nierenfunktion, z. B. als Begleiterkrankung beim Diabetes mellitus, arteriellen Hypertonus oder Systemischem Lupus erythematodes. Hier müssen neben der geeigneten Auswahl von Medikamenten (Antihypertonika) gesonderte Ernährungspläne umgesetzt werden, um die Nierenfunktion so lange wie möglich zu erhalten. In der Schwangerschaft sind eine Reihe wichtiger antihypertensiver Arzneimittel kontraindiziert (ACE-Hemmer, Diuretika), umso effektiver ist dann die Kenntnis der möglichen Kostformen.

Kalzium ist den meisten Menschen als wesentlicher Strukturgeber des Knochens geläufig, im Durchschnitt „tragen" wir 1kg Kalzium in unserem Körper, 99 % davon im Knochen. Neben der wichtigen Rolle im Knochenstoffwechsel ist dieses Element in der Blutgerinnung und der Reizleitung zwischen den Nervenzellen von Bedeutung. Das fetale Skelett benötigt insgesamt 30 g Kalzium für den Knochenaufbau. Dieses wird vor allem aus der Nahrung (siehe Tab. 14.11), aber auch aus dem mütterlichen Skelett rekrutiert. Es ist physiologisch nicht möglich, Kalzium, Vitamin D und Phosphat in ihren Funktionsweisen voneinander getrennt zu betrachten. Vitamin-D-Mangel, Nikotinabusus, Untergewicht, körperliche Inaktivität, Störungen der Nebenschilddrüsenfunktion (Unterfunktion), die Medikation mit einigen Arzneimitteln (Protonenpumpenhemmer, Heparin in hohen Dosierungen, Cortison), Eiweißmangel und der häufige Verzehr von Fertigprodukten oder Cola sind häufig mit einem Mangel an Kalzium und einer ungenügenden Knochenmineralisierung verbunden.

i

Die DGE empfiehlt in den aktuellsten D-A-CH-Referenzwerten keine Erhöhung der Kalziumzufuhr in der Schwangerschaft. Die Tagesdosis wird mit 1000 mg angegeben. Schwangere unter 19 Jahren sollten 1200 mg/d konsumieren, da die maximale Knochendichte noch nicht erreicht ist. Andere Autoren (Briese) befürworten eine Menge von 1200–1500 mg/d Kalzium in der Schwangerschaft.

Der Kalziumhaushalt ist in der Schwangerschaft durch eine erhöhte Ca-Resorption aus dem Darm, gesteigerte Ausscheidung über die Nieren und die Aktivierung des Knochenstoffwechsels Veränderungen unterlegen. 200 mg Kalzium pro Tag werden etwa ausgeschieden. Die vermeintlich gehäufte Bildung von Nierensteinen in der Schwangerschaft hält neusten statistischen Überprüfungen nicht stand. Eine tägliche Aufnahme bis 2 g wird bei gesunden Personen gut toleriert.

Tab. 14.11: Kalziumgehalt verschiedener Produkte.

Lebensmittel	Kalzium in mg
100 g Joghurt	100
100 g Käse (30 % Fett)	830
200 ml Milch	220
100 g Grünkohl	150
100 g Camembert	600
100 g Broccoli	100
140 g Fenchel	150
100 g Cornflakes mit Kalzium angereichert	440
1 l Mineralwasser	100–200
200 g Quark	240
100 g Joghurt,3,8 % Fett	160

Oxalsäure kann im Zusammenhang mit Kalzium Erwähnung finden, da eine Hyperoxalurie mit Harnsteinen (aus Calciumoxalat) einhergehen kann. Neben der Trinkmenge sind der pH-Wert des Urins und das ausreichende Vorhandensein von Kalzium von Bedeutung. Oxalsäure verschlechtert die Bioverfügbarkeit von Mineralstoffen und findet sich zu einem hohen Anteil (>50 mg pro 100 g Lebensmittel) in Gemüse (Spinat, Rote Beete, Sauerampfer, Rhabarber), Kakao, Nüssen, Weizenkleie und Zartbitterschokolade. 100 g Spinat bindet das Kalzium aus 200 ml Milch. Kochen und Einweichen vermindern den Gehalt von Oxalsäure in Lebensmitteln.

Phosphat ist ein wichtiger Bestandteil des Knochens, Baustoff der Nukleinsäuren und ebenso essentiell im Energiestoffwechsel des Körpers. Es wird hauptsächlich über die Niere resorbiert, eine normale Nierenfunktion ist deshalb die wichtigste Voraussetzung für einen konstanten Phosphatspiegel im Blut. Das aus der Nebenschilddrüse stammende Parathormon wird bei niedrigen Kalziumwerten ausgeschüttet und mobilisiert Kalzium und Phosphat aus dem Knochen. In der gesunden Niere veranlasst Parathormon eine vermehrte Phosphatausscheidung. Die kranke Niere vermag nur wenig Phosphat zu eliminieren (Phosphatstau), über die weiterbestehende Parathormonausschüttung werden die Knochen langfristig entkalkt.

i Die Gesamtzufuhr an Phosphat soll durchschnittlich 700 mg/Tag, in der Schwangerschaft 800 mg täglich betragen. Die DGE gibt darüber hinaus für die Stillzeit 900 mg/Tag an.

Phosphat findet sich in vielen Lebensmitteln (vor allem Fleisch, Milchprodukten und Getreide), aus natürlichen Quellen wird es nur ca. zu 40 % im Darm resorbiert, aus Industriezusätzen zu 100 %. Phosphat ist enthalten in Cola (1 Liter beinhaltet 700 mg Phosphat), Soßenbindern, Backpulver, Fertigprodukten als Konservierungsstoff, Emulgator, Stabilisator und Geschmacksverstärker, Fast Food, Schmelzsalzen (Schmelzkäse, Raclettekäse), Fertigbackmischungen, siehe auch Tabelle 14.12.

Tab. 14.12: Beispiele für den Phosphatgehalt in der Nahrung.

Lebensmittel	Portionsgröße	Phosphatgehalt in mg
Fleisch (Schwein, Kalb, Rind, Lamm)	150 g	200–300
Wurst (Aufschnitt)	50 g	50–100
Würste (Wiener, Bockwurst, Bratwurst)	150 g	200–300
Fisch, Meeresfrüchte	150 g	300–400
Weichkäse (Gorgonzola, Mozarella, Camembert)	50 g	100–200
Hart- und Schnittkäse	50 g	200–300
Schmelzkäse, Parmesan	50 g	400–500
Milch	200 ml	100–200
Joghurt	150 g	100–200
Quark	150 g	200–300
Hühnerei	60 g	100–200
Kartoffeln, Reis, Nudeln	150 g	50–100
Salat, Obst	150 g	0–50
Weizenbrot	100 g	50–100
Vollkornbrot	100 g	100–200
Erdnüsse, Mandeln. Pistazien	100 g	400–500
Schokolade (Vollmilch)	50 g	100–200
Backpulver	Päckchen	1500
Bäckerhefe	Würfel	200–300
Cola	200 ml	50–100
Fruchtsäfte	200 ml	50–100
Kaffee	150 ml	0–100
Kakao	20 g	100–200

In Abhängigkeit von den Ernährungsgewohnheiten beträgt die durchschnittliche Phosphataufnahme 1000 mg/d. Da Angaben über den Phosphatgehalt eines Lebensmittels nicht deklariert werden müssen, ist eine eigenständige Beurteilung der aufgenommenen Menge erschwert.

Magnesium und Kalzium ermöglichen im optimalen Zusammenspiel die Muskelaktivität, ein Ungleichgewicht kann Wadenkrämpfe in der Schwangerschaft begünstigen. Daneben ist Magnesium an vielen intrazellulären Enzymreaktionen, der neuromuskulären Signalkette und am Energiestoffwechsel beteiligt (Atmungskette). Bei Magnesiummangel können Herzrhythmusstörungen, Krämpfe, Depressionen, Störungen des Immunsystems und Muskelschwäche eintreten, Überdosierungen (selten) können zu Atemstörungen führen. Die durchschnittliche tägliche Magnesiumaufnahme beträgt nach Verzehrstudien 370 mg/d. Den Hauptspeicher für Magnesium stellt das Skelettsystem dar. In Geflügel, Fisch, Fleisch, Leber, Getreide, Milchprodukten, grünem Gemüse, Kartoffeln, Samen, Nüssen, Hülsenfrüchten, Beeren und Banane finden sich hohe Magnesiumgehalte. Die Resorption im Darm beträgt nur etwa 30 % und wird bei gleichzeitiger Eisengabe und reichlich gesättigten Fettsäuren in der Nahrung gehemmt. Magnesiumsalze in Präparaten können je nach Hersteller 50–300 mg Magnesium enthalten.

Nach DGE-Empfehlung sind in der Schwangerschaft 310 mg Magnesium pro Tag, in der Stillzeit 390 mg täglich notwendig. Viele Schwangere nutzen eigenständig Magnesiumpräparate bei Wadenkrämpfen oder therapeutisch bei vorzeitiger Wehentätigkeit und Frühgeburtsbestrebung.

Tabelle 14.13 gibt einen Überblick über die Mineral- und Ballaststoffe in verschiedenen Getreidesorten.

Tab. 14.13: Mineralstoffe und Ballaststoffe in verschiedenen Getreidesorten (nach Produktangaben).

Getreide je 100 g	Kalzium in mg	Magnesium in mg	Eisen in mg	Ballaststoffe in g
Amaranth	214	308	9,0	15,7
Weizen	33	97	3,2	13,3
Mais	8,3	91	1,5	9,7
Reis	16	110	3,2	2,2
Hafer	80	129	5,8	9,7

14.12.2 Spurenelemente

Spurenelemente machen weniger als 0,1 % des Körpergewichts aus und erfüllen ebenfalls essentielle physiologische Funktionen. Zu den bekanntesten Spurenelementen gehören Eisen, Jod, Fluor und Selen, weiterhin Kupfer, Mangan, Zink, Chrom, Molybdän, Kobalt und Nickel. Empfehlungen liegen vor für Eisen, Jod und Zink. Schätzwerte für die tägliche Zufuhr existieren für Selen, Kupfer, Mangan, Chrom und Molybdän.

Jod wird im Körper als zentraler Baustein der Schilddrüsenhormone gebraucht. Täglich benötigt die Schilddrüse dazu etwa 150 µg. Da Jodid nach seiner Abspaltung im Körper zu einem kleinen Teil wiederverwendet wird, muss nicht die ganze Menge täglich notwendig aufgenommen werden. Durch die Jodierung von Speisesalz und dessen Verwendung in verarbeiteten Produkten (Wurst, Käse, Brot) sowie die Jodanreicherung in Milchprodukten (siehe Tab. 14.14) über Hygienemaßnahmen (jodidhaltige Desinfektionsmittel der Kuheuter, Reinigung von Melkanlagen und Tankbehältern des Milchtransportes) gehört Deutschland nicht mehr zum Jodmangelgebiet. In der Schwangerschaft liegt der Bedarf eindeutig höher. Eine Unterversorgung mit Jod in der Schwangerschaft führt zur Struma, knotigen Neubildungen und bei schwerem Jodmangel zur Unterversorgung des Feten mit der Gefahr des Kretinismus.

In der Schwangerschaft liegt die empfohlene Jodidzufuhr nach DGE bei 230 µg pro Tag. Stillende benötigen sogar 260 µg Jodid täglich. Durch die Anreicherung von Jod in der Nahrungskette ist eine Substitution der gesamten empfohlenen Menge nicht notwendig. Nahrungsergänzungspräparate enthalten für werdende Mütter deshalb nicht mehr 200 µg Jod pro Tagesdosis, sondern nur noch 100–150 µg.

Handelsübliches jodiertes Speisesalz enthält etwa 20 mg Jod pro kg Salz (32 mg Kaliumjodat pro kg Salz). Werden 5 g Salz aufgenommen, entspricht dies circa 100µg Jod.

Tab. 14.14: Jodidgehalte einiger Lebensmittel.

Lebensmittelportion	Jodidgehalt in µg
Milch 1 l	117
Milchprodukte 1 l	126
Seefisch 150 g	145

Selen ist als notwendiges Spurenelement in der Glutathionperoxidase enthalten, die wiederum ein wichtiges Enzym bei der Entgiftung der Zellen ist (wird auch als „Radikalfänger" bezeichnet). Selen ist neben Jod bei der Synthese/Regulation von Schilddrüsenhormonen notwendig. Ein Mangel an Selen ist nach einigen Autoren mit einer höheren Inzidenz an Autoimmunerkrankungen der Schilddrüse verknüpft, eine Substitution von 200 µg des Spurenelements pro Tag kann eine Besserung im Verlauf ergeben. Insgesamt sind vielfältige funktionell bedeutsame Selen-Eiweißverbindungen im menschlichen Organismus bekannt, aber noch nicht in der Bedeutung ausreichend untersucht. Die biologische Spanne zwischen Mangel und Toxizität scheint jedoch schmal, so dass eine generelle Substitution bisher nicht empfohlen wird.

Selen war ursprünglich reichlich in den Böden vorhanden (auch in Erzverbindungen) und kann sich in Pflanzen anreichern. Durch Auslaugung und fehlende Selendüngung gelten unsere landwirtschaftlich genutzten Flächen als selenarm und eine unzureichende Versorgung wird angenommen. In Untersuchungen kann bisher jedoch kein Mangel in der Bevölkerung erkannt werden.

In der Rinderaufzucht, der Schweine- und Geflügelmast wird Selen dem Futter beigemengt und kann auch auf diesem Weg in die Nahrungskette gelangen. Nach DGE-Schätzwert soll die tägliche Aufnahme von Selen 30–70 µg/d betragen.

Gesonderte Selen-Empfehlungen für die Schwangerschaft existieren nicht.

Einen hohen Selengehalt weist die Paranuss auf (in 100 g etwa 1900 µg Selen), weniger haben die Kokosnuss (in 100 mg etwa 800 µg Selen) und Sesam. Selenlieferanten sind daneben Seefisch, Pilze (Steinpilz), Hülsenfrüchte und Innereien von Tieren (Niere, Leber).

Die Bedeutung der ausreichenden Aufnahme von **Eisen** ist den meisten Schwangeren bekannt. Als Bestandteil des roten Blutfarbstoffs (Hämoglobin) in den roten Blutkörperchen ist Eisen z. B. beim Sauerstofftransport durch den Körper notwendig. Ein Eisenmangel kann zur Blutarmut (Anämie) führen. Ursachen eines Eisenmangels können neben einem erhöhten Bedarf (Frauen generell bei regelmäßiger Menstruation) auch Besonderheiten in der Ernährung (vegetarisch, ausdauerndes Fasten) oder chronische Erkrankungen (Magenschleimhautentzündungen, entzündliche Darmerkrankungen) sein.

Ein Eisenmangel in der Schwangerschaft wird mit einer fetalen Wachstumsverzögerung und Frühgeburtlichkeit in Verbindung gebracht.

i Eisen gehört zu den Spurenelementen, deren Bedarf in der Schwangerschaft deutlich steigt. Reichen im fertilen Alter bei Frauen 15 mg Eisen/d aus, so steigt dieser Anteil in der Schwangerschaft um 100 % auf insgesamt 30 mg Eisen pro Tag. In der Stillzeit werden nach DGE-Empfehlung immer noch 20 mg/d als notweniger täglicher Bedarf angegeben.

Tab. 14.15: Eisengehalt in pflanzlichen und tierischen Lebensmitteln.

Eisengehalt in tierischen Lebensmitteln in mg/100 g	**Eisengehalt in pflanzlichen Lebensmitteln in mg/100 g**
Blutwurst 17	Aprikosen getrocknet 4,4
Hähnchenkeule 1,4	Erbsen 5,0
Hühnereigelb 7,2	Erdbeeren 0,9
Kalbfleisch 2,3	Feldsalat 1,9
Lachs 0,7	Fenchel 2,5
Leberwurst 5,2	Haferflocken 4,6
Putenfleisch 3,0	Haselnüsse 4
Rinderleber 7,1	Himbeere 1,0
Rindfleisch 2,9	Hirse 5,9
Salzhering 15,0	Linsen 6,9
Schinken, gekocht 2,6	Mandeln 4,0
Schnittkäse 0,3	Möhren 1,7
Schweinefleisch 2,5	Petersilie 3,3
Schweineleber 22,1	Pfifferlinge 6,5
Thunfisch 1,2	Roggenvollkornbrot 3,3
Weichkäse 0,3	Rote Beete 0,8
	Schokolade 4,6
	Schwarze Johannisbeere 1,3
	Sonnenblumenkerne 6
	Spinat 3,5
	Tofu 2,5
	Vollkornreis 2,6
	Weiße Bohnen 6,0
	Weizenbrot 1,1
	Weizenkeime 8,0

Lebensmittel mit Fe-Zusatz: Cornflakes 11,6

Anhand von Verzehrstudien wurde eine durchschnittliche tägliche Eisenaufnahme von 10–12 mg in Deutschland ermittelt. In der Altersgruppe der 19–50jährigen Frauen erreichen nur 25 % die empfohlenen 15mg Eisen/d. Epidemiologische Daten über die

Versorgung Schwangerer mit Eisen sind aus Deutschland in den letzten Jahren nicht bekannt. Im Rahmen des BabyCare-Programms gaben von fast 30.000 schwangeren Teilnehmerinnen 72 % an, über die Ernährung nicht einmal 50 % der empfohlenen Eisenzufuhr zu decken.

Auch durch eine geeignete Auswahl der Lebensmittel (siehe Tabelle 14.15) kann die empfohlene Zufuhr in der Schwangerschaft offensichtlich nicht erreicht werden, vor allem da die deutlich eisenreichen Lebensmittel wie Leber auch hohe Gehalte an Vitamin A aufweisen und keinesfalls täglich verzehrt werden sollten. Eine generelle Substitution wird nicht befürwortet, die gezielte Diagnostik zum Erkennen eines Eisenmangels gehört jedoch zu den Untersuchungen nach den Mutterschaftsrichtlinien. Danach findet sich bei etwa 35 % der Schwangeren eine Eisensubstitution.
Eisen findet sich sowohl in pflanzlichen als auch in tierischen Produkten. Einige Lebensmittel enthalten Eisenzusätze, z. B. manche Sorten Cornflakes. Werden diese allerdings mit Milchprodukten aufgenommen, sinkt die Rate des resorbierten Eisens, besser wäre es, diese Cornflakes mit Saftschorle zu konsumieren.

Die Bioverfügbarkeit des über die Nahrung aufgenommenen Eisens ist insgesamt außerordentlich schlecht, lediglich geschätzte 10–15 % der den Darm passierenden zwei- oder dreiwertigen Ionen werden resorbiert. Die Zusammensetzung des Nahrungsmittels und die Zubereitung spielt eine Rolle, z. B. verhindert die im Spinat enthaltene Oxalsäure die Eisenresorption zu einem Großteil. Wird Spinat dann noch mit Milchprodukten vermischt, verhindern die Kalzium-Ionen wiederum einen Teil der Eisenaufnahme.

Die Eisenverfügbarkeit beträgt:
- aus tierischen Lebensmitteln 23 %
- aus pflanzlichen Lebensmitteln 3–8 %

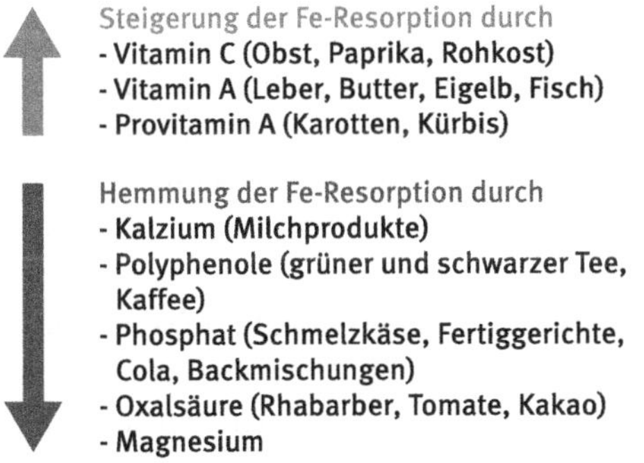

Abb. 14.6: Einflussfaktoren für die mögliche Hemmung und Steigerung der Eisenresorption im Magen-Darm-Trakt des Menschen.

Liegt ein Eisenmangel vor, wird häufig Fe (in ionisierter Form) in Tabletten, Dragees oder Saft substituiert, effektiver unter Umgehung des Magen-Darm-Trakts sind Kurzinfusionen. Die Ernährung kann bei diagnostiziertem Eisenmangel unterstützend eine Rolle spielen, in der Schwangerschaft mit steigendem Bedarf limitiert die Bioverfügbarkeit des Eisens jedoch die Bemühungen.

14.12.3 Ultraspurenelemente

Für Ultraspurenelemente wurde bisher keine physiologische Funktion im Körper nachgewiesen. Viele dieser Elemente sind nachgewiesen toxisch und spielen eine Rolle in der Rechtsmedizin, Umwelt- und Arbeitsmedizin, beispielhaft seien hier Arsen, Quecksilber, Thallium, Blei, Antimon und Cadmium genannt.

14.13 Lebensmittelsicherheit

Die Suche nach relevanten, die Gesundheit gefährdenden Fremdstoffen in der Nah rung obliegt der Lebensmitteltoxikologie. Etwa 80 % der Schadstoffe werden über Lebensmittel und Wasser aufgenommen, deutlich weniger über die Haut und mit der Atmung.

Mögliche Folgen einer Schadstoffanreicherung im Menschen sind neben Krebserkrankungen auch allergische Reaktionen, Störungen des Immunsystems und embryotoxische und fetotoxische Effekte. Zusammenhänge sind dabei oft schwierig nachzuweisen, epidemiologische Untersuchungen können helfen, Gesundheitsschäden und Ökosystembelastungen einzuordnen. Die Liste ungelöster Fragen bleibt aktuell lang, da viele Schadstoffe gleichzeitig konsumiert werden und auch die primären Inhaltsstoffe der Lebensmittel berücksichtigt werden müssen (z. B. Pflanzenschutzmittel in Gemüse). Die Mischungen sind vielfältig und die Beweisführung oder Entkräftung zunächst nur über Tierexperimente möglich.

Besonderes Augenmerk wird auf gesundheitsgefährdende Stoffe gerichtet, die sich im Fett sammeln (Lipophilie), schon in kleinsten Dosen toxisch sind und eine lange Halbwertzeit haben, so dass eine hohe Anreicherung in der Nahrungskette erfolgen kann. Speicherorte finden sich dann im Nahrungsfett (vor allem tierischer Fette) und in der Leber.

Schadstoffe mit hohem Gesundheitsrisiko sind z. B. Arsen, Dioxin, polychlorierte Biphenyle, Cadmium, Nitrofen, Nitromoschusverbindungen, Triphenylzinn, Tributylzinn und Methylquecksilber. Wie Methylquecksilber reichern sich perfluorierte Tenside (Vorkommen in regenabweisenden Jacken und Teflonpfannen) an Zellmembranen an. Über die toxikologische Bewertung der perfluorierten Tenside konnte bisher keine Einigung erzielt werden.

Als Kontamination werden Fremdstoffe deklariert, die im Sinne einer Verunreinigung über die Verpackung oder bei Lagerung und Transport auf Lebensmittel übertragen werden (Beispiel: Druckfarben in Nahrungsmitteln).

Bei der Verarbeitung von Fleisch (unsachgemäßes Grillen oder Räuchern) können sich polyzyklische aromatische Kohlenwasserstoffe(Benz-a-pyren) bei unvollständiger Verbrennung anreichern und über Enzyme im Organismus zu dem kanzerogen wirksamen Diolepoxid abbauen. Benz-a-pyren wurde über Staubsedimentation jedoch auch auf Gemüse (Grünkohl, Spinat, Salat) und Getreide nachgewiesen.

Acrylamid entsteht beim Erhitzen von Getreide und Kartoffeln über 170 °C, wenn Stärke mit Asparagin reagiert. Im Tierversuch wurde die karzinogene Wirkung belegt, beim Menschen sind die Befunde nicht eindeutig. Trotzdem wurde versucht, in der Lebensmittelherstellung die Acrylamidbelastung zu reduzieren. Spitzenreiter in der Acrylamidbelastung sind Kartoffelchips, Pommes frites, Salzstangen, Knäckebrot.

Nitrat reichert sich nicht nur über Düngung in Gemüse an, einige Pflanzen müssen auch als „Nitratsammler" bezeichnet werden. Dazu gehören Rucola und Rote Beete, die physiologisch einen höheren Nitratgehalt aufweisen. Wird dazu noch gedüngt, können bis 7 g Nitrat pro kg Lebensmittel enthalten sein. In den Speicheldrüsen der Mundhöhle wird Nitrat durch Mikroorganismen in Nitrit umgewandelt und gelangt dann in den Magen. Bei Anwesenheit von Eiweißen (Aminen) werden krebserzeugende Nitrosamine gebildet, die gleichzeitige Aufnahme von Vitamin C oder Vitamin E reduziert die Bildung von Nitrosaminen.

Lebensmittelimitate müssen nicht auf der Verpackung deklariert sein. Da diese aber oft geschmack- und farblos sind, werden Zusatzstoffe eingesetzt, die nach EU-Richtlinien gekennzeichnet sein müssen. Bioprodukte enthalten keine Imitate.

90 % der Lebensmittelallergien werden durch 12 Lebensmittel hervorgerufen. Diese müssen ausnahmslos gekennzeichnet werden:

- glutenhaltiges Getreide
- Eier
- Fisch
- Krebstiere
- Erdnüsse
- Soja
- Milch
- Schalenfrüchte
- Sellerie
- Senf
- Sesamsamen
- Schwefeldioxid und Sulfite (ab 10 mg/l bzw. kg)

In Deutschland wurden 2008 fast eine Million Inspektionen in ca. 540.000 Betrieben der Nahrungsmittelindustrie durchgeführt. Mangelhafte Hygiene in der Verarbeitung von Geflügelfleisch (22 %) oder der Herstellung von Speiseeis (17 %) wurden registriert. Gute Ergebnisse fanden sich bei Kartoffeln, Obst und Gemüse aus inländischer Bioproduktion. Hier wurden kaum Pflanzenschutzmittelrückstände oder Schwermetallgehalte gefunden. 7 % der Reisproben wiesen das krebserregende Aflatoxin B1 auf.

Das ebenso toxische Ochratoxin A wurde in Lakritze (45 %) und Schokolade (60 %) gefunden.

Grundsätzlich gehören die Produkte in unseren Supermärkten und Wochenmärkten zu sicheren Lebensmitteln. Kontrollen schaffen dabei jedoch nie eine hundertprozentige Sicherheit. Alternativ können sich die meisten Menschen nicht als Selbstversorger völlig von allen Zulieferern unabhängig machen.

Es bleiben in der Lebensmittelauswahl die Kriterien: regional, frisch, wenig verarbeitet, saisonal und abwechslungsreich. Je vielfältiger die Speisekarte gestaltet ist, desto geringer wird die Wahrscheinlichkeit, Toxine im Körper anzureichern.

14.14 Ernährung und Psyche

Wie oft, wann, was, wie viel, mit wem, warum und wie schnell wir essen, sind nur einige Entscheidungen, die wir täglich mehrfach treffen. Der überwiegende Anteil dieser Entscheidungen ist uns nicht bewusst, sondern ein Ergebnis der persönlichen Konditionierung aus den Aspekten Erziehung, Gewohnheit, soziokulturelle Einflüsse, Werbung und Angebot. Unsere Psyche und das momentane Befinden spielen in diesem Geflecht dabei eine nicht unerhebliche Rolle.

Dabei kann psychischer Stress Ausgangspunkt für plötzliche Änderungen des Essverhaltens sein („Frustessen" oder Verweigerung der Nahrungsaufnahme) oder schleichend Einfluss nehmen mit dem wiederholten Griff zu Süßigkeiten, Kaffee, Nikotin oder Alkohol.

Unser Körper verzeiht vieles und nicht jede Mahlzeit sollte kritisch hinterfragt werden. Mit einer positiven Grundhaltung, Dankbarkeit und Wertschätzung an sich selbst kann gespeist werden. Achtsam die Mahlzeit zu genießen, ist ein Schritt in die Richtung einer ausgewogenen Ernährung.

Ausreichend Schlaf und ein geregelter Stoffwechsel (Darmtätigkeit) sind mit einer verminderten Nahrungsaufnahme verbunden. Durch gezieltes Nachfragen können dabei Details verbessert werden.

Nicht immer sind es körperliche Beschwerden, die uns über unser Essverhalten zum Nachdenken anregen. Äußerungen unserer Mitmenschen (Familie, Freunde, Kollegen), ein „zufälliger" Laborparameter oder mediale Informationen sind ebenso Anlass, sich mit dem Thema zu beschäftigen. Werdende Mütter erleben in der Schwangerschaft die besondere Situation, eigene Signale des Körpers und die des ungeborenen Kindes bewusst wahrzunehmen und bisher unbewusste, gewohnte Verhaltensweisen zu überdenken.

---

i In der Schwangerschaft richten die meisten Frauen ein besonderes Augenmerk auf gesunde Ernährung. Für viele ist das die Zeit, sich erstmals wirklich Gedanken über die konkreten Folgen einzelner Nahrungsmittel zu machen. Die Motivation zur Änderung von ungünstigen Gewohnheiten ist dementsprechend hoch. Das wiederum kann für die Ernährungsumstellung genutzt werden.

Die Kunst im Gespräch liegt im Erreichen eines anderen Ernährungsbewusstseins. So sollte bei einer Ernährungsumstellung das Hauptaugenmerk nicht auf dem Wort „Diät“ liegen, dieses wird meistens als „Verbot von...“ wahrgenommen. Eher kann die „gesunde Ernährung“ benannt werden, die normal ist. Eine Ernährung, die uns im Verlauf der Evolution bis in die heutige Zeit getragen hat – ohne hygienische Erkenntnisse auszuschließen. Wir müssen dazu die Welt vom Kopf wieder auf die Füße stellen. Ein Blick auf die Waage, in den Spiegel oder auf die Kleidergröße reicht manchmal, um Störungen im Essverhalten zu erkennen. Wenn gewünscht, kann auch ein Ernährungsprotokoll Klarheit bringen.

Die in den Mutterschaftsrichtlinien verankerten empfohlenen Untersuchungen sollten bei auffälligen Befunden Basis für ein Gespräch über Ernährung sein. Grundsätzliche Hinweise zur Meidung von Alkohol und Zigaretten sowie zu der Bedeutung von Jod, Folsäure und Eisen in der Schwangerschaft sind Pflicht und werden auch aus rechtlichen Gründen erwartet. Aber auch schon Größe und Ausgangsgewicht und damit der BMI liefern entscheidende Hinweise auf mögliche Risiken im Schwangerschaftsverlauf.

Jedoch wird selten bis nie überhaupt der BMI ermittelt, der subjektive Eindruck einer adipösen Schwangeren damit nur nebulös ins Bewusstsein gebracht oder eventuell erst ab einer „dreistelligen Schmerzgrenze“, ab einem Gewicht von 100 kg und aufwärts, angesprochen. Adipositas ist eine Diagnose und benötigt eine Therapie auch im juristischen Hinblick. Hinsehen und handeln statt wegsehen und schweigen – hier bleibt auch im Sinne des Kindes zu oft eine gute Chance ungenutzt.

Zur Selbstverantwortung der Patientin kann dabei auf ärztlicher Seite ein Teil beigetragen werden: Daten nicht nur erheben (Größe und Gewicht), sondern auch die Fakten benennen (BMI errechnen und einordnen: Normalgewicht, Untergewicht, Übergewicht, Adipositas). Vorverurteilungen oder Schuldzuweisungen helfen als Motivationsschub nicht weiter. Aufklären und mögliche Risiken erläutern – dabei Wege aufzeigen und Unterstützung geben – sind klassische Grundpfeiler des Arztberufs. Idealerweise schon bei Planung – also vor einer Schwangerschaft – spätestens aber bei Erstfeststellung derselben ergibt sich ein Anlass. Beidseitiges wertschätzendes Auftreten in offener Atmosphäre gelingt dabei nur, wenn Vorurteile nicht die Sicht versperren.

„Beurteile niemanden, bevor du nicht Meilen in seinen Mokassins gelaufen bist.“ (indianisches Sprichwort)

14.15 Ernährung aus zahnärztlicher Sicht

Karies ist die häufigste ernährungsbedingt auftretende Erkrankung. Das Verzehren besonders klebriger, süßer und saurer Produkte wiederholt über den ganzen Tag verändert den pH-Wert des Speichels in den karieskritischen Bereich. Ob dabei Kekse,

Schokolade, Kuchen oder „Gesundes“ (mit Honig gesüßtes, süßes Obst, Obstsaft) genascht wird, spielt keine Rolle. Lediglich die Zuckerersatzstoffe bzw. Zuckeraustauchstoffe (Aspartam, Cyclamat, Sorbit, Xylit) sind ohne Einfluss auf die Zahnhartsubstanz.

Während Milchprodukte bereits nach 30 Minuten ihre Wirkung auf den pH-Wert des Speichels verlieren und diesen auch nicht stark senken, wirken süße Speisen durchschnittlich 90 min und senken deutlicher den pH. Bei besonders klebrigen Produkten (Banane, Toffee, Schokolade) oder Dauerlutschen (Bonbons) ist die Wirkung nahezu den ganzen Tag über permanent.

Zahnpflege direkt im Anschluss an eine süße oder saure Mahlzeit greift den Zahnschmelz deutlich stärker an als das Putzen vor dem Essen. Auch ein dauerhaftes Trinken (alle Getränke, einschließlich Wasser), schluckweise über den Tag verteilt, verändert ungünstig die Speichelzusammensetzung und fördert die Kariesentstehung.

Zahnmedizinisch sinnvoll:
- drei Hauptmahlzeiten pro Tag
- Trinken zu den Mahlzeiten
- Milchprodukte am Ende einer Mahlzeit verkürzen die karieskritische pH-Senkung
- keine unmittelbare Zahnpflege nach Mahlzeit
- Süßes selten und kurz, eher zu den Mahlzeiten
- Zahnpflegekaugummi sind eine Alternative
- Nüsse besser als Trockenobst
- Obst besser als Kekse, Kuchen

i In der Schwangerschaft ist eine zahnärztliche Kontrolle und Beratung grundsätzlich zu empfehlen.

14.16 Allgemeine Empfehlungen

Angelehnt an die 10 Regeln der Deutschen Gesellschaft für Ernährung können unter Mitbeachtung der bisherigen schwangerschaftsspezifischen Betrachtungen die allgemeinen Empfehlungen auch in der Schwangerschaft gelten:

1. vielseitig, regional, saisonal und frisch essen
2. verschiedene Getreideprodukte (Vollkorn) mehrmals am Tag
3. „Nimm 5 am Tag“: je 2 Handvoll Obst und 3 Handvoll Gemüse pro Tag
4. täglich Milch und Milchprodukte, ein- bis zweimal pro Woche Fisch, Fleisch, Eier
5. wenig Fett und fettreiche Lebensmittel
6. Salz und Zucker reduzieren
7. reichlich Trinken, mindestens 1,5–2 l pro Tag: Wasser, ungesüßten Kräutertee, Saftschorlen wenig
8. schonende Garmethoden bevorzugen, mit Kräutern würzen

9. auf eine schöne Umgebung und ausreichend Zeit beim Essen achten und bewusst genießen, Ablenkung vermeiden (Zeitung, Handy, Fernseher, Radio)
10. Gewicht regelmäßig kontrollieren und ausreichend Bewegung (30–60 min/Tag)

Quellen: www. dge.de/moduls „Die 10 Regeln der DGE", aufgerufen am 9.2.2013

14.17 Besondere ernährungsbezogene Empfehlungen

Durch die Nutzung kleinerer Teller kann eine als „klein" empfundene Portion optisch sättigender wirken. Gezielt kleine Portionsgrößen im Tafelgeschirr suchen.
Salzverzehr begrenzen durch:
- Fertigprodukte meiden
- Kräuter und Gewürze zum Kochen verwenden
- salzige Lebensmittel meiden
- Dampfgarer nutzen, dabei ist kein oder fast kein Salz notwendig

Fette reduzieren:
- fettarme Produkte (Wurst, Käse) erwerben und dünn schneiden
- Streichfett und Käse 20 Minuten vor Verzehr aus der Kühlung holen, dann wird weniger verwendet und der Geschmack ist besser
- statt Streichfett auch vegetarische Aufstriche, Frischkäse oder Meerrettich, Senf verwenden
- Blätterteigprodukte und Eiscreme nur einmal im Monat

Zucker reduzieren:
- Vollkornprodukte nutzen (Brot, Nudeln, Reis)
- wenn Weizenmehlprodukte, dann sehr langsam essen
- Säfte durch Saftschorlen, Wasser, Kräutertees ersetzen, ein Glas Orangensaft enthält den Saft von 3–4 Orangen

Laktosefreie Produkte zur Speisenzubereitung verwenden. Inzwischen gibt es dafür eine große Palette. In Drogerien und Apotheken werden laktosespaltende Präparate angeboten, die bei Laktoseintoleranz individuell getestet werden können. Zu beachten ist dabei, dass laktosefreie Nahrungsmittel oft süßer schmecken. Das kann zum Einsparen von Zuckerzusätzen in süßen Gerichten (z. B. Milchreis, Eierpfannkuchen) genutzt werden – auch wenn keine Laktoseintoleranz besteht.

Obst und Gemüse zu jeder Mahlzeit machen nicht nur optisch gute Laune, sondern verringern die Energiedichte einer Mahlzeit bei gleichzeitig früher einsetzendem Sättigungsgefühl.

14.18 Besondere Aspekte der Ernährung bei Patientinnen mit Gestationsdiabetes

Entwickelt sich im Verlauf der Schwangerschaft eine Störung im Kohlenhydratstoffwechsel sollte auf Stärkeanteil, Vollkornqualität und Ballaststoffreichtum im Lebensmittel geachtet werden. Manchmal kann hier durch veränderte Lebensmittelauswahl, langsames Essen und Bewegung danach eine Besserung der Blutzuckerwerte gelingen und eine übermäßige Zuckerbelastung des Kindes verringert werden. Auf sprachliche Feinheiten achten: nicht jedes Schwarzbrot oder dunkles Brot ist ein Vollkornbrot. Nicht jedes mit Körnern verzierte Brot ist ein Vollkornbrot. Genaues Hinsehen und Nachfragen kann Blutzuckerüberraschungen vermeiden.

Patientinnen mit vorbestehendem Diabetes mellitus sind vor einer Schwangerschaft überwiegend ernährungstherapeutisch geführt mit dem Satz: „Sie können alles essen, es muss nur in BE berechnet und gespritzt werden". Diese Einstellung sollte gezielt in einer **Schwangerschaft** nachgefragt und unbedingt korrigiert werden. Besonders bei Patientinnen mit Diabetes mellitus Typ I gelangt ein Teil der Kohlenhydrate direkt zum Feten und kann nicht mehr durch weitere Insulingaben „nachkorrigiert" werden. Glucose aus dem maternalen Blut kann ungehindert die Plazenta passieren, Insulin bleibt auf der mütterlichen Seite. Hier sind neben Kenntnissen über die Ernährung das Verständnis des glykämischen Index, die ausreichende Ballaststoffzufuhr und das genügende Maß an Bewegung notwendig.

Die Vielfalt örtlich angebotener Brotsorten (siehe Tab. 14.16) unterstützt die Varianz im Speiseplan und individuelle Bedürfnisse. Einen genauen Blick auf die Zutatenliste gewähren auch Bäckereien. Bei der Umsetzung von Ernährungsplänen bringt dies Klarheit. Die folgenden regionalen Brotsorten sind Beispiele für verschiedene Inhaltsstoffe und Nährwerte.

Eiweißbrot (regional), Zutaten nach Produktinformation: 30 % Speisequark, 30 % Weizenvollkornmehl, Wasser, 6 % Sojaeiweiß, 6 % Leinsaat, Weizenkleber, 3 % Sonnenblumenkerne, Hefe, Sojabohnenmehl, Meersalz. Honig, Pflanzenöl, Sojaprotein Isolat, pflanzliche Fasern, Erbsenprotein, Weizenmehl <1 %

Nährwertangaben: 100 g Brot enthalten: 219 kcal, Eiweiß 18,2 g, Kohlenhydrate 25,7 g, Fett 4,2 g, Ballaststoffe 8,3 g, 2,1 BE = Broteinheiten

Abendbrot (regional), Zutaten nach Produktinformation: Weizenkleber, Sojaschrot, Weizenvollkornmehl, Leinsamen, Sojaeiweißkonzentrat, Sonnenblumenkerne

Nährwertangaben: 100 g Brot enthalten: 264 kcal, Eiweiß 25,8 g, Kohlenhydrate 10,3 g (entspricht 1 BE = Broteinheit), davon Zucker 2,1 g, Fett 11,4 g, davon gesättigte Fettsäuren 1,6 g, Ballaststoffe 8,7g, Natrium 0,5 g

Roggenvollkornbrot (regional), Zutaten nach Produktinformation: Roggenmehl, Wasser, Roggenvollkornschrot, Roggenflocken, Meersalz, Zuckerrübensirup, Sauerteig, Hefe.

Nährwertangaben: 100 g Brot enthalten: 219 kcal, Eiweiß 7,4 g, Kohlenhydrate 45,6 g (entspricht 3,8 BE = Broteinheiten), Fett 1,1 g, Ballaststoffe 6,9 g

Weizenbrot (regional), Zutaten nach Produktinformation: 62 % Weizenmehl, Wasser, Hefe, Pflanzenmargarine, Sauermolkenpulver, Weizenkleber, Meersalz, Zucker

Nährwertangaben: 100 g Brot enthalten: 269 kcal, Eiweiß 9,2 g, Kohlenhydrate 53,9 g (entspricht 4,5 BE = Broteinheiten), Fett 2,1 g, Ballaststoffe 3,4 g

Mischbrot (regional), Zutaten nach Produktinformation: Wasser, Weizenmehl, Roggenmehl, 17 % hauseigener Natursauerteig (Wasser, Roggenmehl), Meersalz, Hefe, Kartoffelstärke, Sauermolkenpulver, Weizenkleber, pflanzliche Fasern, Erbsenprotein

Nährwertangaben: 100 g Brot enthalten: 240 kcal, Eiweiß 7,1 g, Kohlenhydrate 48 g (entspricht 4,0 BE = Broteinheiten), Fett 2,1 g, Ballaststoffe 4,6 g

Tab. 14.16: Nährwertangaben verschiedener regionaler Brotsorten.

Je 100 g Brot	Kcal	Eiweiß in g	KH in g	BE	Fett in g	davon in g gesättigte Fettsäuren	Ballaststoffe in g
Eiweißbrot	219	18,2	25,7	2,1	4,2	k.A.	8,3
Abendbrot	264	25,8	10,3	1	11,4	1,6	8,7
Roggenvollkorn	219	7,4	45,6	3,8	1,1	k.A.	6,9
Weizenbrot	269	9,2	53,9	4,5	2,1	k.A.	3,4
Mischbrot	240	7,1	48	4,0	2,1	k.A.	4,6

14.19 Hygienische Verhaltensempfehlungen

Die Schwangerschaft stellt eine unvergleichliche immunologische Ausnahmesituation des Organismus dar. Bagatellinfektionen werden deshalb nicht (wie außerhalb einer Schwangerschaft) in der Regel problemlos überwunden. Mit der Nahrungsaufnahme ist die Auseinandersetzung mit Bakterien, Viren, Pilzen und Parasiten eng verknüpft. Das Vertrauen in die eigene Abwehrkraft geht am besten Hand in Hand mit notwendigem, hygienisch sinnvollem Verhalten.

Vor jedem Essen die Hände sorgfältig mit Seife zu waschen, gehört zu den Grundregeln nicht nur während der Schwangerschaft, sondern in fast jeder Lebenslage. Generell ist die Keimbesiedlung der Hände hoch nach dem Kontakt mit Geld, Treppengeländern, Lichtschaltern, Türklinken, Haltegriffen in Bus und Bahn, Haaren, Bedienungsknöpfen (Fahrstuhl, Geldautomat...), Tieren usw. Zusätzliches Händewaschen zwischendurch reduziert damit die Gefahr von Infektionen.

Das gründliche Waschen von Obst oder Gemüse, reichliches Abspülen von grünen Salaten und eine grundsätzliche Sauberkeit der Küchenarbeitsfläche müssen in der Schwangerschaft selbstverständlich sein. Alle Utensilien in der Weiterverarbeitung von Nahrungsmitteln wie Schüsseln, Schneidebretter, Messer können ohne ausreichende Reinigung mit potentiell infektiösen Mikroorganismen (z. B. Listerien) besiedelt sein und so immer wieder eine Infektionsquelle darstellen. Gerade in schlecht zu erreichenden Ritzen von Schneidebrettern (entstanden durch häufigen Gebrauch) überdauern Keime. Bei der offenen Lagerung nebeneinander, z. B. Fleisch neben grünem Salat, Weichkäse neben Fisch, kann auch im Kühlschrank eine Kontamination unbedenklicher, hoch erhitzter Speisen sekundär erfolgen. Die übersichtliche, geschlossene Aufbewahrung frischer und zubereiteter Nahrung und die regelmäßige Säuberung des Lagerortes tragen zur Risikominderung für eine mögliche Infektion bei. Ein regelmäßiges Wechseln der benutzten Küchentücher und Lappen alle 1–2 Tage wird ebenso empfohlen. Weichkäseprodukte (Camembert, Brie, Roquefort), Frischkäse (Feta, Ricotta) und rohes Fleisch (Tatar, Mett) können Bakterienkolonien in hinreichend infektiöser Menge enthalten und sind deshalb in der Schwangerschaft eher zu meiden.

14.20 Beispiele für Tagespläne

Mahlzeit von je 20–30 Minuten Dauer
Die Mittagsportionen beziehen sich auf durchschnittliche Größen. Auf Nährwertangaben wurde wegen der hohen Variabilität der Inhaltsstoffe bewusst verzichtet.

1. Tag

Frühstück:
1 Scheibe Vollkornbrot, dünn mit Streichfett bestrichen (ein gestrichener Teelöffel) + 1 Scheibe fettreduzierter Käse (25 g), 1 kleiner fettarmer Naturjoghurt (150 g) + 1 Essl. Haferflocken + 1 Stück Frischobst oder eine Handvoll Beeren, dazu Tee oder1 Tasse Kaffee, ein Glas (200 ml) Wasser

Mittag:
1 Portion Kartoffeln (150 g), 1 große Portion Gemüse (Erbsen, Bohnen, Mischgemüse in wenig Brühe gegart, mit Kräutern abgeschmeckt) + 1 Stück Geflügelfleisch (100–150 g), dazu maximal 1 Essl. Soße, Getränk Tee/Wasser, 1 Apfel

Nachmittag:
1 Banane, Tee

Abend:
2 Scheiben Vollkornbrot , einmal vegetarischer Aufstrich + Tomate + Gurke, einmal dünne Scheibe fettreduzierter Käse, 1 Portion Kopfsalat mit kleinen Orangenfilets, wenig Dressing aus Leinöl, Orangensaft, Kräutern , Wasser/Tee

2. Tag

Frühstück:
250 g fettarmer Naturjoghurt (laktosefrei schmeckt süßer) + 2 Essl. Vollkorn-Früchtemüsli + 1/2 Teelöffel Leinsamen + 1Kiwi (kleingeschnitten), Tee oder 1 Tasse Kaffee, reichlich Wasser

Mittag:
1 Portion Vollkornnudeln (100 g) + Gemüsevielfalt (kleine halbe Zwiebel in Rapsöl andünsten, 2 Paprika, 2 gehäutete Tomaten oder Pilze dazu in Brühe dünsten, 1 Essl. Tomatenmark und Gewürze, frische Kräuter, z. B. Oregano, Basilikum dazu), Getränk: Wasser,/Tee

Nachmittag
1 Stück Obst, kleine Handvoll Nüsse, Tee

Abend:
1 Vollkornbrötchen mit Streichfett, 1 Scheibe fettreduzierter Käse, 1 Scheibe fettarme Wurst, dazu Gurke, Radieschen, 1 Scheibe Knäckebrot mit vegetarischem Aufstrich, Wasser/ Tee

3. Tag:

Frühstück:
1 Portion Rührei, dazu ein kräftiges Vollkornbrot mit Streichfett und Schnittlauch, 1 Stück Obst, 1 Glas Milch, 1 Tasse Tee

Mittag:
1 Portion Vollkornreis 150 mg, dazu Fischfilet auf Wurzelgemüse (Karotten, Sellerie, Petersilienwurzel), Meerrettich-Apfeldressing, etwas Zitrone, Tee/Wasser

Nachmittag:
1 Müsliriegel, 1 Tomate, Tee/Saftschorle

Abend:
2 Scheiben Vollkornbrot mit Streichfett, je mit fettarmem Käse + Gurkensalat, Tee/ Wasser

4. Tag

Frühstück:
2 Scheiben Vollkornbrot mit Streichfett, 1 Portion (20 g) Honig, 1 Portion Frischkäse, 1 Tomate, Tee/Kaffee und Wasser

Mittag:
1 großer gemischter Salat (Kopfsalat, Gurke, Paprika, Mais, Tomate) mit 1 Portion Fetakäse, Dressing mit Leinöl, Kräutern, Balsamico, Senf, dazu 2 Sesamknäckebrotscheiben, Tee

Nachmittag:
1 Stück (Vollkorn-)Hefekuchen (z. B. Pflaumen oder Kirschen), Tee/Wasser, 1 Stück Obst

Abend:
Blechgemüse (z. B. 1 gekochter Fenchel, 1 Stange Porree, gekochte Bohnen, 1 Aubergiene, 2 Karotten, 5 Pilze kleinschneiden – mundgerecht, auf Backpapier, mit Pinsel 1 Eßl. Öl auf Gemüse verstreichen, mit wenig Salz, vielen Kräutern und Galgant bestreuen, 20 min im Backofen grillen, garen) dazu eine Portion Vollkornreis, Tee/Wasser

5. Tag

Frühstück:
2 Scheiben Knäckebrot, 1 Portion Hüttenkäse mit Kresse/Sprossen, 1 Portion Pflaumenmus, 1 Stück Obst, Tee/Kaffee, Wasser

Mittag:
Je nach Größe 1–2 Teller Gemüseeintopf (z. B. Linsensuppe, Kürbissuppe etc.) dazu eine Scheibe Vollkornbrot, Tee/Wasser

Nachmittag:
Früchtequark aus Magerquark (200 g) und Beeren (frisch oder Tiefkühlprodukt), Tee

Abend:
2 Scheiben Vollkornbrot, einmal vegetarischen Aufstrich, Gurke, einmal Streichfett und 1 Scheibe fettreduzierter Käse, Tee/Wasser

6. Tag

Frühstück:
1 Vollkornbrötchen, Streichfett, 1 Portion Marmelade, 1 Portion fettarmer Käse, 1 Stück Obst, Kaffee oder Tee, Wasser

Mittag:
Rosenkohlauflauf mit Kartoffeln (Kartoffeln und Rosenkohl wie gewohnt kochen, in Auflaufform schichten, Sauce aus 1 Ei, 100 ml Milch und 100 ml Sahne, Muskat,

Pfeffer, wenig Salz – alles verquirlen und übergießen, 20 min im Backofen backen), Tee/Wasser

Nachmittag:
1 Stück Obst, Wasser

Abend:
1 Knäckebrot mit Hüttenkäse, 1 Scheibe Vollkornbrot mit Streichfett, Tomatensalat, Tee/Wasser

7. Tag

Frühstück:
1 Portion Vollkorngetreidebrei mit frischem Obst, Kräutertee

Mittag:
Kartoffelpuffer mit Apfelkompott, Tomaten-Frühlingszwiebel-Salat, Wasser

Nachmittag:
150 g Naturjoghurt mit kleingeschnittenem Chicorée, Pfirsich, Apfel verrührt, Tee

Abend:
1–2 Scheiben Vollkornbrot, Mozarella mit Tomate, Zwiebeln und frischem Basilikum, Tee

8. Tag

Frühstück:
1 gekochtes Ei, 1 Scheibe Vollkornbrot mit Streichfett oder vegetarischem Aufstrich, 1 Paprika oder Radieschen, 1 Knäckebrot mit Marmelade, Kaffee oder Tee, Wasser

Mittag:
1 Portion (150) Kartoffeln, 1 Portion (150–200 g) Apfel-Rotkohl, 1 Portion (100 g) Rindergulasch, Wasser

Nachmittag:
1 Stück Obst, Kräutertee

Abend:
Bohnensalat, 1 Scheibe Vollkornbrot mit vegetarischem Aufstrich, 1 Scheibe Vollkornbrot mit fettreduziertem Käse, 1 Karotte, Tee/Wasser

9. Tag

Frühstück:
1 Scheibe Vollkornbrot mit Streichfett, 1 Scheibe fettreduzierter Käse, 150 g fettarmer Naturjoghurt mit 1 Eßl. Haferflocken und 1 Portion Obst, Kaffee/Tee, Wasser

Mittag:
1 Portion (100 g) Vollkornnudeln gekocht, mit Fetakäse, getrockneten Tomaten, 1 kleingeschnittenen Paprika, 1 Tomate verrühren, mit Oregano und frischem Basilikum würzen, Tee/Wasser

Nachmittag:
1 Banane, Wasser

Abend:
Möhren-Apfel-Salat, 1 Vollkornbrötchen mit vegetarischem Aufstrich, 1 Scheibe Geflügelwurst, Tee, Wasser

10. Tag

Frühstück:
250 g fettarmer Naturjoghurt (laktosefrei schmeckt süßer) + 2 Essl. Vollkorn-Früchtemüsli + 1/2 Teelöffel Leinsamen + 1 Kiwi (kleingeschnitten), Tee oder 1 Tasse Kaffee, reichlich Wasser

Mittag:
1 Portion (90 g) Naturreis, 5 Pilze gebraten mit Zwiebeln, Zucchinischiffchen mit Feta-Käse-Füllung (Zucchini halbieren, aushöhlen, mit Fetawürfeln füllen, etwas geriebenem Käse darüber – 20 min in wenig Brühe backen), Wasser

Nachmittag:
3 Schoko-Vollkornkekse oder ein Lebkuchen, Tee

Abend:
2 Scheiben Vollkornbrot, 1 Portion vegetarischer Aufstrich, einmal Streichfett, 1 Scheibe fettarmer Käse, 1Paprika, Kräutertee

14.21 Epidemiologie aus Ernährungssicht

Laut Statistischem Bundesamt wurden 2011 in Deutschland 662.685 Kinder lebend geboren. Ein Viertel dieser Kinder (etwa 165.000) wurde von einer übergewichtigen oder adipösen Frau entbunden und bereits intrauterin bezüglich ihres Ernährungsverhaltens geprägt. Eine Prävention der ernährungsbedingten Erkrankungen kann bereits in der Schwangerschaft sinnvoll begonnen werden. Nicht nur bei übergewichtigen oder adipösen Müttern, auch bei normalgewichtigen/schlanken Frauen, die in der Schwangerschaft ernährungsmedizinisch beraten werden, haben wir eine unwiederbringliche Chance.

14.22 Anhang

Die in den folgenden Tabellen 8.14 und 8.15 aufgeführten Zahlen stellen keine Absolutwerte dar, sondern können produktabhängig sehr variabel sein. Die Auflistung soll lediglich als Beispiel und im Vergleich untereinander gelesen werden.

Tab. 14.17: Auswahl einiger Nährwertangaben in Lebensmitteln.

Lebensmittel	Kcal je 100 mg	Kohlen-hydrate in g	Eiweiß in g	Fett/davon gesättigte Fettsäuren in g	Ballaststoffe in g
Rote Linsen	341	50	25	1,5 0,3	12,5
Weiße Bohnen	294	37	21	1,6 0,3	23,0
Pardina Linsen	308	51	22	1,5 0,4	15,5
Bolognese vegetarisch	83	8,1	2,8	7,3 4,0	3,6
Buttergemüse	117	7,3	1,3	0,9 0,1	2,2
Tomatensoße	47	5	2,5	10 3,5	0,3
Carbonarasoße	120	11,6	0,3	0,4 <0,1	1,7
Apfelmus	56				
Eiweißbrot (regional)	219	25,7	18,2	4,2 k. A.	8,3
Roggenbrot (regional)	219	45,6	7,4	1,1 k. A.	6,9
Spinat-Ricotta-Teigtaschen	164	23	7,0	4,5 1,7	1,5
Weizennudeln	350	71,8	11,5	1,9 0,8	3,0
Bunte Nudeln	371	69	14	3,5 1,5	3,6
Vollkornnudeln	322	61	15	2,0 0,4	8,0
Reiswaffeln	389	80,7	8,1	3,0 0,5	3,3
Knäckebrot, Roggen	340	67,0	9,0	1,5 0,4	14
Natur-Reis	358	73	8,0	2,9 0,8	3,8
Wildreismischung	352	77,4	8,2	1,1 k. A.	k. A.
Kartoffelknödel	363	78	4,0	3,2 1,7	3,1
Semmelknödel	400	65	10	11 5	3
Kroketten, tiefgefroren	206	25	3	10 1.8	2
Milchreis, ungekocht	349	78	7,4	0,6 k. A.	k. A.
Cornflakes, bio	362	79,6	7,1	1,0 0,2	3,1
Früchte-Müsli	338	63,1	9,2	2,9 0,5	11,1
Zwieback	401	74	11	6 2,6	3,3
Hackbällchen (regional)	380	8,5	13	30	k. A.
Leberwurst	326	1,0	14,5	29,4 12,2	<1

Lebensmittel	Kcal je 100 mg	Kohlen-hydrate in g	Eiweiß in g	Fett/davon gesättigte Fettsäuren in g	Ballaststoffe in g
Räucher-Lachs	758	0,2	20	11,2 2,7	<0,1
Forellenfilet	124	0,5	19	5 1,3	k. A
Fischstäbchen	191	17	13	7,7 1,0	0,9.
Quark, mager	67	4,3	12,5	0,3 0,2	0
Joghurt, 3,8 % Fett	75	5,8	4,3	3,8 2,5	0
Schokolade -Vollmilch	534	57,9	6,9	30 18,7	k. A.
Sch.- Sanddorn/Orange	581	46	7,4	40	k. A.
Russisch Brot	385	86,9	6,8	0,75 0,2	2,0
Minidoppelkeks-Schoko	492	67	6,2	22 k. A.	k. A.
Dinkel-Butterkeks	467	72	6,6	17,0 10	5,6
Studentenfutter	536	35	16,0	36 6,6	4,5
Knabber-Mix (Brezeln)	419	64	11,4	12,0 5,4	4,6
Nuss-Nougat-Creme	581	48,8	6,2	39,4 8,0	3,4
Toffifee	514	58,5	5,9	28,6 12,7	2,2
Celebrations	490	62,3	5,6	23,9 13,2	1,2
Gummibärchen	342	77,4	6,6	0,1 0,1	0,1
Lebkuchen	382	64,4	5,7	10,4 6,5	3,5
Rührkuchen, Fertigprodukt	449	51	5,2	25 13	2,3
Mangostücke, getrocknet	317	70	2,1	0,7	k. A.
Apfel-Chips, getrocknet	350	78	1,6	0,6	11,7
Milch 1,5 % Fett	46	4,8	3,3	1,5 1,0	0
Multivitaminsaft	46	10,6	<0,5	<0,2	<0,5
(ohne Zuckerzusatz)	46	11	0,1	0,1 0,02	0,2
Apfelsaft 100 % Direktsaft	51	9,2	0,6	1,3 1,2	0,4
Choco Cappuccino 125 ml					

Tab. 14.15: Nährwertangaben bezogen auf Portionsgrößen.

Portion	kcal/Portion	KH	Eiweiß	Fett	Ballaststoffe
Spaghetti Bolognese	729	93	41	18,8	k. A.
Spinat-Ricotta-Teigtaschen (250 g)	408	58	17,6	11,2	3,8
Lasagne	820	49	50	43	k. A.
5 Fischstäbchen (150 g)	287	26	20	12	1,4
5 Kroketten, tiefgefroren (108 g)	222	27	3,2	10,8	2,2
Buttergemüse 150 g	175	12,2	4,2	11,0	5,4
Lebkuchen, 60 g =1 Stück	229	38,6	3,4	6,2	2,1
Mamorkuchen, 35 g	157	17,8	1,8	8,8	0,8
Leberwurst 25 g	81	<1	3,5	7,5	<1

Angaben nach Produktinformation, k. A. = keine Angabe

14.23 Literatur

Adam O. Ernährungsmedizin in der Praxis – Loseblattsammlung, Spitta-Verlag, Balingen
Amann-Gassner U, Hauner H. Adipositas vor und während der Schwangerschaft. Möglichkeiten der Ernährungstherapie. Adipositas 2007; 1: 17–24
Bechtholt A. Referenzwerte für die Nährstoffzufuhr, Ernährungs-Umschau 2009; 56
Briese V. Ernährungsberatung in der Schwangerschaft, de Gruyter Verlag Berlin 2010
D-A-CH – Referenzwerte für die Nährstoffzufuhr, DGE 2000
Jovanovic L. Achieving euglycaemia in woman with gestational diabetes mellitus. Drugs 2004; 64: 1401–1417
Kirschner W. et al Eisenmangel in der Schwangerschaft, Der Gynäkologe 9/2011; 759–766Max Rubner-Institut, Bundesforschungsinstitut für Ernährung und Lebensmittel (Hrsg.) Nationale Verzehrstudie II Ergebnisbericht, 2008
Kleinwächter et al. Evidenzbasierte Leitlinie zu Diagnostik, Therapie und Nachsorge bei Gestationsdiabetes der Deutschen Diabetes-Gesellschaft (DDG) und der Deutschen Gesellschaft für Gynäkologie und Geburtshilfe (DGGG) 2011
Koletzko B. et.al. Konsensuspapier © aid e.V. Bonn, Ernährung von Säuglingen und stillenden Müttern, 2009
Kruse, H. Lebensmitteltoxikologie und Lebensmittelhygiene, Seminarunterlagen für den Kompaktkurs Ernährungsmedizin 2012; DAEM, Kap. 3
Max Rubner-Institut, Bundesforschungsinstitut für Ernährung und Lebensmittel (Hrsg.) Nationale Verzehrstudie II Ergebnisbericht, Teil 1, Tabl. A6, 2008; 129
Nachdruck Referenzwerte für die Nährstoffzufuhr, DGE 2012
Ritz E. et al. Gesundheitsrisiko durch Phosphatzusätze in Nahrungsmitteln. Deutsches Ärzteblatt 2012, Jg 109, Heft 4
Schmidt R.F., Thews G. (Hrsg) Physiologie des Menschen,23. Auflage, Springer Verlag, 1987
Wöhrl, P. Ernährungsempfehlungen aus zahnmedizinischer Sicht, Seminarunterlagen für den Kompaktkurs Ernährungsmedizin, 2012 DAEM, Kap. 13
www. destatis.de/DE/ZahlenFakten/GesellschaftStaat/Bevoelkerung aufgerufen 18.2.2013
www.dge. DGE-info 04/2007, aufgerufen 03.11.2012
www.eisen-netzwerk.de/eisen/ernaehrung-nahrungsmittel.php, Kleine Nährwert-Tabelle, DGE
www.rki.de/DE/Content/Infekt/EpidBull/Archiv/1998–aufgerufen 4.11.2012
www.sge-ssu.ch/media/medialibrary/pdf/100-ernaehrungsthemen/50-inhaltsstoffe/ Foliensatz_Nahrungsfasern.pdf, aufgerufen 4.11.2012
www-suessstoff-verband.de, aufgerufen 03.11.2012

15 Fallbeispiele für die Betreuung Schwangerer mit Adipositas

15.1 Patientin mit Adipositas und insulinpflichtigem Gestationsdiabetes

Eine 24jährige Erstgravida mit einem Ausgangs-BMI von 34 kg/m² (Körpergröße 180 cm und Ausgangsgewicht 110 kg) erhält vom niedergelassenen Frauenarzt erstmalig in der 26 + 2. SSW eine Nüchternblutzuckermessung (Dezember 2012). Auf diesen Messwert von 6,7 mmol/l erfolgt am gleichen Tag ein 50-g-oGTT, der einen 1-Stunden-Blutzucker von 8,23 mmol/l ergibt.

Daraufhin wird in der 28 + 3. SSW ein 75-g-oGTT mit Bestimmung des HOMA-Index indiziert. Befund:
- Nüchtern-Blutzucker 5,1 mmol/l
- 1-h-Wert 10,5 mmol/l, 2-h-Wert 5,8 mmol/l
- HOMA-Index 4,0

Erstvorstellung in der Intensivschwangerenbetreuung (ISB)

- **29+4 SSW:** bis dahin 12 kg Gewichtszunahme, keine relevanten anamnestischen und vorliegenden Begleiterkrankungen. Familienanamnese: kein Diabetes mellitus
- Sonographie: Polyhydramnion, geschätztes fetales Gewicht 1.490 g (eutroph), Abdomenumfang des Feten (AU) 46. Perzentile (Perz.)
- Procedere: ausführliches Gespräch, Ernährungsberatung, Bewegungsprogramm, Anleitung zur Blutzuckerselbstkontrolle und deren Dokumentation. Empfehlung zur telefonischen Rücksprache bei hyperglykämischen Werten. Aushändigung von Infomaterial.

Wiedervorstellung (WV)

- **31+4 SSW:** 75 % der BZ-Selbstmessungen hyperglykämisch, teilweise bis >10 mmol/l, Patientin hält sich nicht gut an die Ernährungsempfehlung, sondern „testet“ ihre üblichen Nahrungsmittel und „wundert“ sich über die Blutzuckerwerte
- Sonographie: Fruchtwassermenge (FW) normal, geschätztes fetales Gewicht 1.720 g (eutroph), AU 17. Perz.
- Procedere: Schulung der Patientin und Einstellung auf Actrapid 6/4/4 IE, nochmalige Erläuterung über die Pathophysiologie bei Adipositas und Gestationsdiabetes, Beratung auf komplexe ballaststoffreiche Nahrungsmittel umzustellen. Ab 32. vollendeter SSW Kontrolle des fetalen Befindens zweimal/Woche mit Kardiotokographie (CTG) je 30 min.

- **34+1 SSW:** Patientin versucht, sich an die Ernährungsempfehlungen zu halten, räumt Schwierigkeiten dabei ein, Nüchternblutzucker und Werte morgens nach dem Frühstück >50 % hyperglykämisch, CTG wurde nur einmal in der Zwischenzeit durchgeführt
- Sonographie: FW normal, geschätztes fetales Gewicht 2360 g (eutroph), AU 49. Perz., CTG mit unauffälligem Befund
- Procedere: Protaphane zur Nacht (22 Uhr) 6 IE, Actrapid morgens erhöhen auf 8IE, CTG zweimal/Woche. Weitere Tipps zur Ernährung, Verhaltensschulung, Anregung der Bewegung nach Diätfehlern.
- **36+1 SSW:** Erhöhung des Actrapid morgens wurde „vergessen", Nüchternblutzucker im Durchschnitt bei 5,6 mmol/l, postprandial von 25 gemessenen Werten 17 hyperglykämisch bis 11 mmol/l, Thematisierung des Spitz-Ess-Abstandes und der Injektionsstelle, letztes CTG vor 14 d, Kindsbewegungen würden aber gut bemerkt, bisher +14 kg
- Sonographie: FW normal, geschätztes fetales Gewicht 2.655 g (eutroph), AU 36. Perzentile
- Procedere: wieder längeres Gespräch, Actrapid 8/6/6 IE, Protaphane 8 IE z. N., CTG-Schreibung thematisiert
- **37+2 SSW:** Zusatzvorstellung ISB wegen +5 kg in letzten 7 d, Ödeme in Beinen und Unterarmen, Kribbeln in den Händen, Knieprobleme bei nunmehr 129 kg, RR 130/90, keine Proteinurie, Patientin steht nie vor 8 Uhr auf, dann Nüchternblutzucker immer zu hoch (5,7 mmol/l), unregelmäßige Mahlzeiten, teilweise Auslassen von Mahlzeiten und Actrapid, postprandial von 16 Werten 9-mal hyperglykämisch bis 11,1 mmol/l, CTG einmal/Woche unauffällig, erneut Gespräch
- Sonographie: FW im Normbereich, geschätztes fetales Gewicht 3.280 g, Fet beginnend makrosom mit AU 90. Perz., Kopfumfang (KU) und Femurlänge 50. Perz.
- Procedere: Achten auf klinisches Befinden, regelmäßiges Essen und Applikation von Insulin, Schwimmen gehen als Bewegungsmöglichkeit, Option der stationären Aufnahme bei 38+1 SSW und Geburtseinleitung, Actrapid 10/6/6 IE, Protaphane 10 IE z. N.
- **38+1 SSW:** BZ-Werte erstmalig deutlich verbessert, Gewichtszunahme insgesamt +20 kg, RR 130/90, weiter Ödeme, erstmalig Kindsbewegungen weniger, CTG unauffällig
- Sonographie: geschätztes fetales Gewicht 3.565 g, AU 93. Perz., AU (36 cm) → KU (33 cm), fetale Makrosomie mit dysproportioniertem Wachstum, FW normal
- Procedere: stationäre Aufnahme
- **Geburt:** nach 3-mal Zervixreifung (Priming) und vorzeitigem Blasensprung spontan aus vorderer Hinterhauptslage in 38+5 SSW, kindliches Gewicht 3.930 g, weiblich, NapH 7,28, Apgar 9/9/10
- nach 2 h BZ beim Kind 2,5 mmol/l, Frühfütterung mit Maltodextrin (anschließende Blutzuckerkontrollen über 12 h zwischen 2,6–3,6 mmol/l)
- Maße des Kindes: Geburtsgewicht: > 95. Perz (stark hypertroph)

- Länge 51 cm: eutroph (50. Perz.)
- KU 34,5 cm: eutroph (50. Perz)
- längenbezogenes Geburtsgewicht in g/cm: >xq+2s. (sehr stark hypertroph)
- Blutzuckerprofil der Patientin am zweiten Tag nach Entbindung unauffällig
- 03:00 Uhr 4,2 mmol/l
- 07:00 Uhr 4,7 mmol/l
- 09:00 Uhr 5,9 mmol/l
- 14:00 Uhr 5,1 mmol/l
- 20:30 Uhr 6,1 mmol/l
- Kind wird vollgestillt, verlängerte Hyperbilirubinämie mit Fototherapie (2 Tage)
- Empfehlung für die Patientin: weiter voll Stillen für (4–) 6 Monate, Ernährungsempfehlungen beibehalten und bei täglicher Bewegung, Gewicht langsam reduzieren (2 kg/ Monat), standardisierte Blutzucker-Kontrolle nach Abschluss des Wochenbettes und alle 1–2 Jahre
- In einer nächsten Schwangerschaft: Blutzuckerkontrollen (75-g-oGTT) bereits bei Schwangerschaftsfeststellung im 1. Trimeon

Probleme in dieser Betreuung:

1. Zu späte Feststellung des Gestationsdiabetes. Erste Blutzuckerkontrollen wären im ersten Trimeon indiziert gewesen.
2. Zu späte therapeutische Intervention (30. SSW). Zwischen erstmalig deutlich zu hohem Nüchternblutzucker und Einleitung der Basistherapie: Beratung über Gestationsdiabetes, Ernährungs- und Bewegungsschulung, vergingen nochmals drei Wochen.
3. Mangelnde Akzeptanz seitens der Patientin. Bisherige Ernährungsgewohnheiten werden zunächst nicht verändert, das Bewusstsein für die Problematik entwickelt sich nur zögerlich, da zu viele „Bausteine“ gleichzeitig einschränkend wirken: Gesamtreduktion der Energie, Umstellung auf komplexe ballaststoffreiche Kohlenhydrate und Bevorzugung ungesättigte Fette, Verzicht auf Säfte, Kakao und Cappucchino und allgemeine Bewegungsunlust. Je später die Diagnose gestellt wird, desto mehr müssen die Schwangeren in kurzer Zeit lernen. Mit Informationsbroschüren können Gespräche ergänzt werden. Ansprechpartner sollten bei Nachfragen zur Verfügung stehen.
4. Unregelmäßiger Tagesablauf mit unregelmäßigen Mahlzeiten. Vor allem bei Erstgraviden oft spätes Aufstehen mit dann hohem Nüchternblutzucker und unregelmäßigem Essen. Bei Insulintherapie resultieren daraus meist hyperglykämische Werte. Frauen, die bereits ein Kind haben, sind eher im Tagesablauf strukturiert (und gefordert) und nehmen die Mahlzeiten zeitlich optimaler ein.
5. Empfohlene CTG-Kontrollen beim insulinpflichtigen GDM werden nicht umgesetzt. Bei regelmäßigen Kindsbewegungen mag die Frequenz der CTG-kontrollen ambulant individuell festlegbar sein. Auch die CTG-Kontrolle bei der Hebamme

ist möglich und bei Organisationsproblemen in der Praxis der niedergelassenen Frauenärzte wegen erheblichem zeitlichen Aufwand oder örtlicher Entfernung gut delegierbar. Zur möglichen Vermeidung eines intrauterinen Fruchttodes sollten jedoch bei suboptimalen maternalen Blutzuckerwerten die Empfehlungen der Leitlinien umgesetzt werden.

6. Bei Adipositas der Patientin sind die Messfehler im Ultraschall höher. Die präpartale Gewichtsschätzung vier Tage vor der Geburt kam hier dem tatsächlichen Kindsgewicht zwar nahe, auch das dysproportionierte Wachstum wurde erkannt, generell stellt die Adipositas aber einen erheblichen Systemfehler der Messung dar und kann bei weiteren ungünstigen Bedingungen (Vorderwandplazenta, Beckenendlage oder dorsoanteriore Lage des Kindes) die Messungenauigkeit erhöhen.
7. Bewegungsunlust. Mangelnde Bewegung führt schon prägravide mit zum „Teufelskreis" der Adipositas. In der Schwangerschaft behindert das zunehmende Gewicht die körperliche Bewegung zusätzlich, bei übermäßiger Gewichtszunahme kommt es auch bei jungen Frauen bereits zu Gelenkbeschwerden. Alternativ wäre Schwimmen möglich – wird aber aus Schamgefühl wenig umgesetzt. Armtraining und Walking können versucht werden.
8. BMI-Klassifikation und Gewichtszunahme. Unsere Patientin nahm von der 30. bis zur 37. SSW „nur" 2 kg zu. Oft kommt es nach der Ernährungsumstellung zu einem unproblematischen Gewichtsverlust von 1–2 kg, der im weiteren Verlauf aber wieder ausgeglichen wird und keine katabole Stoffwechselsituation darstellt. Wird bereits bei Erstfeststellung der Schwangerschaft ein BMI errechnet, ermöglicht dies die Diagnosestellung einer Adipositas, der Fokus kann dann auch auf die geringere Gewichtszunahme in der Schwangerschaft gelegt werden.

15.2 Patientin mit Verdacht auf Diabetes mellitus Typ 2

Notfallvorstellung

- in Intensivschwangerenberatung **35+0 SSW** wegen pathologischem Nüchternblutzucker von 7,5 mmol/l als Zufallswert
- 23jährige Erstgravida. Körpergröße 167 cm, aktuelles Gewicht 108 kg, bisher 21 kg Gewichtszunahme in der Schwangerschaft (Ausgangsgewicht 87kg), damit Ausgangs-BMI 31,2 kg/m²; Blutzuckerscreening mit 50-g-Glucosetest in der 24+6 SSW unauffällig (6,84 mmol/l), sonst in der Schwangerschaft keine Blutzuckermesswerte erhoben. Familienanamnese: nur „Altersdiabetes" beim Großvater bekannt. Letzter RR im Mutterpass 140/100, vorher normoton. Kein Nikotinabusus.
- **35+0 SSW:** Sonographie: Fruchtwasserverminderung mit größtem Depot 2,4 cm, geschätztes fetales Gewicht 2.612 g (proportioniert, eutroph), AU 44. Perz. Plazenta unauffällig, Doppler fetal und maternal unauffällig
- Procedere: stationäre Aufnahme, Ernährungsberatung, bei hyperglykämischen Blutzuckerwerten Einstellung auf Actrapid 6/4/4 IE und Protaphane 6 IE zur

Nacht. HbA1c im Normbereich. Daneben wegen hypertensiver RR-Werte Medikation mit α-Methyldopa 3-mal 1/Tag.

Wiedervorstellung

- **37+3 SSW:** Gewicht 107 kg, unter Insulintherapie Blutzuckerkontrollen >50 % im Normbereich, RR unter Methyldopa zuletzt 165/100 – ohne klinische Symptome, RR-Selbstkontrollen im Normbereich, nach Ultraschall bei uns auch 140/90, CTG unauffällig
- Sonographie: Fruchtwasser unverändert, geschätztes fetales Gewicht 3.367 g (eutroph), AU 76. Perz, Doppler unauffällig
- Procedere: Alles so belassen, auf Kopfschmerzen, Oberbauchschmerzen und Blutdruckerhöhung achten. CTG weiter zweimal/Woche, auf Kindsbewegungen achten.
- **38+6 SSW:** Gewicht 108 kg, Nüchternblutzucker immer >5,3 mmol/l, 1 Stunde nach dem Frühstück immer hyperglykämisch bis 8,9 mmol/l, übrige Werte unter dem Zielbereich von 7,8 mmol/l, Blutdruck unter Medikation bisher immer bis 140/90, CTG unauffällig, keine Ödeme, keine Proteinurie
- Sonographie: Oligohydramnion mit tiefstem Depot 1,8 cm, geschätztes fetales Gewicht 3.736 g (eutroph) mit beginnend dysproportioniertem Wachstum bei AU 84. Perz., Doppler unauffällig
- RR: nach dem Ultraschall im Liegen 150/95
- Procedere: am Folgetag 39+0 SSW stationäre Aufnahme und Einleitungsindikation Präeklampsie.
- **Geburt:** nach einmal Priming in 39+3 SSW per sekundärer Sectio aus Schädellage bei Geburtsstillstand in der Austreibungsperiode, Kind männlich, Gewicht 3940 g, NApH 7,29, Apgar 9/10/10
- BZ nach 2 Stunden beim Kind 4,1 mmol/l, übrige BZ-Kontrollen in den nächsten 12 Stunden 3,6–4,3 mmol/l
- Maße des Kindes: Geburtsgewicht: eutroph (75.–90. Perz)
- Länge 50 cm: eutroph (10.–25. Perz.)
- KU 35 cm: eutroph (25.–50. Perz)
- längenbezogenes Geburtsgewicht in g/cm: 90.–95. Perz. (hypertroph)
- Blutzuckerprofil der Patientin am 2. Tag nach Entbindung unauffällig
- 03:45 h 5,1 mmol/l 07:00 h 4,7 mmol/l
- 09:00 h 7,2 mmol/l 13:00 h 5,9 mmol/l
- 19:00 h 5,6 mmol/l
- RR im Wochenbett ohne Medikation im Normbereich, Patientin stillt voll,
- Entlassung nach unauffälligem kindlichem und mütterlichem Verlauf am 5. postoperativen Tag

Probleme in dieser Schwangerschaft

1. keine Blutzuckertestung vor 24. SSW
2. übliches Screening in 25. SSW mit 50-g-Glucosetest war unauffällig, kein Nüchternblutzucker
3. späte Feststellung einer Kohlenhydratstoffwechselstörung per Zufall gleichzeitig mit schwangerschaftsinduziertem Hypertonus, Verzicht auf 75-g-Glukosetest
4. Differentialdiagnose zwischen Gestationsdiabetes und Diabetes mellitus Typ II nicht eindeutig, Zeitdruck für Insulineinstellung bei deutlich hyperglykämischen Blutzuckerwerten: Der Erfolg einer alleinigen Ernährungsumstellung und Bewegungsintensivierung konnte hier nicht abgewartet werden.
5. Die mögliche neonatale Hypoglykämie konnte vermieden werden, das Kind ist zwar eutroph eingestuft worden, das längenbezogene Geburtsgewicht gilt aber als hypertroph – bei kleiner Körperlänge und Kopfumfang <50. Perzentile kann der höhere Anteil am Körpergewicht nur in der Abdomenregion gefunden werden. Ein tendenziell dysproportioniertes kindliches Wachstum resultierte aus dieser Schwangerschaft. Die Einordnung, ob ein Kind als eutroph oder dysproportioniert makrosom/hypertroph gilt, ist uneinheitlich geregelt.

Generell beobachtete Schwierigkeiten

Die neue Leitlinie 2011 zur Diagnostik, Therapie und Nachsorge des Gestationsdiabetes und der Beginn des generellen Screening aller Schwangerer auf eine Störung des Kohlenhydratstoffwechsels haben einerseits zu einer vermehrten Testung der Schwangeren geführt, andererseits die frühzeitige Testung bei vorliegenden Risikofaktoren im ersten Trimeon in den Hintergrund geraten lassen.

Der vorgeschlagene Algorhythmus zur Aufdeckung eines Gestationsdiabetes führt zu einer Vielzahl unterschiedlicher Befundmosaike, die das eindeutige Zuordnen beim niedergelassenen Frauenarzt erschweren und sowohl beim Diagnostizierenden als auch der Schwangeren Unsicherheit hervorrufen.

In der Regel nehmen die Frauen die Diagnose eines Übergewichts oder einer Adipositas schnell an. Wird ein Gestationsdiabetes diagnostiziert, ist es schwierig, vollumfänglich in kurzer Zeit ein ausreichendes Verständnis darüber zu erreichen. Die Reaktionen reichen nicht nur in der Familie und dem Freundeskreis, sondern auch bei ärztlichen Kollegen und Hebammen vom Bagatellisieren bis zum Katastrophieren. Dazwischen in kurzer Sprechstundenzeit das Wichtigste zu vermitteln, gelingt nicht immer und ist bei der Komplexität der zugrundeliegenden Pathomechanismen fast unmöglich.

Die Bestimmung des Ausgangs-BMI bei Feststellung der Schwangerschaft führen die Frauenärzte nur sporadisch durch. Wertvolle Zeit der möglichen Korrektur von ungünstigen Gewohnheiten verstreicht so ungenutzt.

16 Nachsorge der Wöchnerinnen

Die Nachsorge zielt in erster Linie darauf ab, Komplikationen des metabolischen Syndroms zu vermeiden. Verschiedene Studien zeigen, dass die Diabetesprävalenz mit zunehmendem BMI stetig ansteigt. Adipositas und Diabetes sind herausragende Risikofaktoren für kardiovaskuläre Erkrankungen. Die Aussagekraft des BMI wird durch Messungen des Bauchumfangs und der Waist-to-Hip-Ratio sowie der Laborparameter Blutzucker, Triglyzeride und HDL-Cholesterin ergänzt. Besonders die dyslipidämischen Stigmata des metabolischen Syndroms (niedriges HDL und hohe Triglyzeride) korrelieren am stärksten mit vaskulären Ereignissen. Adipöse Frauen nach Gestationsdiabetes gelten als „Hochrisikogruppe". Postpartal sind Untersuchungen zur Glucosetoleranz nach einem halben Jahr post partum sinnvoll. Obwohl sich bei der Mehrheit der Frauen mit Gestationsdiabetes nach der Geburt die Blutzuckerwerte normalisieren, entwickeln 35–60 % der ehemaligen Gestationsdiabetikerinnen im darauffolgenden Jahrzehnt einen manifesten Diabetes. Zu verzeichnen sind nicht selten frühzeitig Insulinresistenz, pankreatische Betazell-Sekretionsdefekte und subklinische Entzündungsreaktionen. Diese subklinischen Entzündungsreaktionen im viszeralen Fettgewebe sind pathogenetisch bedeutsam für das erhöhte kardiovaskuläre Risiko. Entscheidend für die Prävention ist eine kontrollierte Veränderung der Lebensweise.

Die Kontrollen umfassen die jährliche Evaluation der Glucosetoleranz. HbA1c und Nüchternglucose bleiben vor allem bei prädiabetischen Frauen lange normal, obwohl die 2h-postprandialenWerte schon deutlich über der Norm liegen. Die Erreichung und Aufrechterhaltung des Normalgewichts bzw. eines „vertretbaren" Übergewichts ist zentrale Maßnahme der Intervention. Bei Planung einer weiteren Schwangerschaft ist ggf. die bariatrische Chirurgie indiziert; präkonzeptionelle Folsäureprophylaxe! Bei eingetretener Schwangerschaft erfolgt dann ein 75-g-oGTT bereits im 1. Trimeon und in sechswöchentlichen Abständen.

17 Konservative Adipositastherapie nach der Geburt

Im Sinne einer dringend notwendigen Präventivmedizin ist die mütterliche diagnostische und therapeutische Überwachung post partum unabdingbar angezeigt. Trotz zahlreicher Initiativen werden nur wenige Wöchnerinnen erreicht. Systematische und vor allem ganzheitliche Ansätze fehlen. Viel zu häufig werden sog. Jo-Jo-Diäten empfohlen. Es kommen psychosomatische Probleme hinzu. Auch durch die Umwelt beginnt die z. T. unbewusste Stigmatisierung. Diäten und Stigmatisierungen leiten einen Circulus vitiosus ein. Stigmatisierung leistet eher einen Beitrag zu einem schlechteren Essverhalten. Ständige Konfrontationen mit dogmatischen Äußerungen über Adipositas helfen ebenso nicht:

- täglich zu viel Nahrung, ein Übermaß an Kalorien
- ein tägliches Übermaß an tierischen und gesättigten Fetten
- Bewegungsmangel

Auch den Wöchnerinnen sind diese Grundsätze bekannt. Dennoch bleibt meistens eine Gewichtsabnahme aus. Adipositas ist ein komplexer multifaktoriell bedingter Zustand; ist zur „Lebensart" geworden und führt häufig zur Sucht, begleitet von Depressionen und damit fehlender Willenskraft und Eigenverantwortung. Damit wird deutlich, dass dogmatische Aussagen, wie „weniger Essen und mehr Bewegen" das Ziel verfehlen. Bei adipösen Menschen kommt es schließlich zu strukturellen Veränderungen von Hirnarealen, die Belohnungssignale schalten. Es resultieren hormonell gesteuerte Veränderungen von Hunger- und Sättigungsgefühl.

Ausgehend von dieser ganzheitlichen Betrachtungsweise sind folgende grundlegenden Empfehlungen abzuleiten:

- Stillen (4–6 Monate)
- individuelle und damit zeitlich sehr aufwändige kontinuierliche Beratungen; Wissensvermittlung
  - sozioökonomischen Hintergrund beachten
  - Erstellung persönlicher Ernährungskonzepte aufbauend auf Wissen und Bereitschaft zur aktiven Mitarbeit, z. B. Ernährungsprotokolle
  - Leitbild einer gesunden Ernährung mit persönlichen Vorlieben verbinden
  - neue Dominanz festlegen und schrittweise realisieren; Gemüse an die erste Stelle rücken, um ein Sättigungsgefühl zu erreichen
  - im Vergleich zur Schwangerschaft Kohlenhydratmenge deutlich reduzieren, besonders abends keine Kohlenhydrate
  - Bewegungsprotokolle sichern kleine Erfolge, z. B. Gehstreckenanalysen
  - Motivation Schrittzähler, z. B. niemals täglich <5.000 Schritte
  - positive Empfindungen ansprechen, z. B. Wohlbefinden und Erfolgsgefühl als Belohnung nach körperlicher Belastung erkennen und ausbauen

Diätetische Interventionen sollten nur in Ausnahmefällen und nach der Stillzeit in Erwägung gezogen werden. Gardner et al. (2007) haben vier populäre Diäten bei 311 übergewichtigen prämenpausalen Frauen verglichen: Die Atkins-Diät (wenig Kohlenhydrate), die Zone-Diät (ungesättigte Fettsäuren, komplexe Kohlenhydrate), die Ornish-Diät (wenig Fett) und die LEARN-Diät (fettarm und kohlenhydratreich). Sie folgten über ein Jahr einem bestimmten Diätplan, der per Telefon-Interview überprüft wurde. Frauen mit der Atkins-Diät hatten nach zwölf Monaten durchschnittlich 4,7 kg abgenommen; LEARN-Diät 2,6 kg, Ornish-Diät 2,2 kg und Zone-Diät 1,6 kg. Bei der Atkins-Diät war ein Anstieg des HDL-C-Wertes (plus 5 mg/dl), eine Senkung des Triglyzeridwertes (minus 29 mg/dl) sowie eine Senkung des diastolischen (minus 4,4 mmHg) und des systolischen Drucks (minus 7,6 mmHg) zu verzeichnen. Bei den anderen Diäten fielen die Veränderungen geringer aus. Schon innerhalb eines Jahres war eine Abnahme der Compliance zu verzeichnen.

17.1 Vier Diäten im Vergleich

Atkins-Diät: Wenig Kohlenhydrate, zu Beginn weniger als 20 g pro Tag, nach zwei bis drei Monaten 50 g täglich. Fette ohne Einschränkung (**low carb diet**).

Ornish-Diät: Eingeschränkter Fettkonsum. Nur 10 % der aufgenommenen Kalorien sollten aus Fett stammen. Gemüse, Obst und Getreide dürfen in beliebigen Mengen konsumiert werden, fettarme Milchprodukte nur in Maßen.

Zone-Diät: Nahrung besteht zu 40 % aus Kohlenhydraten, zu 30 % aus Fett und zu 30 % aus Protein. Ziel: Insulinspiegel stabilisieren („Zone“). Keine stärkehaltigen Kohlenhydrate (z. B. Nudeln).

LEARN-Diät: Geringer Fett- und hoher Kohlenhydrat-Anteil (low fat diet).

Bei konservativen Therapieverfahren ist weiterhin das Optifast-Programm zu erwähnen. Das Programm ist ein einjähriges, medizinisch und psychologisch begleitetes Programm zur Gewichtsreduktion. In der Fastenphase besteht die Nahrung aus einer Formula-Diät. Das ambulante Therapieprogramm wird in rund 35 Zentren in Deutschland und Österreich angeboten.

17.1.1 Diät-Fazit

Die Frage nach der richtigen Diät ist nicht entscheidend. Eine Compliance von einem Jahr wird kaum erreicht. Liegt die tägliche Kalorienaufnahme unter dem täglichen Verbrauch, kommt es zwangsläufig zur Gewichtsabnahme, d. h., entscheidender als der

Fett- oder Kohlenhydrat-Anteil der Nahrung ist die Menge, die verzehrt wird. Weniger essen in Kombination mit einem täglichen Sportprogramm ist erfolgreicher, als den Fettgehalt auszurechnen. Ernährungsprogramme sind Lernprogramme, um erworbenes Wissen unabhängig von Diätplänen individuell umsetzen zu können. Nach eingehender Anamnese sind Einsicht, Willensstärke und Selbstbewusstsein gefragt. Kleine Betreuungsgruppen sind am erfolgreichsten. Standardempfehlungen wird es auch in Zukunft nicht geben. Das Essverhalten wird über das Gehirn und durch Hormone gesteuert und beeinflusst dadurch den Aufbau von Fettgewebe. Es gibt jedoch Hinweise, dass auch der Magen-Darm-Trakt an der Steuerung der Gewichtszunahme beteiligt ist. Medikamente befinden sich im Stadium der Forschung und haben bisher enttäuscht. Ohne Änderung des Lebensstils ist keine dauerhafte Gewichtsreduktion möglich (Abb. 17.1).

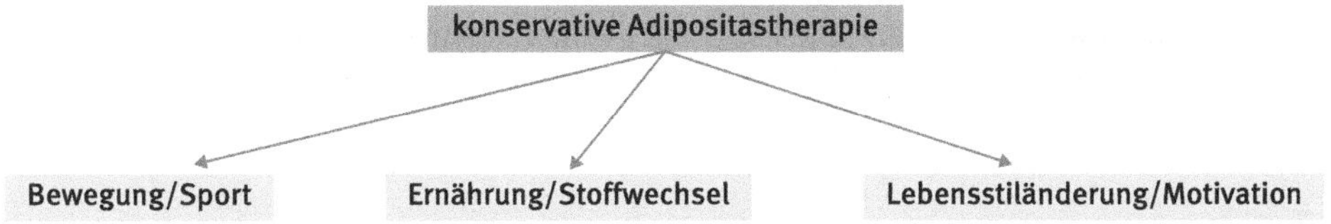

Abb. 17.1: Drei Säulen der konservativen Adipositastherapie.

- Individualität ist entscheidend: Kilokalorien müssen in jedem Fall reduziert werden. Aber mit welcher Diät? Einige werden von der fettreichen Atkins-Diät profitieren, für andere ist dieselbe gefährlich. Auch Verträglichkeiten sind unterschiedlich. Vermehrte Ballaststoffzufuhren können zu Unverträglichkeitserscheinungen und zu einer veränderten Darmmotilität führen. Gleiches gilt für die „Südostasien"-Diät oder für mediterrane Empfehlungen.
- Individuell heißt, z. B. Vorlieben und Gewohnheiten zu berücksichtigen. Einzelne Nahrungsmittel werden in einer persönlichen Ernährungsberatung gezielt ausgetauscht (Schulung).
- Täglich 30 Minuten Bewegung in den Tagesablauf integrieren. Konditionierung erfordert Wiederholungen. Gleiches gilt für den aktivierten Zellstoffwechsel (Mitochondrienaktivität).

17.2 Adipositas-Studie an der Universitätsfrauenklinik Rostock 2007: Pilotprojekt Konservative Adipositastherapie

Fragestellung: Welche Gewichtsreduktion ist mit einem kopnservativem Therapieverfahren innerhalb eines Jahres möglich? Ziel: Gewichtsreduktion um 5–10 %.

Methode: Konservative Adipositastherapie mit multimodalem Therapiekonzept (Ernährungsberatung, Bewegungstherapie, Verhaltenspsychologie) über einen Zeitraum von sechs Monaten. Vorbereitungsphase: Ernährungsanamnese und individuelle Beratung, Eingangsuntersuchung, vorbereitende Bewegungseinheiten, Auftaktveranstaltung. Interventionsphase: vierwöchentliche Seminare, wöchentliche Bewegungseinheiten, achtwöchentliche Ernährungsberatung. Nach drei Monaten medizinische Zwischenuntersuchung. Die anfängliche Teilnehmerzahl (männlich und weiblich) von 14 Probanden reduzierte sich auf 8.

Ergebnisse: Ausgangsgewicht: 101,7 ± 19,4 kg, Bauchumfang: 112,3 ± 20 cm, BMI: 36,2 ± 7,1 kg/m^2, Blutdruck: 139/86 mmHg. Nach sechs Monaten kam es zu einer durchschnittlichen Gewichtsabnahme um 4,6 kg; Reduktion des Bauchumfangs um 6,2 cm, des BMI um 1,8 kg/m^2. Der systolische Blutdruckwert reduzierte sich durchschnittlich um 12 mmHg, der diastolische um 5 mmHg.

Schlussfolgerung: Bei einem BMI <30 ist die konservative Adipositastherapie in kleinen Gruppen mit intensiver Betreuung kurzfristig erfolgreich.

17.3 Literatur

Arndt S, Briese V. Pilotprojekt Konservative Adipositastherapie. Klinikum Südstadt Rostock, 01.06.2007–30.11.2007.

Gardner CD, Kiazand A, Alhassan S, Kim S, Stafford RS, Balise RR, Kraemer HC, King AC. Comparison of the Atkins, Zone, Ornish, and LEARN Diets for Change in Weight and Related Risk Factors Among Overweight Premenopausal Women. JAMA 2007; 297: 969–977.

Register

5 Fälle intrakranieller Blutung 95
5-Methyltetrahydrofolat (5-MTHF) 100
24-Std. Iodausscheidung im Urin 98
24-Std.-Sammelurin 107
50-g-Glucosetest 175
50-g-oGTT 40
75-g-oGTT 40, 108, 175, 181
75 g oralen Glucosetoleranztest (oGTT) 37
ß-Blocker 32
ß-Carotin 148
α-Linolensäure 141
Ω-3-Fettsäure 141
Ω-6-Fettsäure 141
Ω-6: Ω-3 Fettsäuren-Verhältnis 141

Abdomenumfang 175
abdominale Adipositas 78
Abdominalschmerzen 93
Abortrate 2, 32
Abortrisiko 2
Abstillen 103
Acrylamid 159
Acrylamidbelastung 159
Actrapid 175
Adhärenz 97
Adipokine 2, 13
Adiponektin 6, 60
Adipositas-Chirurgie 109
Adipositas permagna 105
Adipositas-Polymorphismen 62
Adipositas-Sport 117
Adipositas-Studie 185
Adipozyten 13
Adipozytokin 118
Aflatoxin 159
akute Cholecystitis 81
akute und chronische Plazentainsuffizienz 39
akutes Lungenödem 67
Akutes, perforiertes Magengeschwür 95
Akuttokolyse 68
Albumin 25, 98
Allergien 141
Allgemeinanästhesie 73
Amenorrhoe 31
AMH 4
Aminosäuredepots 138
Aminosäuren 138
Anämie 95
anästhesiologische Schwierigkeiten 94
Androgene 3
Androstendion 3
angeborene Missbildungen 92
Anovulation 1
Antiadiposita 7
Antiandrogene 8, 9
antiangiogene Faktoren 59
Antidepressiva 80
Antidiabetika 80
Antioxidans 147
Antithrombosestrümpfe 104
Apgar-Score 20
Apoplex 81
Arachidonsäure 141
Aromatase 3
arterieller Hypertonus 151
Arteriosklerose 141
Aspartam 136, 137
Asthma 108
Atkins-Diät 184
Aufklärung 69
Ausdauertraining 7
Ausgangs-BMI 175, 180
Autoimmunerkrankungen 67

B1 (Thiamin) 147
B2 (Riboflavin) 147
B6 (Pyridoxin) 147
B_{12} (Cobalamin) 147
BabyCare-Programm 157
Ballaststoffe 134, 135, 154, 165
Ballaststoffzufuhr 164
Bariatrische Chirurgie 6, 77, 63, 80, 82, 89
bariatrische Eingriffe 102
Bariatrisches Verfahren 95
Barrieremethoden 91
Basedow-Hyperthyreose 31
Basisempfehlung 118
Basislabor 107
Bauchumfang 104
Beckenvenenthrombose 54
Belastungs-EKG 108
Beratungen 183
Betablocker 80
Bewegung 164

Bewegungsmangel 13, 80
Bewegungsprogramme 117
Bewegungsprotokoll 117
Bewegungsunlust 178
Biliopankreatische Diversion (BPD) nach Scopinaro 85
Biliopankreatische Diversion mit Duodenal Switch (BPD-DS) 87
biologische Wertigkeit 138
Bioverfügbarkeit 157
Blutbild 98, 107
Blutdruck 5, 101
Blutdruck-Kontrollen 108
Bluthochdruck 92
Blutsalze 149
Blutzucker 104
Blutzuckeranstieg 135
BMI 13, 15, 104, 129, 161, 181
BPD 95
BPD-DS 85, 95
Brennwert 139
Broteinheiten (BE) 134
Brotsorten 164, 165
B-Vitamine 144, 146
BZ-Selbstmessungen 175

cephalopelvine Dysproportion 70
chirurgische Komplikationen 93, 109
Chlor 149
Cholecystolithiasis 81
Cholesterin 142
Cholesterinzufuhr 143
Cholesterol 107, 142
Chrom 154
chronische Cholecystitis 81
chronische Hypertonie 94
cis-Konfiguration 140
Clostridium botulinum 137
Common channel 86
Compliance 184
C-reaktives Protein 6
Crouzon-Syndrom 62
Cushing-Syndrom 62, 80
Cyclamat 136
Cytochrom-P450c17 3

D3 (Chole-calciferol) 148
D-A-CH Referenzwerte 126
D-A-CH-Richtwerte 143
Dampfgarer 163
Darmobstruktionen 93
D-Dimer-Test 54, 55
Defizite an Kalzium 93
Depressionen 183
Deutsche Gesellschaft für Ernährung 126, 162
Diabetes 181
Diabetes mellitus 5
Diabetes mellitus Typ I 33, 35, 164
Diabetes mellitus Typ 2 82
Diabetesprävalenz 104, 181
diabetische Embryopathie 39
diabetische Fetopathie 20
diabetische Kardiomyopathie 39
Diätberatung 7
Diäten 184
Docosahexaensäure (DHA) 141
Down-Syndrom 105
Dumping-Syndrom 86, 101, 108
Dünndarminvagination 96
Dünndarmobstruktion 95, 102
Dünndarmvolvulus 95, 102
dynamisches Krafttraining 7
Dyslipidämie 14
Dyslipoproteinämie 15, 80
Dyspnoe 67
dysproportioniertes kindliches Wachstum 176, 180

Echokardiografie 108
Eicosapentaensäure 141
Eigenverantwortung 183
einfach ungesättigte Fettsäuren 140, 143
Einfachzucker 134
Eisen 99, 100, 101, 107, 108, 109, 153, 154, 155
Eisenfumarat 100
Eisengehalt 156
Eisenmangel 156
Eisenresorption 157
Eisensaccharose 108
Eisen und Serum-Ferritin 98
Eiweiß 107
Eiweiße 133
Eiweißgehalt 139
EKG 108
Eklampsie 81
Elektrolyte 107

Endoglin 59
endokrine Erkrankungen 80
Endomyometritis 103
endotheliale Dysfunktion 59
Energiebedarf 132
Energiebilanz 80
Energiedichte 163
Energiegehalt der Nährstoffe 133
Energiekompensation 137
Energiezufuhr 139
Entbindung 48, 67, 102, 109
Entbindungsmodus 102
Entzündungsreaktion 13
Epiduralanästhesie 73
Epiduralkatheter 73
epigenetische Einflussfaktoren 15
Episiotomie 68
Erbrechen 93, 101
ernährungsbedingte Mangelerscheinungen 92
Ernährungsberatung 101, 109
Ernährungsberatung präkonzeptionell 97
Ernährungsbewusstsein 161
ernährungsbezogene Empfehlungen 163
Ernährungsphysiologie 136
Ernährungsprogramme 185
Ernährungsprotokoll 161
Ernährungsumstellung 7, 160
Ernährungszustand 97
Erosion 85
Essentielle Aminosäuren 138
essentielle Fettsäuren 140
Essstörungen 80
Estradiol 3
E (Tocopherol-Gruppe) 149
Euthryreote Struma 29
Eutroph 19
Exazerbation 31

Fahrradergometer 119
familiäre Disposition 80
FDA 137
Fehlbildungsdiagnostik 23
Fehlbildungsprävalenz 23
Fehlernährung 80
Fehlgeburt 94
Fehlgeburten 93, 109
Fe-Resorption 157
Ferritin 107
Fertigprodukte 150, 163
Fertigprodukten 151, 152
Fertilität 1, 91
fetale Hyperglykämie 39
fetale Hyperinsulinämie 39
Fetale Komplikationen 32
fetale Makrosomie 15, 176
fetaler Hyperinsulinämie 15
fetale Hyperinsulinismus 46
fetale Makrosomie 43
fetale Neuralrohrdefekte 99
Fetale Programmierung 15, 20
fetaler Abdomenumfang 43
fetale Hypoglykämie 46
fetale Schilddrüse 28
Fetales Outcome 95
Fetopathia diabetica 39, 46, 48
Fetopathie 20
Fett 139
Fette 133, 163
Fettgewebe 13
Fettleber 6
fettlösliche Vitamine 144, 148
Fettsäuren 6, 140
Fettsäurenzusammensetzung 143
Fettsäurewerte 6
Fettstoffwechselstörungen 140
Fettzufuhr 139
Fetuin-A 6
Fitnesstraining für Schwangere 121
Fluor 154
Flüssigkeitszufuhr 143
fms like tyrosine kinase 1 (sFlt1) 59
Folatgehalte 145
Follikelreifung 3
Follikelreserve 4
Folsäure 93, 99, 101, 107, 108, 109, 145, 146
Folsäuremangel 146
Folsäuresubstitution 99
Folsäureversorgung 146
Fruchttod 99
Fruchtzucker 134
Frühabortrate 34
Frühdumping 101
Frühgeburt 39, 92, 109
frühzeitige Wehen 94
Fruktose 134
FSH 3
fT3 27, 31, 107
fT4 27, 31, 107

Gallensteine 93
ganzheitlichen Betrachtungsweise 183
gastroösophagealer Reflux 81
Gaumenspalten 146
GDM 92, 94
GDM-Screening 42
Geburt nach Kaiserschnitt 67
Geburtsasphyxie 20
Geburtseinleitung 94
Geburtsgewicht 15, 94
Geburtsgewicht >4.500 g 21
Geburtsverletzungen 92
Geburtsvorgang 19
Gefäßerkrankungen 140
Geh- oder Walking-Test 119
Gelegenheits-Plasmaglucose 41
genetische Ursachen 80
Gesamteiweiß 107
Gesamtenergiebedarf 128
Gesamtfettanteil 139
Gesättigte Fettsäuren 140, 153
Geschätzter Energiebedarf 129
Geschmacksrezeptoren 150
gestagenfreisetzendes IUD 91
Gestationsdiabetes 6, 15, 19, 37, 81, 93, 104, 108, 109, 118, 135, 164, 177, 180
Gestörte Glucosetoleranz 5
gestörter Nierenfunktion 151
Getreidesorten 154
Gewichts-Längen-Index 20
Gewichtsperzentile 20
Gewichtsverlust 83, 85, 86, 88, 91, 94
Gewichtszunahme 67, 98, 175
Ghrelin (Growth Hormone Release Inducing) 85
Glucosetoleranz 104, 181
Glucosetoleranztest 101
Glucosurie 42
Glukokortikoide 80
Glukoseintoleranz 14
Glukosetoleranz 13
Glycerin 140
Glykämieindex 63
Glykämische Last 136
Glykämischer Index (GI) 17, 134, 135, 164
Glykogen 134
Gonadotropinfreisetzung 3
Gonarthrose 81
Grundumsatz 128
Gruppentherapie 83
Gymnastik 119

Hämoglobin 155
HAPO 37, 40
Harninkontinenz 81
Harnsteine 152
Harnweginfektionen 103
Hauptsymptome bei Schilddrüsenerkrankungen 29
HbA1c 42, 104, 181
HCG 30
HDL 14, 104, 142
HDL-Cholesterin 104, 181
HDL-Cholesterol 5
Heftklammernstriktur 93
Heißhungerattacken 85
hereditäre Anomalien 94
Herzerkrankungen 82
Herzfrequenz-Reserve 120
Herzinsuffizienz 81
Hohes VTE-Risiko 51
HOMA-Index 4, 175
Homans-Zeichen 54
Homocystein 146
Honig 137
Hormonelle Kontrazeptiva 105
Hormone 142
Hunger 101
Hunger- und Sättigungsregulation 13
Hydramnion 20
Hygienische Verhaltensempfehlungen 165
Hyperandrogenämie 81, 92
Hyperandrogenismus 4
Hyperemesis gravidarum 30, 93
Hyperglykämie 39, 101
Hyperglykämien 16
Hyperhomozysteinämie 99
Hyperinsulinismus 92
Hyperprolaktinämie 30
Hyperthyreose 29, 31
Hyperthyreose 1 27
Hypertonie 14
Hypertonie/Präeklampsie 39
hypertroph 19
Hyperurikämie 81
Hypoglykämie 20, 39, 96
Hypothyreose 29, 34, 80
Hypothyreose 1 27

Hypothyreose – Risiken für Mutter und Fet 30
hypotroph 19
Hypoventilationssyndrom 81

Immunabwehr 141
Immunsystem 13
Implantate 105
Individuelle Energiezufuhr 129
Infans mortuus 39
Infektionen 92
Infertilität 35, 81, 82
Inflammation 14
Insulinausschüttung 101
insulin-like growth factor-Achse 16
insulinpflichtiger GDM 48
insulinpflichtiger Gestationsdiabetes 175
Insulinresistenz 2, 3, 4, 6, 81, 104, 118
Insulinsensitizer 6
Intensivschwangerenbetreuung 175
interne Hernie 95, 102
intestinale Hernien 93
intrauterines diabetisches Milieu 16
intrauterines fetales Risiko 81
intrauterine Wachstumsverzögerung 32
Intubationshindernis 108
Iodid 26, 28
Iodidausstrom 26
Iodideinstrom 26
Iodidmangel 26
Iodidzufuhr 27
IUD 105
IUGR 95
IVF 91

Jod 154
Jodidgehalte 155

Kaffee 144
Kaiserschnitt 67, 94
Kaiserschnittgeburten 93, 109
Kalium 149, 150
Kaliumgehalt 151
Kalzium 98, 99, 100, 101, 103, 108, 109, 149, 151, 154
Kalziumgehalt 152
Kardiotokographie (CTG) 47, 175
kardiovaskuläre Erkrankung 15, 150
kardiovaskuläre Erkrankungen 104, 181
kardiovaskuläre Komplikationen 78
Karies 161
kariogen 136
Kasuistik 105
Ketonkörper 131, 133
KHK 81
Kieferspalten 146
Kind 93, 109
Kinder 15
kindliche 93
kindliche Fehlbildungen 23
kindliche Komplikationen 94
kindliches Übergewicht 94
Kindsbewegungen 176
Klippel-Trenaunay-Syndrom 62
Knochenmineralisierung 151
Knochenstoffwechsel 151
Kobalt 154
Kohlenhydrate 133, 134
Kohlenhydratstoffwechsel 164
kolikartige Schmerzen 101
Kollaps 101
kombinierte Spinal-Epidural-Anästhesie (CSE) 73
Kombinierte Verfahren 87
Kondom 91
kongenitale Anomalien 20, 94
kongenitale Hypothyreose 30
konservative Adipositastherapie 185
Kontamination 158
Kontrazeption 91, 108
Kontrollintervalle 47
Kontrollparameter 47
Konzept 107
Konzeption 92
Konzeptionsoptimum 92
Körperfettanteils 77
Körpermasseindices (Body-Mass-Index, BMI) 77
Kupfer 154
kupferhaltiges IUD 91
Kur 104

Laborkonstellationen bei Schilddrüsen-erkrankungen 27
Laborkontrolle 32
Lactose 134
Laktatazidose 7
Laktogenese 103
Laktosefreie Produkte 163

Laktoseintoleranz 163
langkettig gesättigte Fettsäuren 143
Langzeit-Blutdruckmessung 108
Langzeitfolgen 15
Langzeitrisiken 15
Laparoskopisches Magenband (LAGB) 84
L-Ascorbinsäure 147
latenter Hypertonus 105
Laufen 119
LC-PUFA 141
LDL 118, 142
LEARN-Diät 184
Lebenserwartung 81
Lebensmittelallergien 159
Lebensmittel 171
Lebensmittelsicherheit 158
Lebensmitteltoxikologie 158
Lebensqualität 83
leistungsabhängige Energie 128
Leptin 3
Leptinspiegel 60
leptosom 128
LGA 19
LH 3
Linolsäure 140, 141
LIPC 62
lipidsenkende Medikamente 7
Lipidstoffwechsel 81
Lipophilie 158
Lipoprotein (a) 142
Lippen-Kiefer-Gaumen-Spalte 105
Lippenspalten 146
Listerien (Listeria monocytogenes) 145
LMWH-Prophylaxe 55
LMWH-Therapie 55
long chain polyunsaturated fatty acids 141
Lösung 69
Louvel-Zeichen 54
Lowenberg-May-Test 54
Lungenembolie 51, 103
Lungenfunktionsmessung 108

Magenballon 83
Magenband 95, 96
Magenbanderosionen 93
Magenbandmigrationen 93
Magen-Bypass 85
Magenbypass-Operationen 101
Magengeschwür 93
Magenvolumen 82
Magnesium 98, 149, 153, 154
makrosom 176
Makrosomie 94, 109
Makrosomierisiko 15
Malabsorption 82
malabsorptiven Verfahren 91, 97
malabsorptive Verfahren 93
Malabsorptive Verfahren 85
Malnutrition 95
Mamillenstimulation 103
Mangan 154
Mangelerscheinungen 97
Margarine 142
maternale BMI 45
maternale pulmonale Hypertonie 67
maternale Tachykardie 31
maternale Adipositas 19
Maternales Outcome 95
maximaler Energiebedarf 130
McRoberts-Manöver 69
Mehrbedarf an Grundumsatz 98
mehrfach ungesättigte Fettsäuren 143
Mehrfach ungesättigte Fettsäuren 141
Mehrfachzucker 134
Mehrlingsschwangerschaften 67
Mekoniumaspiration 21
Menachinon 149
Menadiol 149
Menadion 149
Mengenelemente 133, 149
Messfehler 178
MET 120
metabolische Komplikationen 78
metabolisches Syndrom 5, 13, 15, 20, 61, 104, 181
Metformin 4, 6, 7
Meyer-Druckpunkte 54
Migräne 62
Migration 85
Mikronährstoffe 133
Mineralstoffe 133, 149, 154
Mittleres VTE-Risiko 51
Molybdän 154
Mono-/Disaccharide 134
morbiden Adipositas 83
Mortalität 93
Mortalitätsrisiko 81

Müdigkeit 101
multimodales Konzept 82
Multivitamin 99
Multivitamin pränatal 101
Multivitaminpräparat 106
Muskelmasse 77
Mutter 93, 109
mütterliche 93
mütterliche Gewichtszunahme 93, 109
mütterliche Komplikationen 94

Nabelarterien-pH 20
Nachblutungen 81
nach Jacquemier 69
Nachsorge 102, 104, 181
NaCl 150
Nährstoffversorgung 97
Nationale Verzehrstudie II 78, 79
Natrium 149
Natriumchlorid 149
Natrium-Iodid-Symporter 26
neonatale Depression 21
neonatale Intensivbetreuung 94
neonatale Makrosomie 19
Neugeborene > 4.000 g 19
Neuralrohrdefekte 97, 100, 146
Neuroleptika 80
Neurotoxin 137
new-onset postpartum psychiatric disorders 103
Niacin 147
nichtsteroidale Antirheumatika 103
Nickel 154
niedermolekulares Heparin 104
niedriger Apgar-Score 94
niedriges Geburtsgewicht 109
Niedriges VTE-Risiko 51
Nierenfunktion 152
Nierensteine 151
Nikotinkonsum 16
Nikotinparadoxon 16
Nitrat 159
Nitrosamine 159
NMH 108
Normalgewicht 161
Nüchternblutzuckerspiegel 5
Nüchternglucose 41, 104, 181
Nüchtern-Insulin 16
Nüchtern-Insulin-Plasmakonzentration 4

obstruktives Schlaf-Apnoe-Syndrom 62
Ödeme (wöchentliche Gewichtszunahme > 1 kg) 67
Omega-3-Fettsäuren 63
Operationstechnik (Machado) 74
operative vaginale Geburt 68
Optifast-Programm 184
orale hormonelle Kontrazeption 91
orale Kontrazeptiva 8, 9
oraler Antidiabetika 46
orale Glucosetoleranztest (75g-oGTT) 5
orales Gestagenpräparat 91
orales Kontrazeptivum 91
Orlistat 8
Ornish-Diät 184
Östradiol 143
ovarielles Überstimulationssyndrom 9
overgrowth syndrome 21
Oxalsäure 152

PAL 128
pankreatische Betazell-Sekretionsdefekte 104
Pankreatitis und ischämische Colitis 95
Parathormon 107, 152
Paresen 21
Payr-Zeichen 54
PCO-Syndrom 2, 3, 6, 8, 62, 81, 92
Pendrin 26
perinatale Mortalität 109
Peripartale Antikoagulation 55
periphere Insulinresistenz 16
persistierende Oberbauchschmerzen 67
Pflanzenöle 140
pflanzliche Lebensmittel 156, 157
Pflanzliches Eiweiß 138
Phosphat 149, 151, 152
Phosphataufnahme 153
Phosphatgehalt 153
Phospholipide 140
Phyllochinon 149
Pioglitazon 7
Placenta increta 70
Plazenta 28
Plazentahydrops 43
Plazentainsuffizienz 48
Plazentapassage 28
plazentare Gefäßerkrankungen 99
Polyhydramnion 39, 43, 175
Polysaccharide 134

polyunsaturated fatty acids 141
polyzyklische aromatische Kohlenwasserstoffe(Benz-a-pyren) 159
polyzystische Ovarien (PCOS) 46
Portionsgrößen 163
postnatale Entwicklung 16
Postoperative Supplementation bei Schwangerschaft 101
postpartale Blutungsstörungen 34, 103
postpartale Depressionen 104
postpartale Gewichtsretention 94
postpartale Schmerzen 103
postpartale Osteopenie 103
postpartale atonischer Blutungen 70
Post partum Thyreoiditis (PPT) 33
Pouch 85, 88
Präklampsie 32, 59, 81, 93, 109
präkonzeptionell bestehende Mangelzustände 98
Präkonzeptionelle Blutanalyse 98
präkonzeptionelle Folsäureprophylaxe 104
Pratt-Warnvenen 54
primäre Sectio caesarea 48
Programmierung 19
Prolaktinausschüttung 103
Propylthiouracil 32
Prostaglandinsynthese 140
Protaphan 176
Proteine 138
Protein-Kalorien-Mangelernährung 93
Proteinzufuhr 139
protrahierte Austreibungsperiode 68, 103
protrahierter Geburtsverlauf (Eröffnungsperiode) 68
Provitamin 148
Psyche 160
psychosoziale Nachsorgeprogramme 104
PUFA 141
pyknisch 128
Pylorusfunktion 101

Radfahren 118
Radikalfänger 155
Rauchen 16
Referenzwerte 127
Refluxerkrankung 81
regelmäßige fetale Wachstumskontrollen 102
Reisen 55
relative Bioverfügbarkeit 126
renalen Insuffizienz 67
Rentenversicherungsträger 104
Restriktive Verfahren 82, 83, 93
Rheuma 141
Richtwerte 127
Rielander-Zeichen 54
Risiko für Kaiserschnittgeburten 102
Rosiglitazon 7
Rössle-Zeichen 54
Rotterdam-Klassifikation 4
Routinesupplementation 99
Roux-Y-Magenbypasses 105
Roux-Y-Magenbypass (RYGB/RYMBP) 88
Rubin's Manöver 69
RYMBP 94, 100, 101
RYMBP-Operationen 102

Saccharose 134
Salzaufnahme 149
Salzverzehr 163
Schadstoffe 158
Schätzwerte 127
Schilddrüse 154
Schilddrüsenantikörper 28, 31
Schilddrüsenerkrankungen 25
Schilddrüsenfunktion 25
Schilddrüsenhormone 25, 154
Schilddrüsenkarzinom 29, 33
Schilddrüsenknoten 29, 33
Schilddrüsensonografie 108
Schilddrüsenszintigraphie 27
Schilddrüsenvolumen 26
Schlafapnoe 81
Schlafapnoe-Syndrom 81, 82, 105
Schlauchmagen (Sleeve Gastrektomie) 85
Schrittzähler 119
Schulterdystokie 48, 67
Schuppenflechte 141
Schwächegefühl 101
Schwangerenbetreuung 97
Schwangerschaftsabbruch 46
schwangerschaftsinduzierte Hypertonie 39, 93, 109, 180
Schweißproduktion 144
schwere Anämien 93, 97
Schwimmen 118
Schwitzen 101
Schwitzrate 150
Screening für Schilddrüsenerkrankungen 35

Screeningstrategie für GDM 44
Sectio caesarea 73
Sectiorate 81, 92, 96, 102, 109
Seitenstechen 121
Selbstverantwortung 161
Selen 98, 154, 155
Selengehalt 155
SGA 19
SHBG 3
Sibutramin 8
SIH 92, 94, 96
silente TVT 103
Skelettszintigrafie 103
Skorbut 148
somatischen Klassifikation der Neugeborenen 19
Spätdumping 101
Speicherkapazitäten 126
Speisesalz 155
Spina bifida 146
Spinalanästhesie 55, 73
Spritz-Ess-Abstandes 176
Sport 7
Sportart 118
Sportarten 118
sportliche Aktivität 119
Sportprogramm 185
Spurenelemente 133, 149, 154
Stärke 134
Statine 8
Steatosis hepatis 81
Sterilitätsursache 25, 30
Steroid 142
Stillbereitschaft 103
Stilldauer 103
Stillen 17, 30, 48, 71, 103, 110, 183
stille Uterusruptur 70
Störungen des Kohlenhydratstoffwechsels (Diabetes mellitus Typ 2) 80
Streichfett 139
Stress 80
Stressinkontinenz 71, 103
Struma 26, 29
Strumanachweis 108
Struma nodosa 29
Subfertilität 31
subklinische Entzündungsreaktionen 104
subkutanes Gestagenimplantat 91
Sucht 183
sudden infant death syndrome 21
Supplementation 144
Supplementationspräparate 141
Supplementation von Mikronährstoffen 98
Süßkraft 134, 136, 137
Süßungsmittel 136, 137
Symphysiotomie 69

T3 25, 28
T4 25, 28
Tages-Nacht-Profil (TNP) 42
Tagespläne 166
tägliche Proteinzufuhr 138
Taillenumfang 78, 128
Taillenumfang >88 cm 5
Tauchen 118
Testosteron 3
Thermogenese 3, 128
Thiamazol 32
Thiazolidindione 6
„Thrifty Genes“-Hypothese 80
Thromboembolie-Prophylaxe 57
Thromboembolie (TVT) 103
Thrombophilie 51
Thromboserisiko 91, 108
Thyreoiditis 29
Thyreostatika 28, 30, 32
thyroxinbindendes Globulin (TBG) 25
thyroxinbindendes Präalbumin (TBPA) 25
tiefe Venenthrombose (TVT) 51
tierische Fette 140
tierische Lebensmittel 156, 157
Tierisches Eiweiß 138
Totgeburt 21
TPO 107
TPO-Antikörper 34
TRAK 30, 31, 107
Transaminasen 107
Transaminasenanstieg 67
transdermales Plaster 91
Transferrin 107
Trans-Fettsäuren 142
Transiente Hyperthyreose in der Schwangerschaft 30
trans-Konfiguration 142
Transportproteine 142
transvaginales System 91
TRH 25
Triglyzeride 5, 104, 140, 181

Triglyzerid-Werte 14
Trinkmenge 144
Trophoblastinvasion 59
Tschmarke-Zeichen 54
TSH 25, 27, 28, 31, 107
TSH-Kontrolle 30

Übelkeit 93, 101
Überernährung 15
Übergewicht 1, 161
übermäßiges Schwangerschaftserbrechen 93
Überschreitung des Geburtstermins 48
Ultraspurenelemente 149, 158
Ulzerationen 103
unfraktioniertes Heparin, UFH 55
ungesättigte Trans-Fettsäuren 143
Unregelmäßiger Tagesablauf 177
Unreife 19
unspezifische abdominale Beschwerden 102
Untergewicht 161
Unterhautfettgewebe 20
Uterusruptur 70

vasomotorische Störungen 101
venösen Thromboembolie 51
ventrikuläre Links-Herz-Hypertrophie 14
Verhaltensänderung 117
vertikale bandverstärkte Gastroplastik (VBG) 85
Verzehrstudien 127, 156
Vierfüßerstand 69
viszerale Fettgewebe 13
Vitamin 133, 144
Vitamin A 98, 99, 100, 101, 107, 108, 109
Vitamin B 99
Vitamin B1 98
Vitamin B6 98
Vitamin B_9 98
Vitamin B_{12} 93, 98, 99, 101, 107, 108, 109, 110, 146
Vitamin B_{12}-Mangel 103
Vitamin C 63, 100, 144, 147
Vitamin D 93, 98, 99, 100, 101, 103, 107, 108, 109, 110, 151
Vitamin D 800 IE/die 63
Vitamin E 63, 98, 107
Vitamin K 107
Vitaminmangelerkrankungen 144
Vitamin-Supplementation 97
VLDL 142
vorzeitiger Blasensprung 39

Wachstumshormon 3
Wachstumsverzögerung 92, 94
Wadenkrämpfe 153
Waist-to-Hip 104
Waist-to-Hip-Ratio 128
Walking 118
Wandern 118
Warnsymptome 120
Wasserbilanz 144
wasserlösliche 144
Wettkampfsport 118
Wirbelsäulenbeschwerden 81
Wissensvermittlung 183
Wochenbett 48, 102, 103, 109
Wöchnerinnen 183
Wood's Manöver 69
Wundheilungsstörungen 103
Wundinfektionen 94

zahnärztliche Kontrolle 162
Zahngesundheit 144
Zahnmedizinisch 162
Zahnpflege 162
Zahnschmelz 162
Zavanelli 69
Zeitpunkt der Konzeption 108
Zeitpunkt des Konzeptionsoptimums 91
Zentralnervensystem 68
zerebrale Entwicklung 30
Zielgewicht 128
Zielgewichtsbereich 130
Zink 98, 154
Z. n. Abort 35
Zone-Diät 184
Zucker 163
Zusatzstoffe 159
Zweifachzucker 134
Zyklusstörungen 4, 81, 92

Printed and bound by CPI Group (UK) Ltd, Croydon, CR0 4YY
30/09/2026
14973062-0001